암세포의
진화

진화가 알려 주는
암 극복의 새로운 아이디어

암세포의 진화

아테나 액티피스 지음
김정은 옮김

The Cheating Cell

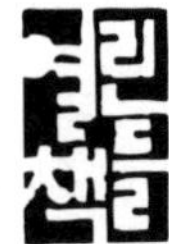

우리보다 앞서 나타났던 모든 아름다운 괴물에게

몸속에서 일어나는 진화

이 책은 암에 관한 책이다. 아주 오래전의 기원과 오늘날 나타나는 모습, 그리고 미래의 운명에 관한 책이다. 다시 말해서, 암이 어디에서 왔고 왜 존재하며 왜 그토록 완치가 어려운지에 관한 책이다. 또한 암을 바라보는 새로운 시각에 관한 책이기도 하다. 암은 어떤 비용을 치러서라도 제거해야만 하는 것이 아니라, 잘 조절해서 우리와 함께 살아갈 동반자로 만들어야 한다.

생명체는 다세포성multicellularity이 동틀 무렵인 약 20억 년 전부터 암과 싸워 왔다. 지구상의 생명체를 생각할 때, 우리가 생각하는 전형적인 생명체는 식물과 동물처럼 하나 이상의 세포로 이루어진 다세포 유기체다. 다세포 유기체 속의 세포들은 본질적으로 분업을 하면서 살아간다. 몸에 필요한 모든 기능을 수행하고자 서로 협력하고 조율하는 것이다. 반면, 세균, 효모, 원생생물 같은 단세포 생물은 하나의 세포로 이루어져 있으며, 살아가는 데 필요한 모든 일이 그 세포 안에서 일어난다. 단세포 생물은 다세포 생물이 진화의 발판을 마련하기 이전의 수십억 년간 우리 지구를 지배했다. 단세포 생물이 군림하던 이 20억 년 동안은 암이 없는 세상이었다. 그런데 다세포 생물이 무대에 등장하면서 새로운 출연자를 함께 데리고 나온 것이다. 그것이 바로 암이었다.

암은 우리의 일부이며, 우리가 다세포 유기체로서 거의 첫걸음을 떼기 시작할 무렵부터 있어 왔다. 암의 흔적은 이집트의 미라에서[1] 중앙아메리카와 남아메리카의 수렵 채집인에[2] 이르는 고대인의 유골에서도 발견된다. 암은 남아프리카 〈인류의 요람〉*에서 나온 170만 년 전에 살았던 초기 인류의 뼈에서도 발견되었다.[3] 암의 화석 증거는 더 오래전으로 거슬러 올라가서 수천만 년 전의 포유류와 어류, 그리고 조류의 뼈에서도 발견된다.[4] 암은 공룡이 지구를 지배하던 시절에도 있었고,[5] 그보다 더 오래전에 생명체가 현미경으로나 보일 정도로 작았을 때도 있었다. 암은 오늘날 우리가 알고 있는 생물 대부분이 존재하기도 전에 시작되었다.[6]

암을 효과적으로 관리하려면, 우리는 그 이면에 있는 진화와 생태 역학을 이해해야 한다. 그러나 그 전에 암에 대한 우리의 사고방식부터 바꿔야 한다. 암을 우리가 다스릴 수 있는 일시

* Cradle of Humankind. 유네스코 세계 유산 유적지로 지정된 석회암 동굴이다. 이 지역에서 인류 조상 화석의 40퍼센트가 발견되었다. 이하 본문에 나오는 각주는 옮긴이의 주이며, 원주는 미주로 처리했다.

적 문제로 보던 시각에서 벗어나 다세포 생물인 우리 존재의 일부로 봐야 한다. 다세포 생물이 진화하기 전에는 암은 존재하지 않았다. 암세포가 증식하고 침습할 몸이 없었기 때문이다. 그러나 일단 다세포 생물이 등장하자 암도 등장할 수 있었다. 다세포 협력의 모범, 즉 다세포 유기체로서 우리의 존재는 암에 대한 우리의 민감성과 떼려야 뗄 수 없는 관계다.

이 책에서는 우리 몸을 구성하는 세포들이 수많은 방식의 협력을 통해서, 이를테면 세포 증식을 조절하고, 자원이 필요한 세포에 그 자원을 배분하고, 복잡한 기관과 조직을 만듦으로써 어떻게 우리를 기능하는 다세포 유기체로 만드는지 알아볼 것이다. 또한 우리 몸속 세포들의 이런 협력 특성을 이용해서 암이 어떻게 진화할 수 있는지도 알아본다. 암은 통제를 벗어나서 증식하고, 우리 몸의 자원을 착취하며, 심지어 우리의 조직을 자신의 생존에 특화된 생태적 틈새로 만들기도 한다. 한마디로, 암은 다세포 생명체의 가장 근본적인 토대를 형성하는 게임에서 얌체 행동cheating을 하고 있다.

암의 기본적 성질을 잘 이해하는 것은 암을 예방하고 더 효과적으로 치료하는 데에 도움이 될 수 있고, 우리만 암과 싸우고 있는 것이 아니라는 것을 알게 해준다. 모든 형태의 다세포 생물은 암의 영향을 받는다. 우리의 모습은 암과의 진화적 관계 속에서 형성되어 왔다. 따라서 암이 무엇인지 진정으로 이해하고 싶으면, 암이 어떻게 진화해 왔는지, 우리는 암과 함께 어떻게 진

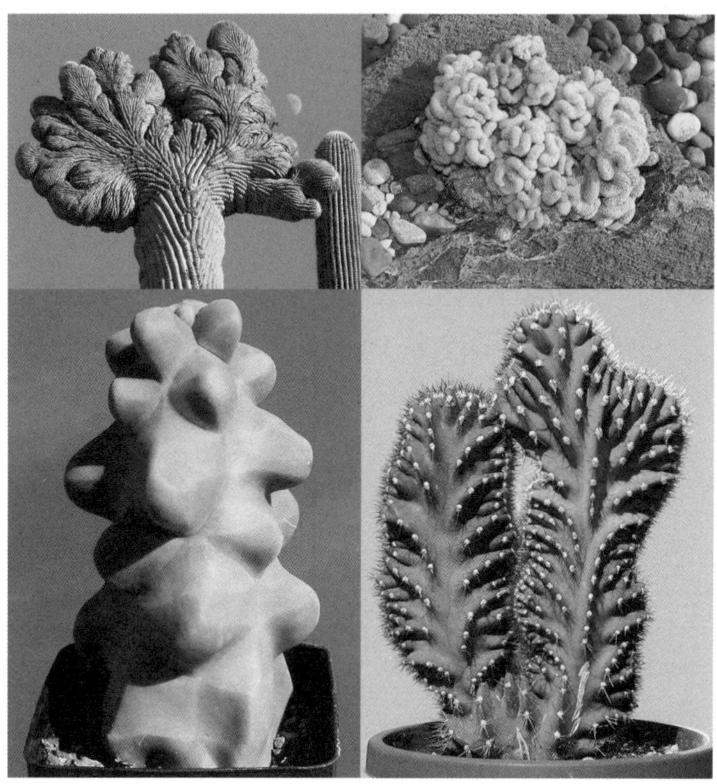

그림 1. 돌연변이로 만들어진 선인장들

선인장은 정상적인 성장 유형이 붕괴되어 비정상적인 성장물이 발달하기도 한다. 그로 인해서 만들어지는 아름답고 독특한 성장 유형은 동물의 암과 유사하다. 식물의 암과 같은 이런 현상은 대화라고 부른다. 꽃이 덜 맺히고 상처나 병해에 대한 민감성이 더 커지는 등 식물의 건강에 부정적인 영향을 줄 수 있지만, 관리만 잘 해주면 이런 식물도 암과 같은 형성물을 지닌 채 수십 년을 살 수 있다. 사진은 왼쪽에서 오른쪽으로, 철화 변경주 선인장 〈카르네기에아 기간테아Carnegiea gigantea〉, 뇌 선인장 〈맘밀라리아 엘롱가타 크리스타타Mammillaria elongata cristata〉, 장승 선인장 〈파키케레우스 스코티 f. 몬스트로수스Pachycereus schottii f. monstrosus〉, 그리고 〈케레우스 야마카루 f. 크리스타투스Cereus jamacaru f. cristatus〉.

화해 왔는지를 이해해야만 한다.

자연계를 관찰하면 암이 무엇이고 어떻게 진화하는지 확인할 수 있다. 암 진화의 아름다운 예 중 하나는 철화(綴化)* 선인장이다. 선인장에서는 생장점에 있는 세포들이 감염이나 손상으로 인해서 돌연변이가 일어날 때가 가끔 있다. 이런 돌연변이는 식물이 생장하는 동안 정상적인 세포 증식의 조절을 방해하기도 하고, 종종 충격적인 형성물을 만들기도 한다. 왕관을 쓰고 있는 것처럼 보이는 사막의 변경주(弁慶柱) 선인장도 있고, 마치 뇌를 화분에 담아 놓은 것처럼 생긴 선인장도 있으며, 표면의 돌기가 만드는 기하학적 무늬가 현대 미술을 연상시키는 선인장도 있다(그림 1). 철화 선인장은 아름답고 특이한 돌연변이 형태 때문에 전문 식물학자들과 선인장 애호가들에게 매우 귀한 대접을 받고 있다.

나는 몇 년 전에 애리조나주에서 철화 선인장을 처음 봤고, 그 아름다움과 기하학적 특성에 매료되었다. 호텔 방으로 돌아온 나는 이런 자연 생물학적 형성물의 사진을 검색하고 그에 관한 글을 읽으면서 몇 시간을 보냈다. 그리고 이런 철화 선인장의 붕괴된 생장 유형이 나타나는 원인이 폭풍으로 인한 손상 때문일 수도 있고, 세균이나 바이러스 때문일 수도 있고, 발생 과정에 일어난 유전적 돌연변이 때문일 수도 있다는 것을 알게 되었다.

그리고 식물의 생장 유형을 붕괴시키는 돌연변이가 선인

* 식물에서 생장점이 분열, 변형해 띠처럼 넓게 자라는 현상.

장에만 나타나는 독특한 현상이 아니라는 것도 알게 되었다. 이런 현상은 민들레에서 소나무에 이르는 많은 식물종에서 나타나고 있었다. 성장 방식의 붕괴로 인한 이런 형성물을 전문 용어로는 대화(帶化)*라고 한다. 대화가 일어난 식물은 그렇지 않은 친척 식물보다 더 연약한 경우가 많고, 때로는 정상적으로 꽃이 피지 않아서 생식과 번식을 하기가 더 어렵다. 그러나 원예가와 식물학자 들은 종종 대화가 일어난 식물을 보살펴서 번식시키기도 한다. 적절한 관리를 받기만 하면, 철화 선인장과 그 외 다른 대화 식물도 암과 같은 형성물을 지닌 채로 수십 년을 살 수 있다.

철화 선인장을 계기로 나는 생명체 전체에 존재하는 암에 관한 생각에 빠져들기 시작했다. 당시 나는 만약 우리가 암을 이해하고자 한다면, 다시 말해서 암이 무엇이며 왜 우리의 평안과 생명을 위협하는지를 알고자 한다면, 암이 어디에서 유래했는지를 알아야 한다고 생각했다. 이는 계통수(系統樹) 전반에 걸친 암의 진화적 기원을 이해해야 한다는 것을 의미했다. 암의 진화적 기원을 이해하기 위한 여정을 계속하는 동안, 나는 암이나 암과 유사한 형성물이 다세포 생명체 전체에 걸쳐 어디에나 있다는 것을 발견했다. 암과 유사한 형성물이 있는 생물은 선인장만이 아니었다. 암 같은 성장물을 지닌 유기체는 수없이 많았다. 나는 곤충과 해조류와 산호와 버섯의 사진에서 암과 같은 생장

---

* 줄기가 띠 모양으로 지나치게 평평하게 변하거나 그런 식물 기형을 말한다. 뿌리와 줄기에 나타난다.

물을 발견했다. 게다가 야생 동물, 동물원에 있는 동물, 우리 가정에서 함께 사는 동물 할 것 없이, 동물에서 암이 흔하게 나타난다는 것도 발견했다.[7]

암은 왜 모든 형태의 다세포 생물에 스며들어 있는 것일까? 나는 그 점이 궁금했다. 암은 다세포성만의 독특한 문제다. 다세포 생물은 많은 수의 세포로 이루어져 있고, 그 세포들은 대개 서로 협력하고 행동을 조절함으로써 우리를 기능하는 유기체로 만든다. 단세포 생물은 단 하나의 세포로 이루어져 있기에 암에 걸리지 않는다. 단세포 생물에서 세포 증식은 번식과 같은 의미다. 그러나 다세포 생물에서 과도한 세포 증식은 다세포 유기체의 정상적 발달과 구조를 무너뜨릴 수 있다.

우리는 자신을 단일한 존재처럼 느낄지 모르지만, 실제로 우리 몸속에서는 수조 개의 세포가 밀리초 단위로 그들의 행동을 조절하고 서로 협력하면서 우리를 기능하는 인간으로 만들고 있다. 지구상에 있는 인간의 수보다 4천 배나 더 많은 수의 세포가 우리 몸속에 있다는 것을 생각하면 정신이 아뜩하다. 우리는 서로 협력하고, 진화하고, 에너지를 소비하고, 계산하고, 유전자를 발현하고, 단백질을 생산하는 30조 개의 세포로 이루어져 있다. 몸은 그 자체가 말 그대로 하나의 세계다. 각각의 세포는 우리 몸속에 있는 작은 호먼큘러스*처럼 주위 환경에서 정보

* 대뇌 겉질에서 감각과 운동을 담당하는 구역에 비례하여 일그러지게 그린 사람 몸의 형상.

를 얻고, 복잡한 유전자 망을 이용해서 그 정보를 처리하고, 입력된 정보에 반응해서 행동을 바꾼다. 각각의 세포는 저마다 유전자 꾸러미가 있고, (그 세포가 만드는 특정 단백질의) 독특한 유전자를 발현시키며, 고유의 생리학적 특징과 행동 방식을 지니고 있다. 우리의 체내에서 일어나는 협업은 실로 놀랍다. 어떻게 하면 30조 개의 세포가 공동의 목표를 지닌 단일 존재처럼 보일 수 있을까? 그렇게 많은 세포로 이루어져 있는데, 어떻게 내가 하나처럼 느껴지는 것일까?

이 의문에 관한 한 가지 해답은 진화 생물학에서 나온다. 우리가 하나의 유기체처럼 느끼고 행동하는 이유는 진화가 우리를 협력하는 세포 사회로 만들어 왔기 때문이라는 것이다. 우리가 단일한 존재처럼 느껴지는 것은 어쩌면 진화가 우리를 그렇게 행동하도록 맞춰 왔기 때문일지도 모른다. 우리는 거의 10억 년에 걸친 다세포체의 진화를 통해서 만들어졌다. 그동안 다세포체의 세포들은 협력하는 세포 사회 전체, 즉 다세포체의 생존과 번식을 강화하는 방식으로 행동하게 되었다. 우리의 세포는 각자의 증식을 억제하고, 일을 분담하고, 자원 활용을 조절하고, 심지어 유기체 전체의 이익을 위해서 자살을 감행하기도 한다. 우리의 몸속에서 일어나는 협력의 범위는 인간이 달성할 수 있는 수준을 훌쩍 뛰어넘는다. 우리 체내의 세포들은 자원을 나누고, 공유 환경을 보살피고, 몸 전체의 이익을 위해서 그들의 행동을 조절하는 등 유토피아의 성공 이야기에서나 나올 법한 행동을 한다.

그러나 때로는 이런 세포 간 협력이 깨지기도 한다. 그러면 몸속에서는 어떤 진화적이고 생태적인 과정이 시작되면서 세포의 얌체 행동이 극에 달하는 형태에 도달할 수 있다. 다시 말해서, 암이 생기는 것이다. 암은 세포가 다세포체의 이익을 위한 협력과 조정을 중단하고 자원을 남용하면서 신체라는 공동의 환경을 망가뜨리고 무절제한 복제를 시작할 때 생긴다. 이런 얌체 행동을 하는 세포는 그 몸속에서는 정상적인 세포보다 진화적으로 유리할 수 있지만, 그들이 속한 몸의 건강과 생존 가능성을 손상시킬 수 있다.

비록 우리 자신은 우리를 단일한 개체로 느끼더라도 근본적으로는 그렇지 않다. 진화는 우리를 놀라울 정도로 기능적인 다세포 유기체로 만들었지만, 우리가 세포의 집단이라는 사실을 벗어날 수는 없다. 우리 몸은 엄청난 수의 세포가 집단을 이루고 있으므로 우리 몸 안에서도 자연스럽게 진화가 일어난다. 자연 세계에서 유기체가 진화하듯이 우리 몸속의 세포들도 진화할 수 있다. 이것은 우리가 누구인지에 대한 매우 다른 방식의 생각이다. 전통적 관점에서는 우리는 단일하며 비교적 정적인 〈자기 자신self〉이다. 그러나 우리는 수조 개의 개별 세포로 이루어져 있을 뿐 아니라, 우리를 이루는 수조 개의 세포는 끊임없이 진화하는 개체군의 일부다. 우리는 하나의 존재라기보다는 꽤 다수의 존재다. 그리고 우리가 나이를 먹는 동안 우리를 구성하는 세포 개체군도 진화를 계속하는데, 그 진화가 종종 우리를 암의 위험에 빠뜨린다.

세포는 당연히 우리의 일부이지만, 그 자체로 저마다 독립된 존재이기도 하다. 세포는 유전자를 발현하고, 정보를 처리하고, 운동을 하고, 자원을 소비하고, 세포 외 구조와 같은 조직 구조를 만든다. 게다가 이 세포들로 이루어진 하나의 군집인 우리 몸은 복잡한 생태적 환경 속에서 진화하고 있다. 세포는 우리 몸의 일부이자 우리 안에서 자체적으로 독특하게 진화하고 있는 존재다. 이런 두 가지 관점에서 세포를 바라볼 수 있어야만, 암이 무엇이며 우리가 왜 암에 취약한지 이해할 수 있다.

우리 몸의 관점에서 보면, 암은 우리의 생존과 평안을 위협한다. 세포의 관점에서 보면, 암세포는 지구상에 살고 있는 다른 모든 생명체가 하고 있는 일을 할 뿐이다. 그들이 처한 생태적 조건에 반응하여 진화하고, 때로는 그 방식이 그들이 속한 체계에 해를 끼치기도 한다. 이렇게 해서 나온 진화 시나리오는 모순처럼 보인다. 진화는 암을 잘 억제하는 몸을 선호한다. 하지만 몸속에서는 증식이 빠르고 물질대사가 왕성한 세포, 즉 암세포의 특징을 지닌 세포를 선호한다. 어떻게 이것이 둘 다 옳을 수 있을까? 진화는 한편으로는 암세포를 선호하고, 다른 한편으로는 암을 억제하는 것을 선호한다? 이런 명백한 모순을 이해하는 데 진화적 관점이 어떤 도움이 될 수 있는지는 이 책의 이야기가 진행되는 동안 밝혀질 것이다.

우리 몸에서 일어나는 세포 협력의 규모는 놀랍다. 그러나 더 놀라운 것은 세포의 얌체 행동에 직면했을 때 우리 몸이 회복할 수 있는 능력, 즉 암의 위협에도 불구하고 살아남아서 번성할 수 있는 능력이다. 다세포체는 다양한 암 억제 메커니즘을 수십억 년에 걸쳐서 진화시켜 왔다. 이런 암 억제 체계는 우리가 세포의 얌체 행동을 계속 통제할 수 있게 해준다. 여러 다른 종에서도 다양한 암 억제 체계와 그 효과가 관찰되며, 이를 통해서 우리는 인간의 암을 더 잘 치료할 영감이나 통찰을 얻을지도 모른다. 암 같은 생장물과 수십 년을 함께 사는 철화 선인장처럼, 아마 우리 인간도 암과 함께 살아갈 수 있을 것이다.

암의 진화적 특성을 알기 전에는, 내게 암은 별로 흥미가 없는 질환이었다. 내 연구는 생명의 진화에 대한 깊이 있고 근본적 질문에 초점이 맞춰져 있었다. 왜 그렇게 사회적인 유기체가 많은 것일까? 이른바 얌체들에게 착취당할 가능성이 있음에도 협력을 안정적으로 유지시켜 주는 것은 무엇일까? 나는 항상 이론적인 질문에 끌려왔기 때문에, 전체적으로 통합할 만한 체계 없이 일일이 외워야 하는 수많은 사실만 나열된 듯한 주제는 멀리했다. 암은 그런 주제로 보였다. 이론적 토대가 없고, 발견시켜야 하는 기본 원리 없이 수많은 메커니즘에 대한 연구만 끝없이 이어지는 것 같았다. 인간의 건강과 관련해서 중요한 것이므로 확실히 연구할 가치가 있는 분야이지만, 내가 직접 연구하는 것에는 아무런 관심도 없었다.

그러다가 나는 박사 후 연구원으로 일하기 위해서 애리조나 대학교로 자리를 옮겼고, 그곳에서 암 진화의 선구자였던 존 페퍼와 함께 연구를 시작했다. 당시 암 진화는 새로운 분야였고, 나는 암이 내가 이미 연구하고 있던 것을 세포 수준에서 정확히 보여 주는 사례라는 것을 깨달았다. 내 연구 주제는 대규모로 진화하는 체계가 암체에 맞서 협력을 유지하는 일의 어려움에 대한 문제였다.

나는 암을 다른 관점에서 생각하기 시작했다. 암이 우리 몸이라는 생태계 속에서 빠르게 진화하는, 살아 있는 존재라는 것을 깨달았다. 암은 모든 진화 체계와 생태계가 따르고 있는 규칙을 똑같이 따르고 있다. 진화적 사고 틀에서 암을 생각하는 것은 암의 복잡한 특성을 이해하기 위한 출발점이었다.

20세기 진화론적 사고의 선구자 중 한 사람인 위대한 진화 생물학자 테오도시우스 도브잔스키는 이렇게 말했다. 〈진화의 빛이 없이는 생물학에서 이치에 맞는 것은 아무것도 없다.〉[8] 이런 진화의 빛을 비추면서 암을 바라보기 시작하자, 그전까지 내가 암의 생물학적 특성을 이해하지 못했던 이유가 암에 대해 진화적 시각과 생태적 시각을 적용하지 않았기 때문임을 깨달았다.

오늘날 도브잔스키가 있었다면, 그는 아마 〈진화의 빛이 없이는 암 생물학에서 이치에 맞는 것은 아무것도 없다〉라고 말했을 것이다. 진화, 생태, 협력 이론은 암의 힘이 왜 그렇게 복잡하고 강력하고 역동적인지 이해하기 위한 출발점을 제공하며, 우리가 누구인지 더 잘 이해하는 데도 도움이 될 수 있다. 그리고 이 도구들은 암이 어떻게 다세포 생명체의 모든 것을 형성해 왔고, 계속 형성하고 있는지 이해하는 데도 도움이 될 수 있다.

진화론은 암이 어떻게 두 개의 다른 층위에서 존재할 수 있는지를 설명한다. 첫 번째 층위에서는 흔히 체세포 진화somatic evolution로 불리는 우리의 몸속 세포들 사이에서 일어나는 진화가 어떻게 암으로 이어지는지 보여 준다. 암은 문자 그대로 진화의 실체다. 우리의 몸속 세포가 우리의 몸속에서 진화한 것이다. 우리의 몸속 세포들이 우리의 몸속에서 진화적으로 얼마나 적합한지는 세포에 따라 다르다. 어떤 세포는 다른 세포보다 더 빠르게 복제하기도 하고, 더 오래 살기도 한다. 더 많이 증식하고 더 오래 사는 세포들은 다음 세대에서는 더 큰 부분을 차지하게 되고 결국 우세한 집단이 될 것이다. 이것이 자연 선택에 의한 진화이며, 자연계에서는 바로 이런 과정을 거쳐서 유기체의 진화가 일어난다.

게다가 진화론은 지구상에서 생명이 이어져 오는 동안 암이 끈질기게 남아 있는 이유를 설명하는 데도 도움이 된다. 유기체는 암을 억제하기 위해서, 다시 말해서 체세포 진화를 통제하기 위해서 수백만 년에 걸쳐 진화해 왔다. 그 결과 우리는 더 오래, 진화적으로 성공적인 삶을 살 수 있게 되었다. 이런 암 억제 체계는 다세포 생물이 가능한 이유다. 암 억제 체계가 없었다면, 다세포성은 세포들 내에서 일어나는 얌체 행동의 문제를 절대 극복할 수 없었을 것이다. 그러나 이런 암 억제 체계가 완벽한 것은 아니다. 진화적으로 말하면, 기어코 암이 되려는 세포를 100퍼센트 통제하는 것은 불가능하다.

암을 완벽하게 억제할 수 없는 이유는 다양하며, 각각의 이유는 그 자체로 매혹적이다. 이를테면, 유기체가 암을 완전히 억제할 수 없는 한 가지 이유는 유기체의 적합도fitness에 영향을 주는 생식력 같은 다른 형질과의 맞교환 때문이다. 때때로 암 위험이 낮으면 번식력도 낮아져서, 암에 대한 억제력을 진화시키려는 유기체의 발목을 잡기도 한다. 게다가, 과거와 현재의 환경이 일치하지 않는다는 것도 유기체가 암을 완전히 억제할 수 없는 이유다. 현대인은 흡연 같은 돌연변이원에 노출되어 있고, 생활 방식의 변화로 신체 활동이 감소했다. 이런 요인들은 현대인의 암에 대한 민감성을 더욱 가중시킨다. 우리가 암을 억제할 수 없는 더 기이한 이유는 어머니로부터 받은 유전자와 아버지로부터 받은 유전자가 우리의 성장을 두고 벌이는 전투 때문이다. 우리의 부계 유전자 중에는 태어난 후에, 즉 후생적으로 성장과 세포 증식을 촉진하는 유전자들이 있는데, 이 유전자들이 암 발병 위험을 증가시킨다. 암이 존재하는 까닭은 서로 다른 두 규모에서 작동하는 두 진화 과정 사이의 긴장 관계 때문이다. 세포는 몸속에서 체세포 진화를 통해서 진화하고, 몸은 이런 체세포 진화 과정을 완전히 억제하도록 진화할 수 없다.

암세포가 몸속에서 살고 있는 환경은 암이 되려는 세포의 생사나 번성에 큰 영향을 줄 수 있다. 암 생물학에서는 한 종양을 둘러싸고 있는 환경을 종양 미세 환경tumor microenvironment이라고 부른다. 종양 미세 환경은 본질적으로 종양의 생태계이며, 여러 면에서 자연의 생태계와 비슷하다. 종양 생태계는 종양 세포가 살아남아서 번성하는 데 필요한 자원을 제공하지만, 자원이 고갈되고 폐기물이 쌓이고 면역계가 암세포를 잡아먹기 시작하면 암세포의 생존을 위협할 수도 있다. 암세포는 포도당 같은 자원을 소비하는 동안 주변 환경을 변화시킬 수 있다. 이를테면, 이웃한 세포에 공급되는 자원을 줄이거나 산acid과 같은 폐기물을 남기기도 한다. 그러나 이런 변화는 암세포의 생태계를 파괴해서 암세포의 생존과 번성을 어렵게 만들 수도 있다. 미세 환경의 파괴는 세포들의 이동을 유발하는 선택 압력을 만들기도 한다. 이동을 할 수 있고 더 나은 새로운 몸속 환경에 정착할 수 있는 세포는 살아남아서 더 많은 세포 자손을 남김으로써, 침습과 전이를 할 수 있는 세포의 진화에 박차를 가할 것이다. 암이 나타나고 진행되는 방식의 중심에는 생태학이 있다. 어떤 유기체가 속한 환경을 알지 못하면 그 유기체가 진화하는 방식과 이유를 이해할 수 없듯이, 암성 종양의 내부와 주위의 생태 역학을 알지 못하면 암이 진화하는 방식과 이유를 이해할 수 없다.

일반적으로 암은 전쟁에 비유된다. 환자는 〈투〉병을 하고 암과의 〈싸움〉에서 〈승리〉하거나 〈패배〉한다. 전쟁 비유는 강력하고 설득력이 있다. 이 비유는 암 연구에 대한 지지를 결집시키고, 공동의 목표를 중심으로 사람들을 결집시키는 데 도움이 될 수 있다. 그러나 한편으로는 오해를 불러일으킬 수도 있다. 본질적으로 우리의 일부인 뭔가를 완전히 제거하는 것은 불가능하다. 만약 암을 제거해야 할 적으로 본다면, 암에 대한 이런 공격적인 접근법이 좋은 생각처럼 느껴질 것이다. 그러나 암은 우리가 제시하는 모든 치료법에 반응하여 진화하는 다양한 세포의 집단이다. 이런 암의 실체를 제대로 알지 못하면, 우리는 덜 공격적인 형태의 치료법을 무시하거나 노골적으로 묵살할 위험이 있다.

전쟁 비유는 공격적 시각을 부추겨서 다른 결과를 초래할 수도 있다. 고용량 요법으로 암을 치료하면 이런 요법에 저항력이 있는 세포에는 진화적 이득을 줌으로써 장기적으로 종양을 통제해야 할 때는 치료 효과를 떨어지게 만들 수도 있다. 말기 암의 경우, 고용량 요법을 이용한 공략은 종종 이상적 전략이 아니다. 공격적 마음가짐으로 암에 접근하는 것은 암 예방에 부정적 영향을 가져오기도 한다. 사람들에게 암을 전쟁에 비유해서 설명하면, 금연과 같은 암 예방 행동을 할 가능성이 줄어들게 된다는 보고가 있다.[9] 뿐만 아니라, 치료와 관련된 공격적 언어는 환자와 그 가족에게 암에 대한 스트레스를 가중시킬 수도 있다.[10]

암은 전형적인 의미의 적이 아니다. 암은 집단적으로 우리를 파괴하려는 조직적이고 일사불란한 군대가 아니다. 오히려 우리의 치료에 그때그때 반응하는 지리멸렬하고 이질적인 세포 집단이다. 암과 싸울 때, 우리는 진화라는 필연적 과정과 싸우는 것이다. 우리는 그 과정을 늦추거나 방향을 바꿀 수는 있어도 멈추게 할 수는 없다.

암은 말 그대로 진화의 실체화다. 생생하게 볼 수 있는 진화 그 자체다. 우리가 암에 민감한 이유는 우리 몸이 평생에 걸쳐서 진화한 세포들로 이루어져 있기 때문이다. 지구상에 다세포 생명체가 존속되는 한 암도 여기에 있을 것이다. 그 사실을 더 빨리 받아들일수록, 우리는 더 빨리 우리의 지식을 활용하여 암을 효과적으로 통제할 수 있다.

우리는 진화 과정을 상대로 하는 전쟁에서 이길 수는 없다. 그 과정은 우리 몸속에서 일어나는 생태적 변화 과정이고, 한 무리의 세포가 다세포 협력에 무임승차하려는 과정이다. 그러나 그 과정을 우리에게 덜 해롭게 만들 수는 있다. 우리는 암을 더 유순하고 덜 위협적인 것, 다시 말해서 우리와 함께 살아갈 뭔가로 만드는 데 도움이 되는 통찰과 전략을 얻을 수 있다.

오로지 적을 완전히 파괴하는 것만을 목표로 암과 싸우는 것과 이와 반대로 암의 약점을 이용하여 속박하는 전략은 그리스 신화에 등장하는 두 전쟁의 신, 아테나와 아레스의 대조적인 전략과 비슷하다. 나는 그리스 대가족 속에 자랐는데, 우리 가족은 원래 아테네에 살다가 시카고 교외로 이사를 왔다. 그래서 그리스 신화는 내 어린 시절의 중요한 일부분이었다. 나는 어느 정도는 할머니 손에 자랐다(아테나라는 내 이름도 할머니의 이름을 딴 것이다). 당연히 내 이름의 유래에도 관심이 있었다. 아테나는 지혜와 전쟁의 여신이지만, 우리가 아는 그런 종류의 전쟁은 아니었다. 아테나는 전략의 여신이다. 아테나는 강력한 힘으로 이기기보다는 적의 목표와 약점을 알아낸 다음, 그것을 이용해서 불필요하고 부수적인 피해 없이 최소한의 힘으로 승리를 얻어 낸다. 반면 아레스는 최대한 공격적으로, 어떤 희생을 치르더라도 적에게 가능한 한 많은 피해를 주는 것을 목표로 전투에 임한다.

암에는 어떤 접근법이 맞을까? 아레스처럼 강력한 힘으로 싸워야 할까? 아니면 (아테나처럼) 상대의 취약점을 이용하는 전략을 구사해야 할까? 암에 대해 우리가 알고 있는 것으로 볼 때, 암 환자의 생명을 연장시켜서 그들 삶의 질을 개선할 가능성이 훨씬 더 큰 것은 분명 아테나의 접근법이다. (내 이름이 아테나라서 이런 말을 하는 것은 아니다.)

암은 개체이자 다세포 유기체인 우리의 삶과 역사에서 냉혹한 일부분을 차지한다. 이 책에서 나는 우리의 진화 역사를 기반으로 암이 무엇이고, 왜 생기며, 어떻게 하면 암을 더 잘 치료할 수 있을지에 관한 통찰들을 살펴볼 것이다. 암은 단순한 질병이 아니다. 암은 생명의 기원을 엿보는 창이자 대규모 협력이 처한 문제다. 다세포성의 본성이자 진화 과정 그 자체다.

차례

제1장

암은 왜 진화하는가?

간단한 게임을 하나 해보자. 다음 문장 중에서 암에 대한 설명으로 맞는 것은 무엇일까?

1. 우리가 암에 걸리는 이유는 인구 조절에 도움이 되기 때문이다.

2. 우리가 암에 걸리는 이유는 암이 우리에게 자신을 더 잘 돌봐야 한다는 메시지를 전하고 있기 때문이다.

3. 우리가 암에 걸리는 이유는 더 늙어서 짐이 되기 전에 죽는 것이 자손들에게 더 낫기 때문이다.

4. 우리가 암에 걸리는 이유는 우리 몸속에서 살아남아서 더 빨리 증식하는 세포들이 더 많은 세포 자손을 남기기 때문이다.

모두 그럴싸하게 들리지만, 마지막 문장만 참이다. 각 문장이 우리가 암에 걸리는 이유에 대한 설명을 저마다 다른 단계에서 찾는다는 점을 주목하자. 1번 문장은 암이 우리 종에 유익하다고 가정한다. 2번 문장은 개개의 인간에게, 3번 문장은 우리의 친족에게 유익하다고 가정한다. 마지막으로 4번 문장은 암이 세포 개개의 이익을 위해서 진화한다고 가정한다.

세포가 증식하지 않아야 하는 상황에서 빠르게 수를 불리고 살아남으면, 그 과정은 유기체에 큰 피해를 줄 수 있다. 우리 몸은 세포 협력의 요새로 만들어져 있다. 자원을 공유하고 몸속 환경을 만드는 체계들을 통해서, 세포들은 살아남아서 번성하고 우리 몸이 기능하는 데 필요한 모든 일을 할 수 있다. 암세포는 그 협력을 이용해서 정상적인 이웃 세포들보다 진화적으로 유리한 위치에 선다. 이 과정은 자연계에서 유기체들 사이에 일어나는 진화 과정과 본질적으로 같다(약간의 예외가 있는데, 이에 대해서는 뒤에서 다시 다룰 것이다).

진화는 시간의 흐름에 따른 개체군 내 유전자 빈도의 변화로 정의된다. 우리 몸과 함께 세포도 변한다. 우리 몸을 구성하는 세포들 속에 있는 다양한 유전자 돌연변이의 빈도는 세포가 분열하거나 죽을 때마다 바뀐다. 유기체와 마찬가지로, 세포도 생존과 번식의 기회를 놓고 서로 경쟁한다. 우리의 몸속 환경에서 가장 적합한 세포(즉 생존과 복제를 가장 잘하는 세포)는 우리 인간이라는 다세포체를 구성하는 세포 개체군 속에서 성장하게 된다. 불행하게도, 세포들이 이웃한 세포들보다 진화적으로 앞서는 방법 중 하나는 세포의 증식과 생존에 대한 제한을 무시하는 것이다. 그런데 우리는 세포의 증식과 생존을 제한해야만 암이 생기지 않는다.

암이 진화적 과정이라는 발상은 수십 년 전으로 거슬러 올라간다. 1970년대에 암 연구자인 피터 노웰은 암이 유전자 돌연변이의 축적을 기반으로 하는 진화 과정이라고 묘사했다.[1] 의사 겸 분자 생물학자인 존 케언스도 1970년대에 우리 몸에는 체내에서 암이 진화하는 것을 막기 위한 메커니즘이 있을 가능성이 있다고 지적했다.[2] 이런 발상의 뿌리는 그보다 훨씬 오래전으로 거슬러 올라가서, 암이 발생하는 동안 몸속에서 경쟁이 일어난다는 생각(19세기 후반에 빌헬름 루가 제안), 세포 돌연변이가 〈이기적〉 세포 행동을 일으킬 수 있다는 개념(20세기 초반에 시어도어 보베리가 제안), 암의 계단식 진행에 대한 생각(20세기 중반에 레슬리 폴즈가 제안)이 있었다.[3] 이 분야는 1990년대 후반과 2000년대 초반에 암 생물학자 멜 그리브스,[4] 진화 유전학자 레너드 너니,[5] 컴퓨터 진화 생물학자 카를로 말리를[6] 포함한 많은 연구자가 진화 생물학의 사고 틀과 기술을 암 연구에 도입하면서 성장하기 시작했다.

나는 운 좋게도 암 진화 분야가 엄청나게 성장하던 2000년대 중반, 이 분야에 발을 들여놓게 되었다. 이런 성장은 유전체학genomics의 새로운 도구와 방법을 통해서 이루어졌는데, 그런 도구와 방법 덕분에 연구자들은 암이 진행되는 동안 종양 속의 진화 역학을 들여다보고 (클론 확장이라고 불리는) 암세포의 계통을 추적할 수 있었다. 클론 확장은 공통 조상에서 유래하며 같은 돌연변이를 공유하는 세포 집단을 가리킨다. 우리가 알고 있듯이, 우리 몸속 환경에서 증식하고 번성하는 세포는 더 많은 세포 자손을 남기게 되고, 이것이 클론 확장을 일으킨다. 어떤 클론 확장은 이웃한 세포들보다 증식이나 생존이 유리한 세포들로 구성된다(진화 생물학자들은 이 과정을 자연 선택이라고 부른다). 어떤 클론 확장은 무작위적 과정의 결과일 수도 있다(진화 생물학자들은 이를 유전적 부동genetic drift이라고 부른다).

우리 몸속에 있는 세포들의 경우, 세포가 빠르게 분열하고 더 잘 살아남을 수 있게 해주는 돌연변이는 자연 선택을 통해서 세포 개체군 내에서 빈도가 증가할 것이다. 암을 위한 토대는 그렇게 마련된다. 자연 선택은 개체군의 특성이 시간의 흐름에 따라 변하는 과정이며, 그 원인은 개체군 내에 있는 다양한 형질을 지닌 개체들이 번식과 생존의 차이를 나타내기 때문이다. 그러나 어떤 영향이 우연히 세포의 번성을 일으켜서 진화가 일어날 수도 있다. 유전적 부동은 유기체나 세포, 즉 살아 있는 개체들로 이루어진 작은 개체군에서 나타나는데, 우연한 기회에 일부 개체들이 다른 개체보다 더 잘 살아남고 번식할 때 일어난다. 생존이나 생식에 아무 영향이 없는 형질은 순전히 우연의 결과로 집단 내에서 퍼지거나 사라질 수 있다. 자연 선택과 유전적 부동, 이 두 과정 모두 우리 몸속에서 암이 진화하는 방식에 어떤 역할을 한다. 이 장과 더 넓게는 이 책의 목적을 위해서, 나는 자연 선택에 초점을 맞출 것이다. 그것이 암에서 가장 중요한 진화적 역설 중 하나를 설명하는 데 도움이 되기 때문이다. 그 역설은, 암세포가 진화하면 그들이 생존을 의탁하고 있는 바로 그 숙주를 파괴할 수 있다는 것이다.

암세포가 우리의 몸속에서 진화하는 방식

우리 몸은 암세포 개체군이 진화할 수 있는 거대한 세상이다. 우리가 생각하는 진화는 빙하가 움직이듯이 아주 느리게 일어나는 과정이다. 수천 년에 걸쳐서 마구잡이로 일어나는 변이 중에는 때때로 유기체에 이로움을 주는 변이가 있다. 그런 변이를 지닌 개체들에 의해 개체군이 서서히 바뀌어 가는 동안, 그 유기체는 그들이 속한 환경에 더 적합해지도록 진화하는 것이다. 진화는 느린 과정이라는 생각 때문에 우리의 몸속에 있는 세포들 사이에서 작동하는 진화 방식은 상상이 잘 안될 수도 있다. 만약 진화가 본질적으로 느린 과정이라면, 어떻게 암세포는 한 사람의 일생에 걸쳐서 선택받을 정도로 빠르게 진화할 수 있는 것일까? 그 답은 몸속에서는 진화의 시간 규모가 완전히 다르다는 것에 있다. 암세포는 생식에 걸리는 시간인 세대 시간generation time이 종종 하루에 불과할 정도로 매우 짧고, 개체군의 크기는 수십억에 이를 정도로 대단히 커서 진화 속도가 극히 빠를 수 있다. 사실, 한 사람의 몸속에 있는 세포들 속에서는 인류의 진화 역사 전체에 걸쳐서 일어난 것보다 더 많은 진화가 그 사람의 일생에 걸쳐서 일어난다.

그러나 우리가 죽으면 암의 진화는 어떻게 될까? 만약 암세포가 그들이 살고 있는 숙주를 결국 죽인다면, 우리 몸속에서 일어나는 그 일을 〈진화〉라고 부를 수 있을까? 결국 멸종에 이른 종을 우리가 진화했다고 말할 수 있을까? 그 답은 당연히 〈그렇다〉이다. 공룡이 멸종했다고 해서 공룡이 진화하지 않았다거나, 어떤 종이 진화적으로 막다른 지점에 이르렀다고 해서 이전의 진화가 무효라고 주장할 사람은 아무도 없을 것이다.

종들이 멸종을 향해 진화하듯이, 우리 몸속의 암세포 개체군도 진화적으로 막다른 지점에 이를 **때까지** 진화한다. 사실, 암세포의 예처럼 진화적으로 막다른 지점을 향해 스스로 나아가는 현상을 진화 생물학에서는 더 일반적으로 〈진화적 자살 evolutionary suicide〉이라고 부른다. 진화적 자살에서는 개체군이 진화시킨 형질이 그 종 전체를 절멸에 이르게 할 수도 있다. 이를테면, 자원을 과도하게 소비하여 후손에게 아무것도 남기지 않거나, 성적 매력을 과시하기 위한 화려한 장식 때문에 개체군 전체를 포식에 취약해지게 만드는 것이다.[7] 그리고 암세포가 항상 진화적으로 막다른 지점에 이르는 것도 아니다. 나중에 설명하겠지만, 때로는 암세포가 다른 개체로 전염되어 개체군 내에 퍼질 수도 있다. 전염성 암은 개, 태즈메이니아데블, 몇 가지 조개류를 비롯한 여러 종에서 발견되었다. 이 종들 모두에서, 한 유기체에서 유래한 암세포가 원래의 숙주를 벗어나서 새로운 숙주로 전이될 수 있고, 그 새로운 숙주 속에서 자랄 수 있다. 그러면 암은 그것이 유래한 개체의 수명보다 훨씬 더 오래 살아남을 수 있고, 진화 역시 그렇지 않을 때보다 더 오랫동안 암세포 개체군에 작동할 수 있다. 그렇다고는 해도, 암세포의 전염성이 진화의 전제 조건은 아니다. 암세포 대다수는 숙주와 함께 죽고, 그전까지는 진화하는 다른 모든 개체군과 마찬가지로 자연 선택과 유전자 부동의 대상이다.

암세포 개체군이 자연 선택을 통해서 진화하려면 특정 조건이 충족되어야 한다. 자연계에서 진화하고 있는 개체군이라면 모두 충족해야 하는 이 조건은 변이, 유전력, 적합도 차이다. 즉, 세포는 다양한 특성을 지니고 있어야 하고, 그 특성은 세포가 분열할 때 유전될 수 있어야 하며, 세포의 적합도(이를테면 세포의 생존과 복제)에 영향을 주어야 한다. 암세포는 이런 조건에 부합할까? 확실히 부합한다. 암세포는 세포의 적합도에 영향을 주는 유전 가능한 특성을 지닌 다양한 세포의 집단이다. 자연 선택을 위한 각각의 조건과 암세포가 그 조건을 어떻게 충족시키는지 조금 더 자세히 살펴보자.

변이: 인간은 하나의 세포에서 시작한다. 세포는 분열할 때 DNA를 복제하고, 그 결과 우리 몸은 유전적으로 동일한 수조 개의 세포로 이루어진다. 우리는 대부분 이렇게 배워 왔다. 그런데 이것이 전적으로 옳지는 않다. 우리 몸은 거의 동일한 세포로 이루어져 있고, 각각의 세포에는 다세포체의 행동을 적절하게 조절하기 위한 DNA가 있다. 그러나 DNA는 세포가 분열할 때

마다 복제되어야 하고, 복제 과정은 완벽하지 않다. 세포 분열이 일어나고 그 DNA가 복제될 때마다 오류가 생길 확률이 있고, 우리의 유전적 〈교정 과정proofreading processes〉이 그런 오류를 발견하지 못해서 수정되지 않을 가능성도 있다. 이런 유전자의 돌연변이 때문에 우리 몸의 세포들은 동일하지 않다.

세포들은 서로 얼마나 다를까? 세포들 사이의 변이는 사람들이 보통 생각하는 것보다 훨씬 더 크다. 몸속에 있는 세포 대부분은 독특한 돌연변이를 갖고 있다. 그 돌연변이들은 DNA 복제 오류로 생기기도 하고, 햇빛에 의한 손상이나 화학 물질 노출과 같은 다른 돌연변이원으로 인해서 생기기도 한다. 유전적 변이 외에, 후생적 변이도 있다. 후생적 변이는 세포들 사이에 나타나는 유전자 발현의 차이를 말한다. 우리 몸을 이루는 각각의 세포에 있는 어떤 DNA는 〈노출되어exposed〉 있어서 그 DNA를 읽고 단백질로 번역하는 것이 가능하다. 반면 어떤 DNA는 〈묶여bound up〉 있어서 활성이 없고 단백질을 생산할 수 없다. 이런 후생적 차이도 세포의 이동, 자원의 소비, 이웃한 세포에 보내는 신호와 같은 세포의 행동 방식에 변이를 일으키는 원인이 된다. 우리의 몸속에 있는 세포는 유전적으로나, 후생적으로나 다양하다. 이런 다양함, 즉 변이는 체세포 진화의 연료로 작용할 수 있다.

유전력: 유전력은 부모의 형질과 자손의 형질 사이의 상관관계를 말한다. 만약 유전력이 존재하지 않았다면, 생물학적 부

모는 자신이 살아남아서 번식을 하는 데 도움이 된 형질을 자손에게 전달할 수 없었을 것이다. 세포들 사이의 유전적 차이와 후생적 차이는 유전 가능할까? 당연히 가능하다. 세포가 분열할 때마다, 그 세포의 DNA 속 돌연변이도 복제되어 세포 자손에게 전달된다. DNA 발현의 차이도 함께 유전될 수 있는데, 세포 분열을 할 때 DNA의 후생적 변화도 복사되어 전달될 수 있기 때문이다. 이런 과정을 염두에 두고, 우리 몸을 이루는 세포들의 거대한 계통수를 생각해 보자. 이 계통수의 밑동에는 수정란이 되는 우리의 첫 세포가 있다. 각각의 가지는 세포 분열을 나타내는데, 세포의 형질은 세포가 분열하는 동안 전달된다(그림 2). 부모에서 자식으로 유전 형질이 전달되듯이, 세포의 돌연변이도 이 세포 계통수를 따라 전달될 수 있다.

적합도 차이: 적합도 차이는 특정 형질을 지닌 개체가 다른 형질을 지닌 개체보다 더 많은 자손을 만들 것이라는 생각이다. 우리의 몸속 세포들은 만들어 낼 수 있는 세포 자손의 수가 세포에 따라 다를까? 그렇다. 자궁 속에서 처음 발생을 시작할 때부터, 우리의 일부 세포는 다른 세포들보다 더 빠르고 광범위하게 복제를 한다. 몸속에 있는 일부 조직은 다른 조직보다 세포 증식을 더 많이 하며, 일부 세포는 같은 조직 내에 있는 다른 세포에 비해 더 빨리 빠르게 증식한다. 이런 증식의 차이 중 다수는 세포들 사이의 평범한 후생적 차이(이를테면 유전자 발현의 차이)의 결과이며, 우리는 이를 통해서 발가락과 귀와 장기를 비롯한

몸의 각 부분을 제대로 갖춘, 기능하는 다세포체로 발생할 수 있다. 세포 간의 후생적 차이는 우리가 정상적인 발생을 하기 위해서 필요하지만, 우리가 암에 취약해지는 데 한몫할 수 있다.

세포 분열에 나타나는 다른 차이는 세포의 분열 시기와 관련된 〈결정〉을 관장하는 DNA 서열의 돌연변이로도 생긴다. 더 많이 분열할 수 있는 돌연변이가 생긴 세포들은 세포 집단 내에서 확장되고 세포 자손을 길러 내어 과잉 증식이라는 그들의 유산을 계속 이어 간다. 더 증식을 잘하는 세포의 가지는 그들이 만드는 과도한 세포 자손과 함께, 세포의 진화 계통수에서 특별히 무성한 부분으로 나타난다. 그 자손들도 과도한 세포 자손을 만들고, 또 그 자손들도 과도한 세포 자손을 만들면서 그렇게 계속 이어지는 것이다(그림 2를 보라). 생존도 증식의 차이에서 중요한 부분이다. 생존 능력을 강화하는 형질을 지닌 세포는 죽을 확률이 더 큰 세포보다 더 많은 자손을 남길 것이다.

적응(다시 말해서 개체의 생존이나 생식을 돕는 특성)은 자연 선택을 위한 조건이 충족될 때 진화를 일으킬 수 있다. 인간의 경우에는 먹을 것을 구하는 능력, 위험을 피할 수 있는 능력, 짝을 찾을 수 있는 능력 따위가 적응에 포함된다. 암세포의 영역에서는 빠른 속도로 자원을 소비하는 능력, 면역계의 포식을 피하는 능력, 몸속에서 빠르게 증식하는 능력이 적응에 포함될 것이다. 이런 세포 수준의 적응 중에는 우리의 유기체 수준의 적응과는 상반된 작용을 하는 것도 있다. 암세포가 살아남아서 몸속

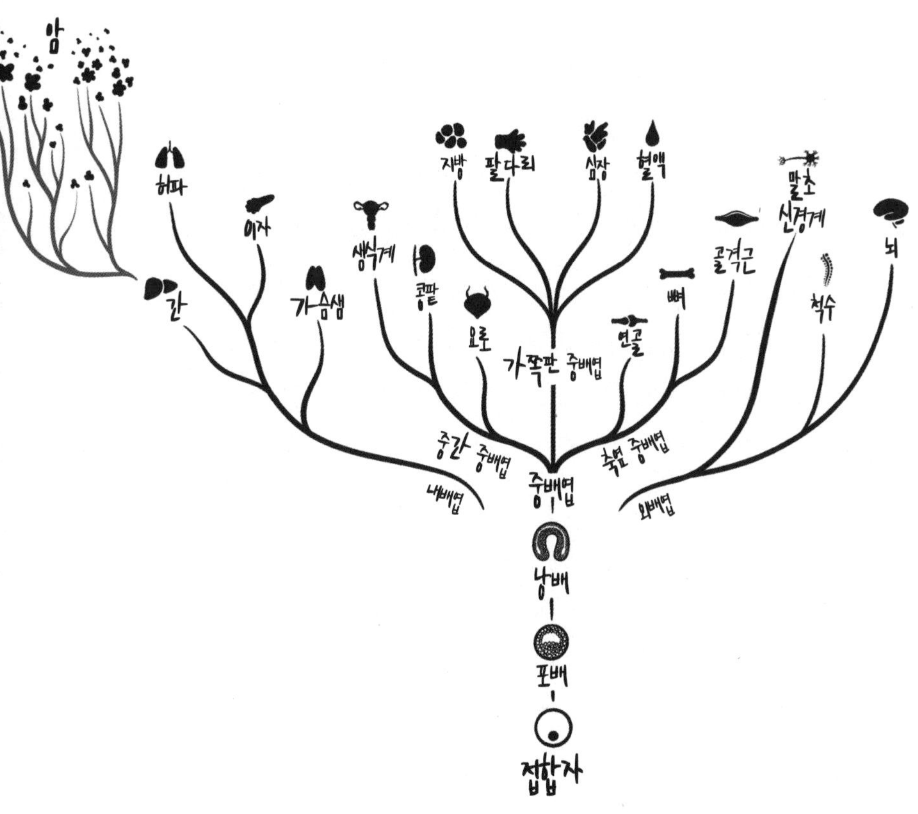

그림 2. 몸속 세포의 진화 계통수

그림은 수정에서 시작해서 완전한 발생으로 나아가는 우리 몸속 세포의 진화 계통수를 보여준다. 암은 이 진화 계통수의 왼쪽에 있는 〈무성한〉 가지로 나타난다. 우리 몸은 수정된 하나의 세포(접합자zygote)에서 시작된다. 그다음 여러 번의 분열을 거쳐서 속이 비어 있는 공 형태의 세포 집단(포배blastula)이 되었다가, 그것이 뒤집혀서 만들어진 형태(낭배gastrula)에서 우리 몸을 이루는 모든 세포로 분화되기 시작한다. 암은 돌연변이 세포가 너무 빠르게 분열해서 우리 조직을 구성하는 체세포 개체군 내에서 확장될 때 발생한다. 이 그림에는 간 조직에서 발생한 간암이 나타나 있다.

에서 번성한다면, 암세포의 성공은 유기체의 성공과 직접적으로 충돌할 수도 있다.

이 장을 시작하면서 우리는 암에 어떤 종류의 기능이 있다고 할 수 있는지에 대해 생각했다. 다시 그 질문으로 돌아가서, 우리는 암의 유일한 실제 기능이 자기 잇속 챙기기라는 것을 이미 확인했다. 암세포는 몸속에서 자신을 복제하고 살아남을 뿐이다. 암을 품고 있는 유기체를 위한 기능은 아무것도 없다. 유기체 수준에서 일어나고 있는 암 관련 기능은 암 **억제**뿐이다. 암과 관련된 우리의 적응은 모두 암을 통제하는 것들이다. 그래야만 우리의 진화적 적합도에 해가 되지 않기 때문이다.

암의 관점

암의 세계를 암 자체의 관점에서 생각해 보자. 적의 관점을 적용하는 것은 가장 유서 깊고 가장 효과적인 전략 중 하나로 꼽힌다. 전략서의 고전인 『손자병법』에서 손자는 적을 알지 못하고 전투에 들어가지 않도록 경계하라고 말한다.[8] 사실 우리도 적을 알면 평화로운 공존의 기회를 찾을지 모른다. 대립하는 양측을 이해하면, 지난하고 승산도 없는 싸움에 휘말리는 것을 막을 수 있다.

머리말에서 나는 암을 전쟁에 비유하는 것은 암을 철저히 뿌리 뽑아야 한다는 사고방식을 부추기기 때문에 문제가 있다고 주장했다. 암의 경우에는 완전히 뿌리를 뽑는 것이 종종 불가능한데, 암세포 개체군이 우리의 치료법에 대한 저항성을 진화시키기 때문이다. 완전한 섬멸만이 승리의 길이라는 생각은 그저 허술한 전략일 뿐이다. 더 좋은 전략은 상대의 관점에서 충돌을 바라봄으로써, 그들의 취약점을 더 잘 이해하고 비용의 증가를 피하면서 위협을 완화할 방법을 찾는 것이다.

우리는 암과의 싸움에서 가끔 결정적 승리를 거둘 수도 있다. 일부 소아암과 유전적으로 균일한 초기 단계의 암 치료는 연구와 임상에서 큰 성과들이 나오고 있다. 그러나 결정적 승리가 가능하지 않을 때도, 이를테면 암이 너무 많이 진행되었을 때도 우리는 어쨌든 암을 엄청난 힘으로 공격한다. 그 결과 우리 몸은 치료의 독성으로 인한 부차적 손상을 입는다. 게다가 고용량 요법을 쓰는 지나치게 공격적인 접근법은 우리가 종양을 통제할 수 없게 만들 수도 있다. 암세포가 진화를 통해서 우리의 치료에 대한 저항성을 얻기 때문이다. 만약 암의 관점을 적용한다면, 어쩌면 우리는 암을 조절하는 새롭고 더 나은 전략으로 나아갈 수 있을지도 모른다.

그렇다면 암세포의 관점에서는 세상이 어떻게 보일까? 암세포의 관점에서 볼 때, 우리 몸은 암세포가 자신을 더 많이 복제하기 위해 쓸 수 있는 원료다. 암세포의 관점에서 볼 때, 우리의 면역계는 피해야 할 포식자이고, 우리의 조직과 기관은 정착할 수 있는 신개척지다. 암세포의 관점에서 볼 때, 우리는 소모품이다. 암세포는 숙주인 우리 몸의 파괴를 막기 위해서 그들의 행동을 조절할 방법이 없다. 암세포는 모든 개체의 몸속에서 새롭게 진화한다. 그때마다 맹목적인 시행착오 과정을 통해서 결국에는 숙주의 생명을 위협할 수 있는 (높은 증식률과 높은 물질대사 속도 같은) 적응을 진화시킨다. 앞서 언급했듯이, 암은 진화적으로 막다른 지점으로 자신을 몰아갈 수 있다. 암세포는 그들의 숙주를 착취하는 방향으로 진화하는데, 이는 궁극적으로 자멸로 나아가는 길일 수도 있다.

내가 설명한 것처럼 암세포는 우리 몸속에서 자연 선택을 통해서 진화할 수 있고, 자연 선택은 적응으로 이어질 수 있다. 적응에 대해 생각하는 방법의 하나는 〈이 형질이나 특성이나 행동이 그 존재의 생존이나 생식을 어떻게 강화하는가?〉에 관해 생각해 보는 것이다. 이런 관점은 진화 생물학에서 적응주의적 접근법이라고 불리는 방법에 속한다. 적응주의는 유기체가 진화한 방식과 이유에 대한 새로운 가설을 정립하기 위한 강력한 도구다. 우리는 암세포가 몸속에서 어떻게 진화하는지 이해하려고 할 때에도 적응주의적 접근법을 적용할 수 있다.

만약 우리가 유기체의 관점을 취한다면, 우리는 그 유기체가 다음 세대로 유전자를 전달하는 데 도움이 되는 것이 무엇인지 생각해 볼 수 있다. 그러나 이는 유기체가 무엇을 하고 왜 하는지를 경험적 방법으로 추론한 것에 불과하다. 유기체가 그들의 유전자를 다음 세대로 전달하려는 의도가 〈있는 것처럼〉 행동한다고 생각하는 이유는 목표를 성공적으로 달성한 유기체를 자연 선택이 선호하기 때문이다. 마찬가지로, 우리는 암세포에 대해서도 마치 암세포가 그들의 유전자를 다음 세포 세대로 전달하려는 목표를 갖고 있는 것처럼 생각할 수 있다. 그러나 적응주의적 접근법은 암이 몸속에서 진화하는 방법을 이해하기 위한 지적 도구에 불과하다는 것을 명심해야 한다.

이런 방식으로 생각하는 것을 목적론적 사고라고 한다(목적론을 뜻하는 teleology는 그리스어에서 〈이후〉를 뜻하는 teleo와 〈이유〉를 뜻하는 logos에서 유래했다). 우리가 어떤 사건이 일어난 이유를 그 **결과**의 의미에서 해석하면 목적론적 시각을 적용하는 것이다. 우리에게는 전반적인 목적이라는 면에서 뭔가를 생각하는 것이 꽤 자연스럽고, 사실 이후에 일어난 사건의 이유를 찾는 데 요긴한 역할을 하곤 한다. 그러나 목적론적 사고는 우리를 완전히 잘못된 결론으로 이끌 수도 있다. 이 장을 시작하면서 풀었던 문제를 떠올려 보자. 우리가 틀린 답 중 하나를 고르고 싶은 유혹을 받은 까닭은 어쩌면 목적론적 사고 때문이었을지도 모른다. 우리가 암에 걸리는 이유를 우리 자신이나 친족이나 인간 개체군에 미칠 영향과 연관지어 추론한 것이다. 없는 목적을 추론하는 것, 그것이 목적론적 사고의 함정이다.

그러나 목적론적 사고가 항상 틀린 것은 아니다. 어떤 일은 어떤 목적에 도움이 되므로 일어나기도 한다(그 목적이 반드시 숭고할 필요는 없다). 이를테면, 암세포가 자원을 소비하고 증식하는 속도가 빠른 이유는 암세포의 형질이 세포 수준의 적합도에 이득을 주기 때문이다. 이런 의미에서, 암의 목적은 단순히 자신을 퍼뜨리는 것이다.

진화 생물학에서 적응주의적 사고의 중요한 일면인 목적론적 사고는 진화 생물학자들이 유기체에 대한 가설을 만드는 데 유용한 경험적 방법이 될 수 있다. 진화 생물학자는 한 형질의 결과를 보고 그 형질이 어떤 적응 문제를 해결하기 위해서 진화했을 것이라고 추론할 수 있다. 이를테면 이런 식이다. 얼룩말에게는 왜 줄무늬가 있을까? 아마 포식자를 혼란스럽게 하기 위해서일 테다. 나무에는 왜 잎이 있을까? 광합성을 통해서 태양 에너지를 포착하기 위해서다. 만약 유기체가 가지고 있는 어떤 형질의 기능을 이해한다면, 그 형질을 만들어지게 했을지도 모르는 진화적 압력을 더 잘 이해할 수 있다. 그러나 한 형질이 진화함으로써 그 유기체의 적합성이 강화될 때, 이것이 어떤 의식적인 의도와 연관이 있었다는 것을 의미하지는 않는다는 점을 명심해야 한다. 얼룩말의 조상은 **의도적으로** 줄무늬를 진화시킨 것이 아니다. 그저 줄무늬가 더 많은 털을 가진 얼룩말들이 살아남았을 뿐이다.

적응주의의 맥락에서, 목적론적 사고는 검증을 위한 가설을 만들기에 유용한 출발점이 될 수 있다. 그러나 한편으로는 적응 목적이 없을 수도 있는 형질에까지 진화적 기능을 부여하느라 과도한 열정을 쏟게 만들 수도 있다. 우리는 암세포가 가진 형질과 특성을 모두 적응이라고 가정해서는 안 된다. 암의 어떤 일면은 무작위적 부동의 결과이며, 자연 선택이나 적응과는 무관하다.

지나치게 열정적인 목적론적 사고는 목적이 존재하지 않는 수준에까지 진화적 기능을 부여하게 할 수도 있다. 암은 우리 인간이라는 유기체나 인간 개체군에 이득을 주기 위해서 존재하는 것이 아니다. 암은 우리 인간의 적합도를 강화하거나 인간종의 생존을 돕기 위해서 진화하는 것이 아니다. 암세포는 오로지 살아남고 복제하려고 존재한다. 세포 수준의 관점을 취하면, 잘못된 수준에서 암의 이유를 찾으려는 유혹을 피하는 데 도움이 될 수 있다.

세포 수준의 관점에서 암을 이해하면, 자연 선택에 의한 진화를 바라보는 더 작은 규모의 관점으로 쉽게 시야를 옮길 수 있다. 그 더 작은 규모의 관점은 바로 유전자 중심적 접근법이다. 이 접근법은 진화 생물학의 기본이며, 리처드 도킨스의 책 『이기적 유전자』를 통해서 대중에 알려졌다. 이 책에서 도킨스는 유기체란 다음 세대로 유전자를 전달하기 위해서 자연 선택에 의해 설계된 기계라고 묘사했다.[9] 자신이 머물고 있는 기계의 생존이나 생식을 증가시키는 유전자는 다음 세대에서 그 수가 증가하게 된다는 것이 도킨스의 기본적인 주장이다. 그러나 이 이야기는 여기서 끝이 아니다. 자연 선택은 〈이타적〉 유전자도 선호한다. 이런 유전자는 같은 이타적 유전자를 공유하는 다른 기계의 생존을 돕는다. 인간의 경우, 자연 선택은 이기적 개체뿐 아니라 그들의 친족을 돌보는 개체도 선호할 수 있다. 암세포의 경우, 자연 선택은 이기적 세포뿐 아니라 그들의 세포 동료를 위해 이득을 제공하는 세포도 선호할 수 있다.

이런 이기적 유전자 접근법의 양면성, 다시 말해서 이기적이면서 협동하는 기계를 형성하는 방법은 암이 몸속에서 어떻게 진화하는지 밝히는 데 도움이 된다. 이기적 유전자 접근법은 이 책에서 다룰 주장의 핵심이며, 그 주장은 바로 암이 본질적으로 다세포 협력에서 얌체 행동을 하는 세포들이라는 것이다. 그러나 암세포들 사이에 일어나는 협력의 진화도 암이 진행되는 동안 무슨 일이 벌어지고 있는지 이해하는 데 중요하다. 다음 장들에서는 그들의 숙주를 더 효과적으로 착취하기 위해서 서로 협력하는 암세포들이 어떻게 자연 선택의 선호를 받는지를 알아볼 것이다. 그러나 그 전에 먼저, 암세포가 다세포 생명체를 가능하게 만드는 협력을 무시하고 얌체 행동을 하기 위해 진화하는 방식을 좀 더 자세히 살펴보자.

제2장
다세포 협력 속 얌체 행동

공간을 함께 쓰는 사람이 자신에게 할당된 일을 하지 않고, 자신이 어지른 것을 치우지 않고, 그걸 지적해도 들으려고 하지 않는다면, 그보다 더 최악은 없을 것이다. 나쁜 룸메이트를 겪어 본 적이 있는 사람은 공정하게 일을 분담하지 않는 누군가와 함께 사는 일이 얼마나 괴로운지 잘 안다. 몸속의 암세포가 나쁜 룸메이트와 같다면, 암의 진행은 악몽과 같은 룸메이트가 등장하는 B급 영화에 비길 수 있다. 처음에는 룸메이트가 당신의 음식을 마음대로 먹고 설거지를 하지 않는 것부터 시작한다. 이 룸메이트는 쓰레기를 아무 데나 버리고 빨랫감을 쌓아 둔다. 그러다 점점 더 상황이 악화된다. 그것도 아주 많이. 어느 날 집에 돌아온 당신은 악몽의 룸메이트가 게으른 친구를 초대해서 무기한 지내게 했다는 것을 알게 된다. 다음 날에는 룸메이트와 그의 게으른 친구가 각각 한 명씩 또 다른 게으른 친구를 초대하면서, 그렇게 게으른 룸메이트가 기하급수적으로 늘어난다. 그들은 집

안의 모든 방을 차지하고 눈에 보이는 것을 닥치는 대로 먹어 치운다. 결국 집 안에는 발 디딜 틈도 없어지지만 게으른 룸메이트 무리는 계속 불어나서, 엉망진창이 된 상황을 어떻게든 통제해 보려고 헛된 애를 쓰는 당신을 짓밟는다.

복잡하고 잘 정돈된 다세포체 속에 살고 있는 정상 세포의 처지에서 보면, 암세포는 끔찍한 룸메이트 무리와 같다. 완벽하게 조절되는 문명에 쳐들어와서 대혼란을 일으키는 것이다. 암세포는 근면한 공동체를 이루고 있던 다세포체를 착취와 강탈과 충돌이 난무하는 불모지로 바꿔 놓는다. 암세포는 분열하고 성장하면서 몸속에서 점점 더 많은 부분을 차지하는 동안, 단순히 나쁜 룸메이트를 넘어서서 우리를 다세포 유기체로 만드는 세포 사회의 구조 자체를 위협할 수도 있다.

그러나 나쁜 룸메이트가 모두 당신을 파괴하는 것은 아니다. 어떤 나쁜 룸메이트는 그저 게을러서, 또는 자신의 부정적 영향을 알지 못해서 당신을 착취하는 우둔한 식객이다. 작가인 제이컵 브로건은 갑상샘암 진단을 받았을 때, 자신의 암을 그와 늘 함께 사는 조용한 룸메이트라고 불렀다. 그 룸메이트는 가끔 싱크대에 설거짓거리를 쌓아 놓긴 하지만, 대체로 그를 크게 성가시게 하지는 않았다. 〈우리는 자신도 모르는 새에 암과 임대 계약을 맺었기에 집주인 노릇조차 못하고 있다.〉 브로건은 이렇게 썼다. 브로건의 비유는 암의 생물학적 특성을 잘 보여 준다. 종종 우리는 암을 마치 조용한 룸메이트처럼 데리고 있는데, 때로는 수십 년 후에야 암의 존재를 알아채기도 한다.

암을 전쟁에 비유하는 것보다는 이렇게 게으르거나 파괴적이거나 조용한 룸메이트에 비유하는 편이 여러 암을 더 적절하게 설명할 수 있다. 자기 몫의 일을 하지 않는 룸메이트는 다세포체의 일부로서 해야 할 일을 하지 않는 암과 여러 면에서 비슷하다. 당신의 음식을 모두 먹어 치우는 룸메이트는 구할 수 있는 자원을 소비하는 암세포와 비슷하다. 게으른 친구를 멋대로 초대해서 살게 하는 룸메이트는 통제를 벗어난 증식으로 몸에 부담을 지우는 암세포와 비슷하다.

공짜로 얹혀사는 룸메이트처럼, 암세포는 다세포체의 협력 특성에 편승해서 이득을 취한다. 그리고 까다로운 룸메이트처럼, 암은 반드시 파괴해야 하는 것은 아니다. 우리는 암의 소멸을 목표로 하기보다는, 많은 사례에서는 조금 어렵더라도 평화로운 공존으로 눈을 돌릴 수 있다. 우리는 암과 더 효과적으로 함께 살아가는 법을 배울 수 있고, 심지어 암을 함께 살아가기 한결 쉬운 병으로 만들어 놓을 수도 있다.

이 장에서는 암을 몸속에 있는 나쁜 룸메이트로 볼 것이다. 이 얌체 룸메이트는 때로는 다세포체의 정상 세포들의 노력에 슬그머니 편승하기도 하고, 때로는 적극적으로 착취하기도 한다. 얌체들은 다른 이들과 공간을 공유할 때 어떻게 행동해야 하는지에 관한 암묵적인 규칙과 명백한 규칙을 모두 무시한다. 마찬가지로, 암세포도 다세포성을 가능하게 만든 세포 사회의 규칙을 깨기 때문에 얌체다. 이 장과 더 광범위하게는 이 책의 목적을 위해서, 나는 자신의 이익을 위해서 함께 지켜야 하는 규칙을 깨는 것을 얌체 행동이라고 정의한다.

내가 암을 얌체라고 말할 때, 이는 암세포가 의도적으로 규칙을 깬다는 뜻이 아니다. 그렇게 하는 것이 진화적으로 유리하므로 규칙을 깨는 쪽으로 진화했을 뿐이다. 앞 장에서도 논의했듯이, 자연 선택은 개체군의 형성에 영향을 미칠 수 있다. 그래서 그 개체군이 자연계의 유기체 개체군이든, 몸속의 암세포 개체군이든, 개체군을 구성하는 개체들은 목표나 의도가 있는 **것처럼** 행동한다. 암세포를 얌체라고 말하는 것은 암세포가 다세포 협력의 규칙을 깨고 몸 전체를 희생시켜서 자신의 이득을 얻는 착취의 방식으로 진화했다는 이야기를 간단히 줄인 것이다.[1]

우리 비유의 근거는 마련되었으니, 이제 다세포성을 가능하게 만든 세포 협력에 암이 어떻게 공짜로 편승하는지, 몸속의 진화가 어떻게 얌체 세포를 선호하는지 이야기하려고 한다. 먼저, 과거에는 암이 어떻게 정의되었는지, 세포의 얌체 행동이라는 사고 틀이 암에 대한 다른 정의와 접근법과는 어떻게 부합하는지 살펴보자.

암이란 무엇인가?

암을 정의하는 것은 그 치료만큼이나 어렵다. 때로는 침습성 성장물invasive growth로 정의되기도 하고, 때로는 비침습성 성장물에

<암>이라는 용어를 쓰기도 한다. 때로는 붕괴된 조직 구조를 암을 규정하는 특징으로 여기고, 때로는 특정 유전자의 돌연변이에 초점을 맞춘다. 암에 대한 내 관점은 다세포성의 진화와 다세포 협력의 맥락에서 암이 <얌체>로 진화하는 방식에 토대를 두고 있다.[2] 얌체라는 암의 정의는 유전학, 세포 생물학, 비교 생물학에 기반하여 암에 대한 다양한 관점과 정의와 접근법을 체계적으로 정리한 사고 틀을 제공한다.

암의 정의는 상당히 다양하다. 암 생물학자, 병리학자, 임상 의학자, 비교 종양학자는 저마다 암의 다른 요소에 초점을 맞추고 다양한 방식으로 암을 설명한다. 암 생물학자는 암세포의 특성에 초점을 맞춰서, 그 세포가 무기한 복제하고 자체적인 성장 인자를 만들고 아폽토시스*apoptosis*(통제된 세포 죽음)를 피할 수 있는 능력을 얻었는지 고려할지도 모른다. 세포 생물학자들은 이런 특성과 몇 가지 다른 특성을 암의 징표로 본다. 암의 징표로 선택되는 이유는 다양한 종류의 암에서 계속 나타나기 때문이며, 이 징표들은 이제 권위 있는 암 특성 목록으로 정리되어 있다(그림 3). 이런 암의 징표가 암세포의 얌체 행동과 어떤 연관이 있는지 다세포 협력의 측면에서 살펴볼 것이다.

그러나 징표 접근법은 암을 살피는 유일한 방법은 아니다. 만약 병리학자에게 암을 정의하라고 하면, 세포가 현미경 아래에서 어떻게 보이는지에 의해 정의된다고 말할 가능성이 크다. 특히 조직 구조가 비정상적이고, 세포가 적절하게 분화되지 않

암의 징표는 암 생물학자 더글러스 해너핸과 로버트 와인버그가 2000년에 발표한 기념비적인 논문에 실려 있었다.[3] 이들은 여기서 여섯 개의 징표를 확인했고, 10년 뒤에 이 내용을 갱신하면서 두 개의 징표와 두 개의 가능성 있는 특징을 추가했다.[4] 이 징표에 포함된 특징으로는 세포 죽음에 대한 저항, 복제를 통한 불멸 가능성(무기한 분열), 세포의 에너지 특성 변경(이를테면 자원 이용 증가), 정상적인 조직 구조의 파괴를 통한 전이 가능성이 있다. 이런 암의 징표는 다세포 협력의 기반에 대한 세포의 얌체 행동이나 〈다세포 협력 작전집〉의 규칙을 깨는 것과도 연관이 있다.

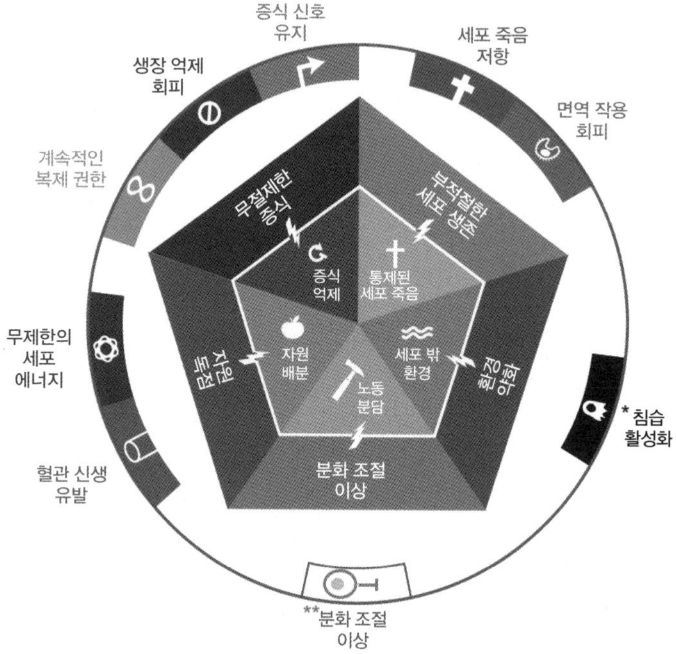

암의 징표가[5] 되는 세포의 얌체 행동은 다세포 협력을 근거로 다섯 가지 범주로 나뉜다.[6] 이 징표는 바깥쪽 원에 나타나 있고, 다세포 협력의 기반은 오각형의 안쪽에 나타나 있다. 무절제한 증식, 부적절한 세포 생존, 자원 독점, 분화 조절 이상과 같은 다세포 협력에 대한 얌체 행동 유형은 오각형의 바깥쪽에 나타나 있다. 세포의 얌체 행동의 이런 측면들은 모두 암의 특징과 일치한다. 침습의 징표에 별표를 한 이유는 다세포 협력의 다양한 기반에서 흔히 일어나는 얌체 행동과 연관이 있기 때문이다. 분화 조절 이상은 이중 별표로 나타냈는데, 현재는 암의 징표로 지정되어 있지 않기 때문이다. 그러나 세포의 얌체 행동이라는 틀에서 생각하면, 분화 조절 이상도 징표의 하나가 되어야 할 것 같아 보인다. (병리학자들이 분화 조절 이상을 암의 중요한 특징으로 여긴다는 점도 이것이 암의 징표 목록에 추가되어야 한다는 것을 암시한다.)

았을 때 암으로 정의된다고 할 것이다.

환자를 직접 치료하는 사람인 임상의는 암을 정의하는 특징으로 침습하는 특성과 전이 능력을 꼽을 것이다. 그것이 암의 예후에서 가장 중요하기 때문이다. 다양한 종의 암을 연구하는 비교 종양학자에게 물어본다면, 종마다 기반이 되는 조직 생물학이 다 다르므로 아마 다양한 종을 총망라해서 암을 정의하는 것의 어려움을 먼저 토로할지도 모른다. 이런 점을 생각하면 비교 종양학자는 침습과 전이를, 암을 기준으로 삼는 것이 부당하다고 말할지도 모른다. 왜냐하면 암과 같은 조직 구조로 되어 있지만, 침습이나 전이는 거의 하지 않거나 불가능한 형태가 많은 종에서 나타나고 있기 때문이다.

이런 다양한 정의와 접근법은 암의 근본적인 특성이나 암이 형성되는 방식에 관해서 실질적으로 우리에게 알려 주는 것은 아무것도 없다. 암이 어떻게 생겼고, 암세포가 어떻게 행동하는지에 대해서는 알려 주지만, 암이 정말 무엇인지는 알려 주지 않는다. 바로 여기서 세포의 얌체 행동이라는 관점이 작동하기 시작한다.

암을 세포 수준의 얌체라고 보는 것은 암에 대한 다양한 관점을 통합하는 데 도움이 되고, 협력의 진화와 다세포 생명체의 진화에 내재하는 근본적인 긴장 상태가 암 고유의 특성과 어떤 연관이 있는지를 드러낸다. 세포의 얌체 행동 관점은 다양한 관점을 하나의 틀로 통합할 수 있다. 앞서 본 것처럼, 암 생물학자들은 종종 암의 징표, 즉 암세포 표현형(형질과 특징)의 목록을 암에 대한 권위 있는 설명이라고 생각한다. 이런 암의 징표들은 일반적으로 다세포 유기체를 규정하는 세포 협력에서 얌체 행동이 표현되는 것이다.

병원에서는 암을 침습과 전이로 정의하곤 한다(그러나 유관에 생기는 유방암인 유관 상피내암DCIS ductal carcinoma in situ 처럼, 아직 침습되지 않는 일부 예외도 있다). 임상의가 침습과 전이에 초점을 맞추는 것은 이해가 된다. 이런 특성은 암이 환자의 건강을 위협할 중요한 징후이기 때문이다. 그러나 만약 우리가 계통수 전체에 걸쳐서 암을 살펴보고 싶다면, 침습과 전이에 초점을 맞추는 것이 꼭 이치에 맞는 것은 아니다. 이를테면, 대화가 일어난 선인장에는 병원에서 정의되는 것과 같은 암의 특징이 많이 없는 편이다. 선인장에는 암세포의 침습으로 파열될 수 있는 막으로 싸인 장기도 없고, 암세포를 다른 조직으로 운반해 전이시킬 수 있는 순환계도 없다. 침습과 전이로 암을 정의하는 것은 선인장에는 전혀 들어맞지 않는다. 만약 다양한 형태의 생명체에 걸쳐 암을 비교하고 싶다면, 모든 형태의 다세포 생명체에 적용할 정의와 접근법이 필요하다. 그것이 바로 세포의 얌체 행동이라는 사고 틀이다.

병리학자는 일반적으로 정상적인 조직 구조의 붕괴와 이상 분화된 세포를 찾는다. 다시 말해서, 더 이상 다세포체의 일부로서 할 일을 하지 않는 세포를 찾는 것이다. 조직 구조와 세포의 분화가 붕괴되었다는 것은 다세포 협력의 두 가지 중요한 일면인 세포 외 환경의 관리와 노동 분담이 붕괴되었다는 것을 나타낸다. 특히 이상(異常) 분화는 분화하지 않는 세포가 복제를 계속할 수 있기에 체세포 진화에 영향을 줄 수 있다. 일반적으로 분화하는 세포는 몇 번 복제되지 않고 정상 조직의 일부가 된다(그러다가 죽고 폐기된다).

세포 협력의 붕괴 방식에 초점을 맞춤으로써, 우리는 다양한 분야를 포괄하는 사고 틀을 제시할 수 있고 암에 대한 민감성을 계통수 전체에 걸쳐서 비교하고 대조할 수 있다.

협력이라는 진화적 수수께끼

만약 암체 세포가 협력을 하는 세포보다 더 큰 보상을 받는다면, 협력은 어떻게 자연 선택을 통해서 진화할 수 있을까? 암이 다세포 협력에서 왜 암체인지에 대한 진화적 이유를 이해하기 위해서는 협력의 진화 방식과 안정적인 유지 방식에 관련된 문제들을 더 광범위하게 살펴보아야 한다.

협력론자들이 제시한 해결책은 호혜성, 처벌, 위험 분산, 친족 내에서만 일어나는 협력에 이르기까지 다양했다. 그들은 수백 가지의 컴퓨터 모형을 통해서 설명될 만한 것들을 탐구했다. 협력을 안정적으로 만들기 위한 전략과 해결책은 다양하지만, 크게 두 가지 범주로 나뉜다. 반복적인 상호 작용을 하는 개체들을 기반으로 하는 해결책과 유전적 연관성을 기반으로 하는 해결책이다.

개체들이 반복적인 상호 작용을 할 때 협력을 선호하는 까닭은 과거에 협력으로 이득을 본 적이 있거나 얌체 행동을 하는 개체로 인해서 손해를 본 경험이 있기 때문이다. 상호 작용이 반복될수록 협력과 얌체 행동이 가져오는 성과에 변화가 생기는데, 종종 협력이 전체적으로 더 나은 선택이 된다.[7] 개체들이 비협조적인 파트너나 집단을 떠날 수 있을 때, 또는 어떤 방식으로 파트너를 선택할 수 있을 때, 협력 전략은 이득이 증대될 수 있다.[8] 하나의 전략으로서, 협력은 얌체 행동보다 더 나은 전략일 수 있다. 협력자 집단은 더 안정적이므로 더 오래 지속되면서 협력의 이득을 거둘 수 있기 때문이다.[9] 다세포성의 진화에 대한 이해와 관련해서 보면, 협력하는 세포들의 반복적인 상호 작용이 다세포 생명체의 진화 초기 단계에서 어떤 역할을 했을지도 모른다. 그러나 전통적으로 학자들은 다세포성으로 이행하는 과정에서 세포 협력의 진화가 일어난 이유를 주로 유전적 연관성에서 찾는다.

유전적 연관성은 얌체 행동이라는 문제의 해결에 도움이 되며, 협력의 이익을 같은 유전자로 돌아가게 함으로써 협력을 가능하게 만든다. 이를테면 (다세포 유기체의 일부가 아닌) 단세포들로 이루어진 수프가 있다고 상상해 보자. 이 세포 중 일부는 〈생산자producer〉다. 주위의 다른 세포들의 적합도를 강화하는 뭔가(이를테면 세포가 자원을 이용해 물질대사를 할 때 도움이 되는 효소 따위)를 만들어 낸다는 뜻이다. 다른 세포는 〈무임 승차자free rider〉다. (〈군식구freeloader〉라고도 불리는 무임승차자 는 공공의 이익에 기여하지 않는 개체를 설명하기 위한 용어다.) 무임승차자는 아무것도 생산하지 않지만, 생산자들이 만든 것 에서 이득을 취한다. 만약 개체군 내에서 개체들 사이의 상호 작 용이 무작위로 일어난다면, 무임승차자는 더 많은 자원을 얻으 면서도 효소 생산에 드는 비용은 지불하지 않아도 된다. 게다가 이들은 (자원이 더 많으므로) 생식의 기회가 더 많아져서 개체 군 내에서 우위를 차지하게 된다. 그러면 결국 무임승차 세포가 대다수가 되고 협력하는 세포는 절멸한다. 이는 얌체 행동이 지 닌 고전적 문제이며, 얌체 행동이 협력의 진화적 성공 가능성을 어떻게 제한하는지를 잘 보여 주는 예시다.

이번에는 이런 원시 수프 속 세포들 사이에서 무작위 상호 작용 대신 다른 일이 일어난다고 생각해 보자. 만약 무임승차자 들 없이 생산자끼리만 서로 모여서 상호 작용을 하면 어떻게 될 까? 생산자들이 뭔가를 만들 때마다 그 이익은 다른 생산자들에 게 돌아간다. 생산자들은 무임승차자들을 먹여 살리기보다는 자신과 같은 생산자들에게 이득을 제공한다. 그렇게 되면 이 세 포 개체군 내에서는 생산 능력이 암호화된 유전자가 증가하게 될 것이다.

이와 비슷하게, 한 세포 집단 내의 모든 세포가 유전적으로 동일한 클론이라면 세포 협력이 암호화된 유전자는 친족 선택

kin selection이라고 불리는 과정을 통해서 퍼질 수 있다. 다세포체에서 극히 높은 수준의 세포 협력이 진화한 이유 중 하나는 그 세포들이 (거의 대부분) 유전적으로 동일한 클론이라는 점이다. 다음 이야기에서 알 수 있듯이, 유전적 연관성은 완전한 해답은 아니다. 그러나 세포 협력의 진화를 가능하게 만드는 환경 설정에는 도움이 된다. 세포 집단 내에 유전적 연관성이 높으면 무임 승차 세포를 감지하고 처리하는 메커니즘의 진화도 가능하다.

세포 무리의 유전적 연관성은 세포 협력의 진화 가능성을 더 높임으로써 다세포성의 진화를 위한 무대를 마련한다. 그런데 애초에 다세포성을 좋은 전략으로 만든 것은 무엇이었을까? 도대체 왜 세포들은 개체로서 자신의 생식 능력을 포기하고, 세포 수준의 진화적 적합도를 세포 공동체의 적합도에 종속시켰을까?

다세포성은 협력의 표상

만약 자신의 클론을 만들 수 있다면 삶이 얼마나 쉬워질지 생각해 본 적이 있는가? 그러면 한 명은 직장에 가고, 한 명은 집에서 설거지와 빨래를 하고, 한 명은 메일을 읽고 답장을 쓸 수 있을 것이다. 그리고 클론을 셋만 만들 이유도 없다. 뭐든지 할 수 있는 클론 부대를 만들면 어떨까?

지구상의 생물이 단세포에서 다세포 생활 방식으로 도약한 이유는 바로 이것이다. 삶을 더 쉬워지게 만들었기 때문이다. 지구 역사의 초기에는 지구상에 있는 생명체의 대부분이 조류나 세균 같은 단세포 생명체였다. 단세포 생명체는 복제를 하고, 탄소와 질소 같은 자원을 이용하면서 그들의 분주한 단세포 삶을 살았다. 그러나 일부 세포들은 새로운 전략을 시도했다. 분열할 때 별개의 두 세포로 따로 떨어지지 않고 함께 붙어 있었다. 마침내 이 세포 무리는 세포 내의 유전체를 조절함으로써 분업 능력을 진화시켰다. 어떤 세포는 유기체 안을 돌아다니는 데 특화되었고, 어떤 세포는 먹이 소화에 특화되었고, 어떤 세포는 생식에 특화되었다. 이런 분업 덕분에 다세포 생명체는 단세포 생명체보다 훨씬 더 효율적으로 살 수 있었다.

물론 위 내용은 다세포성의 진화를 지나치게 단순화한 것이다. 초기의 다세포 집단은 단독으로 살아가는 세포들보다 다른 장점(예를 들면, 포식을 피하는 능력과 자원의 저장과 분배에 관련된 위험을 관리하는 능력)이 많았을 것이다.[10] 하나의 공동체로서 자신을 조절하는 세포 집단은 살아남아서 번성할 수 있었다. 다세포성의 형태에서 협력은 효과적인 전략이었고, 다세포 생명체는 가장 깊은 바닷속에서 가장 높은 산꼭대기에 이르는 지구의 여러 생태적 틈새를 차지하며 번성했다.

다세포성의 초기 진화는 결국 인간과 같은 크고 복잡한 다세포 생물의 진화로 나아가는 물꼬를 텄다. 유기체는 다세포 유기체의 생존과 건강 유지(그리고 생식의 성공)라는 공동의 목표를 위해 일하는 세포 클론의 거대한 사회를 형성함으로써, 유기체는 강력한 세포 분업과 유례없는 규모의 이동이 가능해졌다. 그리고 지금 이 책을 읽고 있는 당신이 하고 있는 것처럼, 정보를 빠르게 처리하고 반응할 복잡한 신경계도 진화하게 되었다.

그러나 온갖 이점이 있는 다세포성에도 문제는 있다. 그것도 큰 문제다. 세포 사회가 커질수록 얌체 행동으로 이득만 보려고 하는 세포들의 표적도 커진다. 이런 전형적인 유형의 얌체 행동은 협력하는 체계의 골칫거리이지만, 이 문제를 관리하기 위한 몇 가지 해결책이 있다. 그중 하나는 유전적 연관성이다. 가령 한 세포가 생물학적 친족들과의 협력을 위한 유전자(이를테면 공공재를 생산하는 유전자)를 나눠 준다면, 친족들 사이에서 복제된 그 유전자는 협력의 이득을 가져다주어서 다음 세대에는 그런 협력을 위한 유전자가 더 증가할 것이다. 다세포체는 유전적 연관성을 통해서 이런 세포의 얌체 행동 문제를 부분적으로 해결한다. 우리 몸을 이루는 세포들은 하나의 수정란에서 유래하기 때문에 유전적으로 거의 같다고 볼 수 있다. 따라서 세포 협력과 세포의 얌체 행동 통제를 위한 유전자가 지속될 수 있다.

그러나 유전적 연관성만으로는 효과적인 협력과 조정이 충분히 보장되지 않는다. 잠시 당신의 클론 부대를 상상해 보자. 그중에서 어떤 당신이 대장을 맡고 있을까? 나머지 당신들은 대장의 명령을 순순히 따를까? 효과적으로 목표를 달성하기 위해서 당신은 어떻게 일을 배정하고 조정할 것이며, 어떻게 정보를 공유할 것인가? 만약 한 클론이 거짓말쟁이이거나 불평꾼이거나 게으름뱅이라면 어떻게 될까? 우리 몸을 이루는 모든 세포가 그렇듯이, 당신과 당신의 모든 클론도 같은 목표와 이익을 공유하고 있을 것이다. 그러나 같은 목표를 공유한다고 해서 당신이 활동을 조직하고 조정하는 방식의 문제가 해결되지는 않는다. 게다가 만약 클론들 사이의 기량이나 의욕이 조금씩 다르다면, 누가 무임승차자인지를 (그리고 그에 대해 어떻게 해야 하는지를) 알아내기 어려울 것이다. 클론 사회의 조정과 규제와 감시에 대한 이런 문제는 다세포체가 크고 복잡한 체계를 만들어 오래 살기 위해서 해결해야 했던 것과 같은 문제다.

다세포체 속의 세포들은 집단 전체에 해가 되지 않도록 복잡한 신호 체계와 유전자 망을 통해서 그들의 행동을 조정하고 조절한다. 몸 안의 모든 세포는 (대체로) 같은 DNA를 공유하기 때문에, 세포의 행동은 같은 체계에 의해서 조정되고 조절된다. 이런 체계는 다세포 생활을 위한 각본이라고 생각할 수 있다. 이 각본은 모든 세포에 매 순간 할 일을 지정하지는 않지만, 다양한 상황에 어떻게 대처해야 하는지에 대한 메뉴와 약간의 지침을 제공한다.

효과적인 다세포 협력은 조금 기초적인 세포 수준의 행동을 기반으로 하며, 그 세포 수준의 행동이 신체의 발달과 기능을 가능하게 한다(그림 3). 내 동료들과 나는 이전 출판물들에서는 이런 세포 수준의 행동을 〈다세포 협력의 토대foundations of multicellular cooperation〉라고 했지만,[11] 이 책의 논의를 위해서는 〈작전집playbook〉 비유가 더 마음에 든다. 이런 협력하는 특성이 다세포성을 가능하게 만든 실제 행동이라는 것을 명확하게 보여 주기 때문이다.

이 다세포성 작전집에는 어떤 내용이 들어 있을까?

1. 통제를 벗어난 분열을 하지 말라

질서 정연하고 기능적인 다세포체로 발달하려면, 세포들은 증식/분열을 억제해야 한다. 세포 증식을 통제하지 않으면 다세포체는 구조와 기능이 제대로 발휘되지 않고, 다세포 유기체는 무한히 계속 자라게 된다.

2. 자신이 위협 요인이라면 자기 파괴를 해라

일부 세포는 다세포체의 생존력에 위협이 될 수 있다. 통제를 벗어나서 마구 분열하는 돌연변이 세포가 그런 예 중 하나다. 다른 예로는 우리가 자궁 속에서 발생하는 동안 처음에 우리의 손가락 발가락 사이에 물갈퀴를 형성하는 세포들이 있다. 그런 세포들은 통제된 세포 죽음이라는 형태의 자기 파괴를 통해서 조용히 자기 자신을 제거한다.

3. 자원을 공유하고 수송하라

지름이 수 밀리미터가 넘는 다세포 유기체에서는 단순히 확산만으로는 산소와 다른 영양소가 내부에 있는 세포에까지 닿을 수 없다. 일종의 능동적인 자원 수송이 필요하다.[12] 이를테면, 우리의 몸속 세포들은 소화계와 순환계라는 복잡한 자원 수송 체계를 통해서 생존에 필요한 양분을 얻을 수 있고, 우리가 독자적으로 생존 가능한 다세포 유기체가 되기 위해서 해야 하는 모든 일을 할 수 있다.

4. 자기 일을 하라

다세포 협력의 토대 중 하나는 노동의 분담이다. 우리 몸에는 수백 종류의 세포가 있고, 이 세포들은 저마다 다른 일을 한다. 간세포는 피를 해독하고, 심장 세포는 혈액을 펌프질하고, 신경 세포는 전기 신호를 전달한다. 세포들은 때로 작동을 멈멈추거나 자신의 일을 제대로 하지 못한다. 이런 세포들은 다세포체에 위협이 될 수 있는데, 잘못된 유전자를 잘못된 시기에 발현시켜서, 다세포성을 작동하게 하는 더 광범위한 조절 체계를 아수라장으로 만들 수 있기 때문이다.

5. 환경을 관리하라

우리 몸은 세포들이 살아가는 세상이다. 우리의 세포들은 조직 구조를 만들어 그 안에서 살아가고, 노폐물이 몸속에 쌓이지 않도록 노폐물을 모아서 제거하는 체계를 갖추고 있다. 우리의 세포들은 우리가 발생하는 동안 이런 내부 세계를 만든 다음, 우리의 일생 내내 그 구조를 잘 보존하고 노폐물을 제거하면서 체계를 유지한다. 조직 구조는 세포가 있어야 할 곳에 있도록 돕고 (이웃한 조직을 침범하지 않도록 예방하고), 세포가 올바른 발현 상태를 유지하게 함으로써 올바른 단백질을 생산하고 올바른 일을 하게 한다.

다세포성 작전집의 이 다섯 가지 기본 원칙은 다세포 유기체의 생명과 건강의 기반을 이룬다. 이 원칙이 무너지면, 암이 시작될 수 있는 단계가 마련되는 것이다. 그렇다면 이런 다세포 협력의 붕괴는 어떤 모습으로 나타날까?

때로는 다세포성 작전집의 토대가 되는 유전 장비가 손상되기도 한다. 이 손상은 DNA 돌연변이나 후생적 변화(예를 들면 비정상적인 유전자 발현)와 같은 유전적 변화의 결과로 나타날 수 있다. 다세포성과 연관된 규칙을 따르지 않는 손상된 세포들은 때로는 다세포 협력의 규칙을 **따르는** 세포들을 착취하면서 진화적 이득을 얻기도 한다. 여기서 주목할 점은 손상된 세포가 진화적으로 유리한 경우는 드물다는 것이다. 대개 돌연변이는 세포의 생존 가능성을 감소시키고, (증식 속도의 증가와 같은 형태로) 어떤 이득을 제공한다고 해도 종종 파괴의 표적이 된다. 우리 몸에는 암이 될 위험이 있는 세포를 감지하고 제거하는 체계가 있고, 돌연변이 세포에 있을지도 모르는 어떤 잠재적 이점 역시 이를 통해서 제거된다. 그런데도 가끔은 손상된 세포가 정상 세포보다 진화적 이득을 얻는 경우도 있다. 그런 예를 몇 가지 살펴보자.

　세포의 증식 조절은 다세포 협력의 필수 요소다. 이 조절을 통해서 다세포체는 일관되고 안정적이고 암이 없는 상태로 유지된다. 빠른 세포 증식은 암의 주요 징표 중 하나다. 만성 골수 백혈병에는 종종 전좌translocation라는 돌연변이가 생긴다. 전좌는 다세포 행동 작전집의 〈내용 수정〉이라고 할 수 있는데, 한 도막의 염색체를 잘라 내어 그것이 속하지 않은 다른 염색체에 옮겨 놓는 것이다. 이런 전좌로 인해서 BCR-ABL이라는 융합 유전자가 만들어지는데, 이 유전자에서는 BCR 유전자에서 유래한 촉진 유전자(유전자의 활성화를 지시하는 부위)가 ABL 유전자(면역계에서 세포의 증식을 담당)의 증식 신호와 결합한다.[13] 그 결과, 세포는 이 융합 유전자의 서열을 읽고 증식을 계속하라는 명령으로 이해한다. 이 돌연변이를 갖고 있는 세포는 정상 세포가 증식하지 않을 때 증식을 계속하고, 이 돌연변이 때문에 다른 세포들이 따르는 규칙을 따르지 않는다. 이런 얌체 행동은 더 많은 세포 자손을 남기는 결과를 가져온다.

　암은 TP53 유전자처럼 세포 죽음을 조절하는 유전자가 손상되는 돌연변이도 일어날 수 있다. 이 유전자는 이 책 전반에 걸쳐서 암을 억제하는 유전자의 사례로 계속 등장할 것이다. 만약 세포의 DNA가 수선이 불가능할 정도로 변형되면, TP53은 세포 죽음을 일으킴으로써 손상된 세포로부터 다세포 유기체를 보호하는 일을 돕는다. 그러나 TP53 자체에 돌연변이가 일어나면, 그 세포는 DNA가 심하게 손상되었더라도 살아남아서 증식을 계속할 수 있다. 따라서 TP53과 세포 죽음을 조절하는 다른 유전자에 손상이 일어나면, 그 손상을 품고 있는 세포에는 진화적으로 이득이 될 수 있다. 결론적으로, 속임수를 써서 세포 죽음을 피할 수 있는 세포는 유기체의 생존 능력에 위협이 되면 자살하라는 작전집의 규칙을 따르는 세포보다 유리하다.

증식 억제와 통제된 세포 죽음의 붕괴는 다세포성의 작전집이 어떻게 손상을 입을 수 있는지, 이 손상이 어떻게 암으로 이어질 수 있는지를 보여 주는 두 가지 사례일 뿐이다. 다세포 협력 작전집의 다른 측면, 이를테면 자원 활용과 노동 분담과 세포 외 환경 유지를 조절하는 규칙이 암호화된 유전자에 생긴 손상도 암 발생 위험에 일조할 수 있다. 대체로 암 세포는 자원 활용을 조절하는 유전자에 돌연변이가 있다. 대사 경로에 나타나는 이런 돌연변이는 그 돌연변이를 갖고 있는 세포가 규칙을 따르는 정상 세포보다 훨씬 많은 에너지를 소비할 수 있게 해준다. 세포들 사이의 노동 분담이 붕괴되어도 암이 발생할 수 있다. 만약 세포가 적당한 유형으로 분화하지 않거나 이상 분화가 일어나면(다시 말해서, 어떤 종류의 세포로도 바뀔 수 있는 줄기세포와 같은 상태로 되돌아가면), 이런 정상 분화의 붕괴는 조직 구조를 바꾸고 기관의 기능을 손상시켜서 몸 전체를 위험하게 할 수도 있다. 게다가 제 할 일을 하지 않는 세포는 에너지를 더 적게 소비하는데, 이렇게 남은 자원을 세포 증식이나 다세포체의 생존 능력을 위협하는 다른 활동에 전용할 수 있다는 의미도 된다. 마지막으로, 암세포는 체내 환경을 방치하거나 능동적으로 파괴할 수도 있다. 그런 사례 충 하나가 젖산 생산이다. 젖산은 세포 외 기질을 분해하거나 조직 구조를 파괴하거나, 심지어 암세포가 이웃한 조직을 침습하게 할 수도 있다.

암의 진화는 매우 복잡하다. 그 이유 중 하나는 공간적, 시간적으로 서로 다른 두 개의 규모에서 자연 선택이 일어나기 때문이다. 하나는 비교적 짧은 유기체의 일생에 걸쳐 유기체 내부에 있는 세포들 사이에서 일어나는 진화이고, 다른 하나는 대단히 긴 생물 진화의 연대에 걸쳐서 유기체들 사이서 일어나는 진화다. 암세포는 몸속에서 진화하지만, 몸은 암을 억제하는 것이 더 낫다. 세포의 얌체 행동을 효과적으로 감지하고 제거하는 체계를 통해서 암을 억제하면, 더 잘 살아남고 더 많은 자손을 남긴다. 다수준 선택multilevel selection을 이해하는 것, 즉 세포와 몸처럼 서로 다른 수준의 조직 체계에서 일어나고 있는 진화를 이해하는 것은 암의 수수께끼 같은 일면을 이해하기 위해서 반드시 필요하다.

암은 몸속에서 얌체 세포가 진화하는 과정이지만, 암의 억제 역시 진화다. 세포의 얌체 행동을 더 잘 통제할 유기체일수록 더 오래 살아남고 번식의 기회를 더 많이 얻기 때문이다. 다양한 단계의 조직 체계에서 자연 선택이 작용할 때, 우리는 이 과정을 다수준 선택이라고 부른다. 다수준 선택에서 어떤 협력과 얌체 행동이 일어나는지 이해하기 위해 사회적 딜레마의 고전적 사례를 살펴보자. 사회적 딜레마란 개인에게 최적인 전략이 집단의 관점에서 최적인 전략과 다른 상황을 말한다. 우리는 암에서 비슷한 현상을 볼 수 있다. 세포 수준의 관점에서 최적인 것(다세포 협력에 대한 얌체 행동)과 유기체 수준의 관점에서 최적인 것(다세포 협력의 작전집을 따르는 것)은 다르다.

협력자와 얌체가 섞여 있는 개체군을 상상해 보자. 모두 100개체로 이루어진 이 개체군을 각각 10개체씩 10개의 집단으로 나눈다고 해보자. 이런 종류의 구조를 일반적으로 메타 개체군metapopulation이라고 부른다. 처음에는 전체적으로 대략 절반은 협력자이고 절반은 얌체인 개체군으로 시작하며, 각 개체는 이 10개의 집단에 무작위로 분포된다(그림 4). 무작위적 차이로 인해서, 협력자가 다수인 집단도 있고 얌체가 대부분인 집단도 있다. 또 어떤 집단은 얌체와 협력자가 섞여 있을 것이다. 각각의 집단은 일종의 공공재 게임을 하고 있다. 각 개체는 집단의 이익을 위해서 자신의 노력을 투자하기로 선택할 수도 있고(협력자의 선택), 그렇지 않을 수도 있다(얌체의 선택). 각 개체가 집단에 얼마나 투자하는지에 관계없이, 집단의 이익은 각 개체에게 똑같이 돌아간다. 이런 공공재 게임에서, 협력자들은 집단의 이익을 위해서 노력하고, 얌체들은 집단의 다른 일원들 노력에 편승한다.

이제 이 시나리오에 자연 선택을 통한 진화를 추가해 보자.

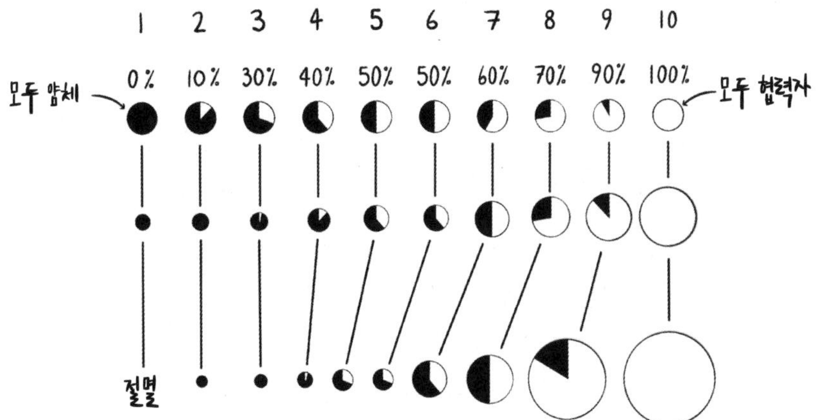

그림 4. 협력자와 얌체가 섞여 있는 개체군

개체군을 몇 개의 소집단으로 나누면, 협력자가 얌체보다 더 나은 결과를 낸다. 맨 윗줄은 집단의 초기 구성을 보여 주며, 아래로 내려가면서 집단의 크기와 구성의 변화가 나타난다. 거의 모두 얌체로 이루어진 집단(왼쪽)은 시간이 갈수록 크기가 줄어드는 반면, 거의 모두 협력자로 이루어진 집단(오른쪽)은 시간이 흐를수록 점점 더 커진다. 각 집단 내에서는 얌체의 빈도가 증가하지만, 개체군 전체로 볼 때에는 시간이 흐를수록 협력이 증가한다. 이런 명백한 역설의 해답은 협력을 더 많이 하는 집단이 배신을 더 많이 하는 집단보다 더 빠르게 성장한다는 사실에서 찾을 수 있다.

더 많이 보상받는 개체들은 살아남아 생식할 가능성이 더 높아지고, 자신의 복사본을 만들어 다음 세대로 전달한다(그림 4). 이는 각 집단에서 얌체가 협력자를 앞서고 더 많이 증식할 것이라는 뜻이다. 이 과정은 암에서 일어나는 일과 매우 흡사하다.

그러나 각 집단을 비교해 보면 꽤 흥미롭고 역설적인 현상이 드러난다. 각 집단 내에서 얌체는 협력자보다 분명하게 유리하며, 느리지만 확실하게 그들이 속한 집단을 장악한다. 그러나 개체군 전체로 보면, 협력자가 더 많은 집단은 불어나지만 얌체가 더 많은 집단은 위축된다. 따라서 협력자는 어떤 집단에서도 얌체보다 불리하지만, 개체군 전체로 보면 협력자가 이긴다.[14] 만약 이들 집단이 스스로 분열하고 복제할 수 있다면, 얌체가 더 적은 집단이 결국에는 더 많은 후손을 남긴다.

다세포체 개체군은 본질적으로 세포의 메타 개체군으로, 세포들이 대략 30조 개씩 나뉘어 집단을 이루고 있다. 각각의 다세포체 내에서는 얌체 세포가 자연 선택의 선호를 받는다. 그러나 다세포체 개체군에서는 협력자 세포가 더 많은 다세포체가 승리를 거둔다. 다시 말해서, 더 오래 살아남고 더 많은 자손을 남긴다. 결국 자연 선택이 선호하는 유기체는 다세포 협력을 더 잘하는 세포들, 세포 내 얌체 행동을 더 잘 감지하고 억제하는 세포들로 이루어진 유기체다. 유기체 수준에서 일어나는 자연 선택은 세포 협력을 선호하고, 얌체 세포를 감지하고 억제하는 능력을 선호한다. 다시 말해서, 자연 선택은 암 억제 체계가 더 잘 잡혀 있는 유기체를 선호한다.

자연 선택은 매우 다른 두 수준에서 작동한다. 세포 협력으로 만들어진 유기체를 선호하면서 얌체 행동을 하는 개개의 세포도 선호한다. 그뿐만 아니라, 자연 선택은 매우 다른 두 가지 시간 규모에서 일어나고 있다. 유기체는 수억 년의 선택을 거쳐 오면서 효과적인 세포 협력자가 되었고, 암을 잘 억제하게 되었다. 그러나 세포에 대한 자연 선택은 우리의 일생에 걸쳐서만 일어나며, 우리 몸속에서는 얌체 세포가 협력자 세포보다 유리하다.

이런 다수준 선택(집단 선택group selection이라고도 한다) 과정은 널리 받아들여지고 있는 사실이며, 암세포와 다세포체에 적용된다. 그러나 인간 개체군도 이런 종류의 과정을 거쳐서 형성되었는지, 특히 인간의 진화 역사에서 협력하는 인간 집단이 얌체 집단보다 선호받았는지는 논란이 있다. 하지만 이 책의 내용과 가장 연관성이 큰 다수준 선택의 개념, 즉 암세포가 어떻게 진화하고 다세포체가 암을 통제하기 위해서 어떻게 진화하는지에 대한 이해에서 다수준 선택이 중요하다는 점에는 어떤 논란도 없다.[15]

얌체 세포 찾기

암세포는 유기체보다 항상 진화적으로 유리하다. 세포는 유기체보다 훨씬 빨리 복제할 수 있기 때문이다. 세포는 며칠에 한 번씩 분열하지만, 우리 인간과 같은 다세포 유기체는 생식을 하기까지 수십 년이 걸린다. 이런 점을 생각하면 진화적 변화의 속도에 대해서만큼은 암세포가 유리하다고 할 수 있다. 그러나 암을 통제하기 위한 전략의 복잡성 면에서는 우리 유기체가 유리하다. 우리 다세포체는 암의 진화를 예측하기 위해서 수백만 년 동안 진화해 왔고, 그 결과 우리는 암이 되려는 세포를 확인할 수 있는 몇 가지 술수를 소맷부리에 숨겨 두고 있다. 우리는 진화를 통해서 갖춰 온 얌체 감지 메커니즘이라는 무기고를 이용해서 우리 몸의 암을 억제하고 있다. DNA 수선 메커니즘, 세포 분열 조절 체계, 면역 감시에 이르기까지 우리 몸에서는 말썽을 피우는 세포를 저지하기 위한 강제 처리 메커니즘들이 진화해 왔다.

세포의 양심

세포에는 그들의 행동을 계속 점검하는 고유의 메커니즘이 있다. 세포의 양심에 비길 수 있는 이 메커니즘은 세포가 자신의 내부 상태를 잘 관찰하면서 몸 전체에 위험이 되는지를 알게 한다. 이런 메커니즘들은 세포 내부를 감시하면서, 다세포 유기체의 단합력이나 생존력에 위협이 될 비정상적 행동을 찾아낸다. 이런 끊임없는 자기 감시를 통해서 세포는 다세포체의 일원으로서 적절하게 행동할 수 있다. 물론 이런 감시는 의식적인 방식으로 일어나는 것이 아니라, 세포의 유전자 연결망을 통한 정보 처리일 뿐이다. 세포는 정교한 정보 처리 체계인 유전자 연결망을 통해서 비정상적인 행동에 대한 정보를 받아들이고, 문제가 있다면 그 연결망의 다른 부분에 경고 신호를 보낼 수 있다.

이 정보는 암 억제 유전자인 TP53의 유전자 망과 같은 유전자 망을 통해서 전송된다. TP53 같은 암 억제 유전자들과 그런 유전자들로 들어오는 정보의 연결망은 DNA의 손상이나 비정상적인 단백질, 또는 세포가 망가져서 더 이상 다세포체의 이익에 부합한 행동을 하지 않는다는 것을 나타내는 다른 신호를 감지하도록 설계되어 있다. 세포의 방대한 정보망의 중심 교차

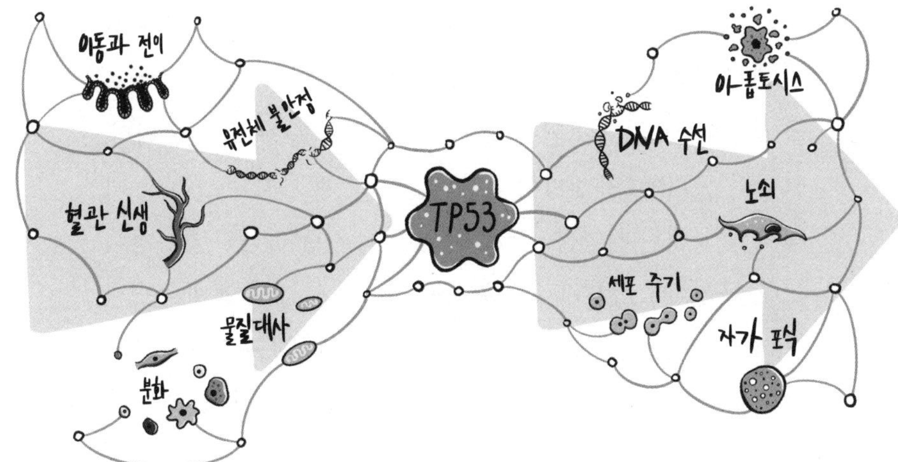

그림 5. 암 억제 유전자인 TP53의 유전자 망

암 억제 유전자인 TP53은 세포 내 유전자 망의 중심에 있는데, 이 유전자 망은 그 세포가 유기체의 생존력에 위협이 되는지 〈결정〉하는 정보를 처리한다. TP53은 모든 세포에서 본질적으로 얌체 감지 체계로 기능한다. 이 유전자는 p53 단백질을 생산하여, 세포의 기능에서 얌체 행동을 암시하는 다양한 측면(비정상적 물질대사, 유전체 불안정, 부적절한 이동 등)에 대한 정보를 얻을 수 있다. TP53은 이런 정보에 대한 반응으로 세포 주기를 멈추고 DNA를 수선하며, 필요하면 아폽토시스(세포 자살)를 유도하기도 한다.

점에 해당하는 TP53은 중앙 정보기관처럼 그 몸의 세포들을 감시하는 역할을 한다(그림 5). 이 유전자는 세포와 그 주변에서 들어오는 모든 신호를 통합하여 각 세포의 운명을 〈결정〉한다. 암 연구자들은 TP53을 〈유전체의 수호자〉라고 부르지만, 나는 〈유전체의 얌체 감지기〉라고 생각하는 방식이 더 좋다. TP53은 활성화되면, 세포의 복제를 차단하고 DNA 수선을 시작할 수 있다. 만약 세포의 손상이 너무 심하면, 아폽토시스(다시 말해서, 프로그램화된 세포 죽음)를 개시할 수도 있다.

　TP53에 대해서는 계통수 전체에 걸친 암에 관해 이야기할 때 다시 다룰 것이다. TP53과 같은 암 억제 유전자의 차이는 종들 사이의 암에 대한 민감성에 중요한 역할을 한다. 이를테면, 코끼리는 TP53 유전자의 복사본을 여러 개 가지고 있는데, 이것이 암에 대한 저항성이 특별히 높은 이유 중 하나일 가능성이 크다. 불행히도, TP53과 같은 세포 고유의 암 감시 체계는 코끼리, 생쥐, 인간을 비롯한 모든 유기체에서 망가질 수 있고, DNA가 손상된 세포는 계속 살아남아서 증식할 수 있다. 만약 이런 일이 일어난다면, 우리 몸은 다음 방어선인 주변 감시로 이동해야 한다.

주변 감시

주민들이 자신이 사는 골목을 살피듯이, 세포들은 주변 세포들의 행동을 지켜본다. 이런 감시는 그들 중에 있는 위협으로부터 주변 세포들을 보호하는 데 도움이 되고, 주변 세포들이 다세포체에서 적절한 행동을 할 수 있게 해준다. 이런 이웃 수준 메커니즘 덕분에 세포는 주변 세포의 유전자 발현 상태를 감시할 수 있고, 세포의 암체 행동을 포함해 뭔가 잘못된 낌새가 있는지를 알아낼 수 있다.

　보통, 몸속 세포는 주변 세포에서 오는 신호에 대단히 민감하다. 메모리얼 슬론 케터링 암 센터의 크레이그 톰프슨 원장은 이런 극단적인 민감성을 설명하면서, 우리 몸속의 모든 세포는 아침에 일어날 때마다 자살을 생각하고 이웃들로부터 막말을 들으며 하루를 보내는 것과 같은 삶을 산다고 말한다. 세포의 주변 상황은 실제로도 그렇다. 우리 몸속 세포들은 다른 세포들에게 끊임없이 생존 신호를 보내는데, 만약 주변 세포들로부터 어떤 〈불만〉 신호를 받게 되면 세포 자살을 개시할 수 있다. 만약 어떤 세포가 주변 세포의 급속한 증식을 〈감지〉하면, 그 세포는 생존 신호를 보내는 것을 중단할 것이다. 그리고 심한 경우 잘못된 행동을 하는 세포에게 자기 파괴를 권하는 아폽토시스 신호를 보낼 수도 있다.

몸속 경찰

만약 세포 내 메커니즘과 주변 감시 메커니즘으로도 세포의 암체 행동을 막지 못한다면, 우리 몸에는 또 다른 방어선이 있다. 바로 우리의 면역계다. 면역계는 신체의 모든 부분을 늘 주시한다. 비정상적 유전자 발현 상태를 찾아내기 위한 순찰을 통해서, 과도한 증식이나 지나친 양분 섭취나 부적절한 세포 생존과 같은 부적절한 세포 행동의 신호를 간접적으로 감시한다. 면역 세포는 암세포가 유전자를 발현할 때 만들어지는 단백질인 종양 항원을 감지함으로써 부적절한 행동을 할 가능성이 있는 세포를 〈볼〉 수 있다. 종양 항원 단백질은 세포 주기가 붕괴될 때, 주변 세포들과의 부착력이 약해질 때, 세포에 스트레스 반응이 나타날 때도 만들어질 수 있다.[16] 면역계는 조직과 기관계 전체에 걸쳐 세포 행동에 관한 정보를 수집하면서[17] 종양 항원의 존재와 같은 문제가 될 만한 징후를 찾고, 문제가 있을 것 같은 장소로 면역 세포를 집결시킨다. 면역 세포는 다세포체에 손상을 입히는 것은 무엇이든지 찾아내어 파괴하는데, 암세포도 예외가 아니다. 면역 세포가 암세포를 발견하고 확인하면 암세포는 제거의 표적이 되고, 이는 암의 위협으로부터 몸을 보호하는 데 도움이 된다.

이상적 상태는 세포 내부, 주변 세포들, 몸 전체로 구분되는 세 단계의 암 억제 체계가 함께 잘 작동하여 암이 되려는 세포를 감지하고 통제하는 것이다. 세포의 얌체 행동을 감지하고 억제하는 메커니즘은 대체로 잘 작동하지만, 완벽하지는 않다. 이 메커니즘이 암호화된 유전자도 암이 진행되는 동안 망가질 수 있다. 그리고 이런 암 억제 유전자 중 다수가 암과 같은 것이 자라는 징후가 전혀 없는 〈정상〉 조직에서도 돌연변이를 일으킨다.

돌연변이의 결과, 암세포 개체군은 이런 모든 체계를 회피하도록 진화할 수 있다. 이를테면, 암 억제 유전자인 TP53에 돌연변이가 일어나서 세포 내부의 암 억제 체계가 작동하지 않을 수도 있다. 세포 간 의사소통을 위한 기능이 암호화된 유전자에도 돌연변이가 일어날 수 있다. 그러면 세포들은 이웃한 세포들이 내는 신호에 주의를 기울이지 않게 된다. 면역계의 암세포 색출 능력은 암이 진화하는 동안 지속적으로 약화된다. 암세포는 세포 표면의 단백질을 바꾸거나 면역 신호를 교란하는 방식으로 면역계를 회피하기 위한 진화를 한다. 포식자를 더 잘 피하기 위해서 끊임없이 진화하고 있는 동물 개체군처럼, 암세포의 개체군도 우리의 방어를 회피하는 방향으로 진화하도록 지속적인 선택 압력을 받고 있다.

세포의 정보기관

얌체 세포 감지 체계는 암이 되려는 세포를 찾아내어 억제하고 제거하기 위해서 함께 작동한다. 우리를 암이 없는 건강한 상태로 유지하는 것이다. 우리는 세포 신호 체계 형태로 이루어진 방대한 정보 처리망을 이용해서 다세포체인 우리 몸을 감시할 수 있다. 정보는 세포들 사이에서도 처리되고 전달되지만, TP53을 중심으로 하는 세포 내 유전자 망에서도 처리되고 전달된다. 인간처럼 규모가 큰 유기체는 세포 수준의 얌체 행동을 감지하고, 이에 대응하기 위해서 세포와 유전자에서 산출된 결과를 활용하는 방법을 찾아냈다.

이런 정보 처리 접근법은 TP53의 진화적 수수께끼 중 일부, 특히 암 억제에서 TP53이 왜 그렇게 중요하고 왜 그렇게 교란에 취약한지 이해하는 데 도움이 된다. TP53은 당혹스럽다. 암으로부터 몸을 보호하는 중요한 역할을 하지만, 우리는 양쪽 부모로부터 각각 한 개씩의 복사본만 물려받는다. 만약 그 복사본 중 하나에 뭔가 빠져 있거나 돌연변이가 일어나면, 그 몸은 암에 매우 취약해진다(이 책의 후반부에서 다룰 리프라우메니 증후군Li-Fraumeni syndrome*이 그런 경우다). 한 세포에서 TP53은 그 세포 유전자 망의 중심 교차점이기도 하다. 그래서 TP53이 손상되면, 세포 분열과 아폽토시스의 조절이 엉망으로 될 수도 있다. 그렇다면 더 강력하고 다양한 감지 체계를 갖추는 것이 합리적이지 않을까? 왜 그렇게 많은 정보가 TP53을 통과하여 지나가는 것일까? 체계를 분산하는 편이 더 이치에 맞지 않을까?

이 난제의 해답이 될 만한 학설은 신호 감지 가설signal detection theory과 진화 의학자인 랜돌프 네시가 제안한 화재 감지기 원리smoke detector principle다.[18] 화재 감지기 원리는 화재 감지를 위해서는 경보기를 아주 민감하게 조절하는 것이 옳다는 생각이다. 그러면 가끔 가짜 경보가 울리는 불편을 감수해야 한다. 암 억제의 경우라면, 가짜 경보로 인해서 수백만 개의 〈좋은〉 세포 중 하나를 잃는 것은 전체적인 암 예방을 위해서 지급해야 하는 작은 비용인 셈이다.

가짜 화재 경보가 울린다는 것은 요란한 사이렌 소리에 잠이 깨거나, 몇 시간 동안 잠을 설치거나, 건물 대피라는 귀찮은 상황을 경험해야 한다는 의미다. TP53의 경보가 잘못 울리는 경우도 이와 비슷해서, 약간의 비용이 든다. 만약 세포에 잠재적 암의 위협이 없을 때 TP53이 〈경보를 울리면〉 조기 노화로 이어질 수 있다. 게다가 아폽토시스가 일어나고 있는 부위에 과도

---

* 젊은 여성에게 발생하는 가족성 유방암. 어린아이에게서 연조직 육종, 가까운 친척에게서 뇌종양이나 다른 암이 나타날 수 있다.

한 염증을 일으킬 수도 있고, 아폽토시스로 제거된 세포를 대체할 세포가 증식하는 동안 암을 유발할 가능성이 있는 새로운 돌연변이의 등장을 촉발할 수도 있다.

그렇다면, 유기체가 해야 할 일은 무엇일까? 잠재적인 암세포를 살아 있게 두는 것과 건강한 세포를 조금 죽여서 유기체에 손상을 주는 것 사이에서 어떤 〈결정〉을 내려야 할까? 신호 감지 가설에 따르면, 누락(암세포가 살아 있게 두는 것)과 가짜 경보(건강한 세포를 불필요하게 죽이는 것)라는 두 유형의 오류 사이에는 근본적으로 맞교환이 일어난다. 그러나 이런 맞교환을 피해 가는 방법도 있다. 정보를 더 효과적으로 활용해서 정확성을 높이는 것이다(다시 말해서, 더 많고 더 질 좋은 정보를 이용해서 결정을 내리는 것이다). 정보가 모호한 상황에서 결정을 내릴 방법을 찾기 위한 일반적인 사고 틀인 신호 감지 가설에서는 다수의 정보를 살피고 그 정보를 종합함으로써 하나의 정보만으로 결정할 때보다 더 나은 결정을 내리고 정확성을 개선할 수 있다. 암과 TP53은 유전자 망의 여러 요소를 통해서 어떤 세포가 암이 될 위협이 있는지 알아내는 데 도움이 되는 정보를 수집함으로써 〈더 나은 결정〉을 내릴 수 있다.

몇 가지 출처에서 얻은 정보를 통합함으로써, 신호 감지 체계는 누락과 가짜 경보의 가능성을 줄이고 더 정확해질 수 있다. 이를 위한 가장 간단한 방법은 한 가지 판단 기준만으로 감지하기보다는 두 가지 기준에서 얻은 정보를 통합하는 것이다. 이를테면, 화재 경보는 연기와 열에 대한 정보를 통합함으로써 화재를 더 쉽게 감지해서(누락 감소) 생명을 구할 수 있고, 귀찮은 경보의 수도 줄인다(가짜 경보 감소).[19] 여러 판단 기준을 통합하면, 신호(이 경우에는 화재 신호)를 더 쉽게 감지하면서도 가짜 경보를 많이 울리지 않게 한다. 이런 종류의 다기준 감지는 어떤 결정 체계의 정확성을 높이는 데 도움이 될 수 있다. 가짜 경보로 인한 비용이 클 때는 더 많은 정보를 이용해서 결정하는 것이 과잉 반응으로 인한 비용을 줄이는 데 도움이 될 수 있다. 화재 경보의 경우, 과잉 반응은 실제로는 불이 나지 않았을 때 경보가 울리는 것일 뿐이다. 암 억제 체계의 경우, 과잉 반응은 암에 걸리지 않은 세포를 죽일 수도 있다. 암 억제 체계에서 일어나는 아폽토시스와 같은 종류의 과잉 반응은 조기 노화의 원인이 될 수도 있다(그래서 암 발병 위험과 노화의 맞교환이 일어날 가능성이 있다).[20] 더 많은 정보를 활용하면, 세포(그리고 몸 전체)가 위협이 될 만한 세포를 더 잘 결정하는 데 도움이 된다.

여러 출처에서 나온 정보를 활용한다는 것은, 결정을 내리려면 각각의 판단 기준에 대한 비중을 평가하고 효과적으로 통합할 방법이 있어야 한다는 의미이기도 하다. 우리의 다기준 화재 감지기의 경우에는 연기와 열에 대한 정보를 어떻게 통합할지 구체적으로 정해야 한다. 두 정보 모두 어떤 임곗값을 넘어설 때만 경보를 울려야 할까? 연기나 열 중 하나만 매우 높은 값을 나타낼 때도 경보를 울릴 수 있을까? 이런 화재경보기처럼 두 가지 판단 기준으로 결정하는 체계조차도 경보를 언제 울릴지에 대한 규칙은 훨씬 더 복잡해지고, 더 정확한 결정이라는 이득을 보기 위해서는 정보를 한곳에 집중시켜서 통합해야 한다.

더 정확한 결정을 내리려면 더 뛰어난 계산 능력이 필요하다. 처리 체계는 유전자 망 속에 있는 유전자나 뉴런으로 이루어진 회로를 통해서 정보를 모아야 하며, 여러 판단 기준은 적절하게 중요도가 결정되어 통합하고 평가될 수 있어야 한다. 우리의 세포 내에는 세포의 암체 행동을 확인하고 제거하는 것을 돕는 유전자 망이 작동하는데, 여러 판단 기준을 종합하면 비정상적인 상황에 처한 정상 세포와 암이 될 가능성이 있는 세포를 어느 정도 구별할 수 있다.

여러 정보를 통합하는 암 억제 유전자는 하나의 정보만을 활용하는 암 억제 유전자보다 더 나을 것이다. 가령 세포의 분열 속도 정보에만 접근할 수 있는 암 억제 유전자가 있는데, 잠재적인 암세포를 놓치지 않기 위해서 임곗값이 꽤 낮게 설정되어 있다고 해보자. 그러면 상처가 낫는 과정에서 세포가 빠르게 증식하고 있을 때 〈경보음이 울릴〉 수 있다. 만약 임곗값이 더 높으면 이런 종류의 가짜 경보는 피할지 모르지만, 실제로 위협이 되는 세포의 빠른 증식을 놓칠 수도 있다. 하나의 판단 기준만을 활용하는 유전자 망은 누락과 가짜 경보 사이의 이런 근본적인 맞교환에 직면한다.

이제 두 가지 판단 기준을 활용하여 암세포가 될 위험이 있는 세포를 결정하는 유전자 망을 생각해 보자. 그 두 가지 기준은 세포의 증식 속도와 주변 세포에서 만들어지는 성장 인자의 양이다. 만약 어떤 세포가 빠르게 증식하고 있는데 주위 환경에는 성장 인자의 양이 적다면, 이 두 가지 정보는 이 세포가 암이 될 위험이 있다는 것을 보여 주는 꽤 좋은 지표다. 반면, 세포가 빠르게 증식하고는 있지만 이 증식이 세포 환경 속 성장 인자에 관한 반응이라면, 이는 그 세포가 상처의 치유를 돕는 일이나 생장처럼 몸에 이로운 뭔가를 하기 위해서 분열하고 있다는 의미다. 유전자 망의 회로는 증식 속도와 주변의 성장 인자를 살핌으로써, 암이 될 잠재성이 있는 세포를 똑바로 겨냥해서 그 세포가 우리 몸에 가하는 위험을 더 정확하게 평가할 수 있다.

　판단 기준이 둘이면 암 억제 유전자를 둘러싼 유전자 망은 더 나은 결정을 내릴 수 있다. 판단 기준이 둘보다 많으면 유전자 망은 더 정확한 결정을 내릴 수 있다. 다만, 이런 단편적인 정보들이 잘못된 행동을 하는 세포와 정상 세포를 구별하는 데 도움이 되려면 〈영리한〉 방식으로 결합되어야 한다. 예를 들어, 암 억제 유전자 주위의 유전자 망이 증식 속도와 성장 인자에 대한 정보와 함께 세포의 DNA 손상 정도, 세포의 물질대사, 생존 인자의 존재와 같은 기준에 대한 정보를 추가로 통합할 수 있다면, 판단은 더 정확해질 것이다. 더 많은 판단 기준을 활용한다는 것은 특이한 조건에 있는 정상 세포와 부적절하게 행동하는 암세포의 차이를 유전자 망이 더 잘 구별할 수 있다는 것을 의미한다.

다양한 출처의 정보를 통합하면서 높아진 정확성은 TP53 같은 종양 억제 유전자 주위의 유전자 망이 그 세포를 운영하는 유전자 망과 그렇게 복잡하게 연결된 이유일지도 모른다. 이런 상호 연결성 덕분에 종양 억제 유전자는 체계 전체를 계속 감시하고, 세포의 기능과 생리의 온갖 다양한 측면에서 나오는 정보를 통합할 수 있다. 세포 결정의 정확성을 높이려면 모든 정보가 통합되는 하나의 중심 교차점(이를테면 TP53)에 정보를 모아야 한다. 만약 이런 정보가 각각 별개의 회로에서 처리된다면, 세포는 증식 속도가 너무 빠를 때 〈경보가 울리는〉 임곗값이 있고, 단백질 손상이나 세포에 위협이 될 만한 다른 잠재 신호가 있을 때 경보를 울리는 임곗값이 각각 따로 존재할 것이다. 이런 방식의 처리도 어느 정도는 도움이 될 수 있겠지만, 그 기준들을 통합함으로써 더 나은 결정을 내릴 기회를 놓치게 된다. 만약 다양한 판단 기준을 통합할 수 있어서 증식 속도가 빠르고 손상된 세포 단백질이 만들어지고 있을 때만 경보가 울린다면, 더 정확한 암 감지/억제 체계를 만들 수 있다.

어쩌면 이런 이유로 TP53 유전자는 역설적이게도 우리의 암 억제 체계에서 가장 중심에 위치하면서 가장 취약한 연결점일지도 모른다. 정보를 통합하기 위해서는 중심이 되어야만 한다. 그래야 세포 내에서 발생하는 연기와 열의 조합이 문제가 있는지 결정할 수 있다. 연기나 열 중 하나가 발생할 때 화재 경보가 울리는 것보다는 화재와 연관이 있을 것 같은 수준으로 연기와 열이 결합될 때 화재 경보가 울리는 것이 훨씬 더 좋다. 의사 결정을 위해서 여러 판단 기준에 접근할 수 있다고 해도, 화재인지 아닌지, 유죄인지 무죄인지, 암인지 아닌지를 구별할 의사 결정 체계를 만드는 것은 여전히 매우 중요하고 어려운 문제다. 이런 정확성을 위해서 의사 결정 체계는 위험을 암시하는 신호들이 제대로 조합되었을 때만 반응하고, 정상적이거나 안전한 상태와 연관된 신호의 조합에는 반응하지 않아야 한다. 이런 모든 정보에 단순히 접근만 할 수 있는 것으로는 부족하다. 그 정보를 처리하여 잠재적 위협에 대한 올바른 결정을 내릴 방법이 있어야 한다.

더 복잡한 유기체일수록, 제대로 기능하기 위해서는 TP53 같은 조절 체계 형태의 세포 〈의사 결정〉이 더 많아져야 한다. 조절 체계가 더 복잡해지면, 허술한 구멍과 규칙을 회피하는 방법을 찾기는 더 쉬워진다(조세법이 그런 예 중 하나다). 세포가 어떻게 행동하고 상호 작용을 해야 하는지 규칙이 많아질수록, 세포의 얌체 행동 신호를 감지하는 체계는 더 복잡해져야만 얌체 세포를 정확하게 확인할 수 있다. 따라서 다세포체는 암세포가 될 가능성이 있는 세포를 찾아내어 제거하기 위해서 유전자망 내의 세포 평가 능력을 활용하도록 선택 압력을 받는다. 왜냐하면 암세포가 끊임없이 진화하면서 우리 몸의 암 억제 체계 속에 있는 구멍을 찾기 때문이다.

그래서 우리는 TP53이라는 수수께끼로 되돌아가야 한다.

왜 우리는 이런 중앙 처리 체계를 가지고 세포의 비행을 감지하는 것일까? 중복되는 다수의 체계가 필요한 것은 아닐까? 어쩌면 TP53의 강점은 중앙화라는 특성에 있을지도 모른다. 만약 이 과정이 더 분산되어 있다면, 〈유죄의 증거가 될 만한〉 정보의 조각들이 여러 다른 유전자 망에 흩어져 있어서 부정행위를 하는 세포들이 빠져나가기가 더 쉬울 것이다. 모든 정보를 TP53이라는 길목으로 흘러 들어가게 하는 것은 무해한 세포의 실수와 암으로 바뀌어 가고 있는 세포의 징후를 구별하는 데 도움이 될 만한 모든 정보의 처리를 중앙화하려는 방법일 수도 있다. 그리고 TP53과 같은 중앙 집중식 암 억제 체계는 많은 판단 기준을 통합하여 결정을 내림으로써 가짜 경보와 누락 사이의 맞교환을 어느 정도 피할지도 모른다.

우리의 암 억제 체계의 복합성, 그리고 TP53과 같은 유전자를 중심으로 얽히고설켜 있는 유전자 망에서 일어나는 정보 처리의 복잡성을 살피다 보면, 세포에 대한 우리의 기본적 가정 중 일부를 다시 생각해야 할 것 같은 느낌이 든다. 세포는 단순한 입력-출력 장치가 아니다. 세포는 수많은 신호를 수집하고 그에 반응하여 무엇을 할지 〈결정〉하는 복잡한 정보 처리 장치다. 그런 결정을 통해서 분열하기도 하고, DNA를 수선하기도 하고, 자기 파괴를 하기도 하고, 전혀 다른 일을 하기도 한다. 또한 주변 세포 및 면역계와 원활하게 정보를 공유하고 함께 작용함으로써 암이 되려는 세포를 계속 억누른다.

우리는 협력의 표상이자 정보의 체현이다. 우리의 세포들은 밀리초 단위로 정보를 처리하고 정보에 반응함으로써 우리를 존재하게 만들고 암이 없는 상태를 유지하려고 한다. 우리 몸과 우리 몸을 구성하는 세포들은 우리가 생각하는 것보다 더 영리하다. 그리고 (우리는 눈치조차 못 채고 있던) 세포의 정보망을 효과적으로 활용해서 세포의 얌체 행동을 감지하고 억제한다. 이런 세포의 정보망은 우리가 잉태되는 순간부터 세포의 얌체 행동을 감시할 태세를 갖추고, 평생토록 감시를 계속한다. 세포의 얌체 행동에 대한 끊임없는 감시와 대응이 없다면, 우리는 번식할 만큼 충분히 오래 살아남는 것은 고사하고 정상적으로 발생하지도 못했을 것이다. 다세포체가 진화의 막다른 길에 다다르는 운명을 피하기 위해서는 세포의 부정행위를 감지해야 한다. 이는 다세포 유기체로서 우리 존재의 본질적인 부분이다.

우리의 세포들, 즉 우리 몸 전체는 암이 없는 상태를 유지하기 위해서 엄청난 양의 정보를 처리하고 있다. 우리의 생존과 번성에 도움을 주려는 정보는 뇌에서만 처리되는 것이 아니다. 우리 몸속에 있는 모든 세포가 끊임없이 스스로 경계하고 이웃을 감시해서 세포의 얌체 행동을 막고, 우리를 협력적인 세포 사회로 만든다.

다세포체가 달성한 협력의 수준은 인간들 사이의 협력보다 훨씬 뛰어나다. 우리는 고도의 협력을 하는 종이다. 큰 집단을 이뤄서 함께 작업할 수 있고, 기술 공학적으로 여러 놀라운 위업을 수행할 수 있다. 그러나 우리가 이룬 성취는 우리 몸을 구성하는 세포들이 매순간 우리를 살아 있게 하기 위해서 달성하는 생물학적 공학과 정보 기술의 위업에 비하면 초라하기 짝이 없다. 다세포체인 우리 몸이 살아 있으려면 복잡한 세포 협력을 항상 유지해야 한다. 우리의 세포는 증식과 유전자 발현과 단백질 합성을 통해서 우리 몸을 만든다(그리고 끊임없이 다시 만든다). 〈우리〉를 구성하는 물리적 기반 구조인 세포 자체와 세포들 사이의 기질뿐 아니라, 우리를 기능하게 해주는 정보 기반 구조도 이런 과정을 거쳐서 만들어진다.

우리는 우리 세포들이 집단 지성의 형태로 정보를 처리한다고 생각해야 한다. 이는 마치 개개의 개미가 군집 전체의 목표를 이해하지는 못해도, 다른 개미와의 상호 작용을 통해서 온도를 조절하고 자원을 모으는 개미 군집과 흡사하다. 우리 몸을 이루는 각각의 세포도 유기체의 목표를 〈알지는〉 못하지만 우리의 체온과 먹는 행동을 조절한다. 우리의 몸속 세포들은 집단 지성을 활용해서 날마다 놀라운 수준의 협력과 충돌 억제를 이뤄낸다. 이런 세포의 집단 지성은 다세포 협력과 얌체 세포의 감지를 위한 기반이 되며, 우리가 잉태되는 순간부터 평생토록 우리를 살아 있게 하고 번성하게 한다.

제3장
암, 자궁에서 무덤까지

우리는 암과 함께 태어나서 암과 함께 죽는다. 그리고 암과 함께 살아간다. 암은 자궁에서 무덤까지 우리 삶의 일부다. 우리가 다른 병으로 죽더라도, 병상에 누워 있는 동안 우리 몸속에는 현미경으로만 볼 수 있는 크기의 종양이 숨어 있을 가능성이 있다. 장수하는 사람 중에도 암을 지닌 채 행복한 삶을 살아가는 사람이 많다. 운 좋게 종양이 없는 사람이라도, 그의 몸은 여전히 암 돌연변이와 암으로 발전할 수 있는 전암성(轉癌性) 성장물의 온상이라고 할 수 있다.[1]

손등에 있는 피부를 보라. 무엇이 보이는가? 색이 균일한가? 주근깨 같은 작은 반점들이 있는가? 이 책을 찾아볼 나이라면 손등에 전암성 돌연변이가 있을 가능성이 있다. 주근깨, 점, 쥐젖, 심지어 흉터까지도 모두 전암성 돌연변이(이를테면, 암 억제 유전자인 TP53의 돌연변이 같은 것)를 가지고 있다. 많은 세포에 전암성 돌연변이가 있으며, 그 세포들은 정상 세포와 다르게 보이지도 않는다. 햇빛에 노출된 정상 피부(4인의 눈꺼풀)에 관한 연구에서, 연구자들은 건강해 보이는 세포에서 염기 100만 개당 2~6개의 돌연변이를 발견했다.[2] 이는 많은 암에서 발견되는 돌연변이 양과 비슷하다. 이 연구에 따르면, 겉보기에 〈정상〉인 세포의 4분의 1 이상이 암을 유발할 가능성이 있는 돌연변이를 갖고 있었다. 그러나 이 세포들은 표피(피부의 바깥층)의 기능을 유지하면서 정상 세포의 작용을 계속하고 있었다. 돌연변이가 많은 것과 세포의 개체군이 확장되는 것을 제외하고는 암처럼 보이지는 않았다. 일반적으로 노출된 피부(7인의 팔뚝)에 관한 다른 연구에서는 TP53 돌연변이가 많이 발견되었고, 해마다 햇빛에 노출된 세포의 약 0.24퍼센트에서 TP53 돌연변이가 생기는 것으로 추정되었다.[3] 이는 차에서 내려서 집 현관까지 걸어가는 몇 초 동안 10개 이상의 TP53 돌연변이가 우리 몸에 축적된다는 의미다.

앞 장에서 보았듯이, 암을 억제하면 조기 노화와 같은 비용이 딸려 올 수 있다. 유기체가 암을 완벽하게 억제하도록 진화하지 않은 것에는 이런 이유도 일부 포함된다. 사실, 암에 대한 우리의 민감성은 생식 능력, 신체의 치유 능력, 감염과 싸우는 능력처럼 우리가 살아남아 번성하고 자손을 남길 수 있게 해주는 여러 형질과 연관이 있다. 그러므로 유전성 암에 걸릴 위험을 물려주는 일부 생식 세포주 돌연변이(이를테면, 유방암을 일으키는 BRCA 돌연변이)는 건강과 수명을 희생시킴에도 불구하고 인간 개체군 내에 지속될 수 있는 것이다.

이 장에서 나는 유기체 수준의 진화와 세포 수준의 진화가 어떤 상호 작용을 통해서 우리의 일생에 걸친 암 민감성을 형성하는지 탐구한다. 유기체 수준의 자연 선택에서는 암 민감성이 제거되지 않는다. 게다가 발생 과정 내내 일어나는 우리 몸속 세포들 사이의 자연 선택은 우리의 형체를 만들고 암에 대한 우리의 민감성을 형성한다. 심지어 우리가 자궁 속에 있는 동안에도 우리의 세포들은 서로 경쟁하고 진화하여 소아암에 취약해지는 원인이 되기도 한다. 우리의 몸속에서 세포들 사이의 경쟁과 진화를 억제하는 능력은 생의 마지막으로 갈수록 약해지기는 하지만, 그렇다고 완전히 사라지는 것은 아니다.

혼돈의 구덩이 대 침체의 늪

당신이 팽팽하게 매인 외줄 위를 걸어간다고 상상해 보자. 외줄 아래로 왼쪽에는 거대한 혼돈의 구덩이가 있다. 만약 그 구덩이에 빠지면 당신은 걷잡을 수 없이 마구 증식하는 뜨거운 덩어리로 바뀌게 될 것이다. 오른쪽으로는 얼음처럼 차갑고 흐름이 없는 늪이 있다. 그 늪에 빠지면 당신은 몸이 마비되어 산 채로 집어삼켜질 것이다. 당신이 알든 모르든, 이미 당신은 성공적으로 이 외줄을 건너왔다. 당신이 한 개의 세포에서 수조 개의 세포가 되는 배 발생(胚發生)*을 하려면 이런 외줄타기가 필요했다.

* 수정된 알이 세포 분열을 시작하여 배체가 생기기까지의 과정.

배 발생이라는 외줄타기에서 너무 왼쪽으로 기울어지면, 즉 세포에 너무 많은 자유가 허용되면 배는 혼돈의 구덩이 속으로 떨어진다. 이 방향으로 너무 멀리 가면, 마구 증식하고 침습하는 세포들로 이루어진 무질서한 덩어리가 된다. 반대로 너무 오른쪽으로 기울어지면, 다시 말해서 발생하고 있는 배에서 세포의 행동을 너무 많이 통제하면, 배는 침체의 늪에 빠진다. 발생을 하는 동안 세포에 증식 능력도 없고 이리저리 돌아다니는 능력도 없다면, 그 배는 신경계도 없고 생식 기관도 없는 작고 동그란 덩어리가 될 뿐이다.

세포의 자유는 암의 근원이다. 만약 세포에 너무 많은 자유가 주어지면 얌체 세포가 번성한다. 그리고 얌체 세포가 번성하면, 그 세포들은 더 많은 세포 자손을 남기고 더 늘어난다. 이는 우리가 앞서 살펴보았던 자연 선택이 얌체 세포를 선호하는 과정과 같다. 우리의 암 억제 메커니즘은 세포의 행동을 계속 통제 아래에 두는 것을 돕고, 그 과정에서 일어나는 체세포 진화를 멈추는 데도 도움이 된다. 세포의 자유가 더 커진다는 것은 얌체 세포가 살아남아서 번성할 기회가 더 많아진다는 의미다. 세포를 더 많이 통제한다는 것은 세포가 얌체 행동을 할 기회가 더 적어진다는 의미다. 하지만 여기에는 대가가 따른다.

TP53 유전자와 같은 암 억제 메커니즘의 형태로 세포의 행동을 더 많이 통제하면, 얌체 세포를 선호하는 진화 과정을 늦추거나 차단함으로써 암으로부터 우리를 보호할 수 있다. 그러나 과도한 통제는 우리의 건강과 생존 능력에 오히려 해가 될 수 있다. 우리의 생존과 번성에 도움이 되는 여러 중요한 기관계에는 빠르게 증식하고, 몸속을 돌아다니고, 조직에 침투하는 등 〈암처럼〉 행동하는 세포가 필요하다. 이를테면, 베인 상처가 생겼을 때 그 상처를 치유하려면 그 상처를 덮을 세포의 증식과 이동이 일어나야 한다. 만약 이때 세포의 행동에 제약이 너무 많다면, 베인 상처의 치유는 불가능할 것이다. 세포의 행동을 지나치게 제약하면 생식 능력도 이와 비슷하게 약화하고, 나이가 드는 동안 조직의 재생이 불가능해지며, 감염에도 더 취약해진다.

과도한 세포 통제의 대가는 배 발생이 일어나는 동안에도 매우 명확하게 드러난다. 이 시기에는 우리를 온전히 생존하게 만들기 위해 세포의 증식과 이동이 필요하다. 몸이 암을 충분히 잘 억제해야만 자궁 속의 세포가 통제를 벗어난 복제를 하지 않는다. 그러나 한편으로는 세포에 충분한 자유를 주어야만 자궁 속 태아가 제대로 발생할 수 있다. 우리 모두가 자궁에서 살아나온 것은 경이로운 일이다.

수정란이 처음 분열을 시작하는 순간부터, 발생 과정의 모든 세포 분열은 우리의 DNA에 돌연변이가 침투할 기회가 된다. 자궁 속에서 생명의 가장 초기 단계를 지나는 동안, 세포는 끊임없이 분열하고 발생 중인 배를 돌아다니고 기존의 조직을 침습한다. 우리의 신경계와 순환계와 생식계, 다시 말해서 우리가 기능하는 데 필요한 모든 체계는 이런 조직 침습을 통해서 확립된다. 어떻게 우리는 이런 빠른 세포 증식과 조직 침습을 모두 겪고도 암에 굴복하지 않고 태어날 수 있을까? 그리고 어떻게 하면 우리 대부분이 생식 능력이 다할 때까지, 더 나아가 노년기에도 암이 없는 상태를 유지할 수 있을까?

발생 중인 배는 자연 선택을 통한 진화의 모든 기준을 충족한다. 유전학과 후생 유전학적인 면에서 다양한 하나의 세포 집단이다. 세포들 사이의 이런 차이는 유전 가능하며 세포 분열의 속도 차이에 영향을 준다. 우리는 하나의 세포에서 분열을 시작하여 발생 중인 우리 몸을 구성할 세포 개체군을 만든다. 그렇게 세포 개체군이 형성되는 순간부터, 세포 진화는 일어나기 시작한다. 그리고 시간이 흐르는 동안 어떤 세포는 죽고, 어떤 세포는 살아남고, 어떤 세포는 다른 세포보다 더 많은 자손을 생산하면서, 이 세포 개체군이 변할 수 있다. 우리가 정상적으로 발생할 수 있는 까닭은 자궁 속에서 암 억제 메커니즘이 작동을 시작하기 때문이다. 암 억제 메커니즘은 이런 중요한 단계들을 거치는 동안 진화를 계속 통제하여, 우리 조직과 기관계가 발생할 수 있는 방향으로 진화가 일어나게 한다.

이상적인 배 발생은 통제된 진화 과정이고, 그 결과로 협력하는 다세포 사회가 만들어진다. 우리의 모든 유전체에는 30조 개의 세포로 이루어진 사회를 만들고 유지하고 관리하는 설명서가 들어 있다. 발생하고 있는 몸 속에서 세포는 성장하고 분열하고 조직화하여 놀라울 정도로 협동적인 다세포 사회를 창조

한다. 그러나 이런 세포 사회는 성장하고 성숙해지는 동안 내부의 얌체 행동 문제와 마주하게 된다. 앞서 언급했듯이, 얌체 세포는 다세포 협력을 이용해서 몸속에서 세포 개체군을 확장해나갈 수 있고, 때로는 암으로 이어지기도 한다.

만약 우리가 방금 수정된 접합자가 있는 자궁 내부를 볼 수 있다면, 자궁 내벽 쪽으로 빠르게 분열하는 접합자를 볼 수 있을 것이다. 이 접합자는 모체로부터 혈액을 공급받기 위해서 이내 자궁 내벽으로 파고들어 간다. 생존할 수 있는 몸이 되려고 분열과 분화를 계속하는 동안, 이 작은 공 모양 세포 덩어리는 취약해진다. 암 억제 메커니즘은 발생 중인 몸에 암이 생기지 않도록 아주 엄격해야 하지만, 동시에 충분히 너그러워야 생존 가능한 태아가 만들어진다. 우리의 외줄타기 비유로 돌아가서, 이 공 모양 세포 덩어리는 위태로운 균형을 유지해야 한다. 침체의 늪에 빠지지 않을 만큼 충분한 자유가 있어야 하지만, 혼돈의 구덩이에 떨어질 정도로 너무 많은 자유가 주어져서는 안 된다. 세포의 규제와 방임 사이의 균형이 정확히 맞지 않으면, 우리는 성장하지 못하거나 너무 빨리 성장하게 될 것이다. 즉, 우리 조직은 발생과 지속적인 생존이 어려운 바람직하지 않은 상황에 이르게 될지도 모른다. 세포 진화가 너무 많이 일어나면 우리는 태어나기도 전에 암에 굴복하게 된다. 세포 증식과 이동을 너무 많이 통제해도 성장 저해와 발생 실패라는 큰 대가를 치를 수 있다.

이런 초기 단계에 세포 증식이 제대로 통제되지 않으면 기능하는 다세포체를 만드는 일은 처참하게 실패로 돌아갈 수 있다. 이를테면, 세포 주기 조절 유전자인 TP53의 복사본 두 개에 모두 돌연변이가 있는 세포는 걷잡을 수 없이 분열하여 걷잡을 수 없이 분열하는 자손을 만듦으로써 그 배가 정상적으로 발생할 가능성을 사라지게 할 것이다. 수정된 난자의 거의 절반은 발생에 실패하여 제거되는 것으로 추정되며, 그중 80퍼센트는 일반적인 임상 척도에서 임신으로 감지되기 전에 유산된다.[4] 이런 유산은 대부분 생식 세포의 감수 분열*과 수정 과정에서 생기는 염색체 이상과 연관이 있는 것으로 알려져 있다. 그러나 일부 유산은 배 발생 과정에서 생긴 돌연변이가 암이 되어서 발생에 영향을 끼친 결과일 가능성이 크다. 앞으로 확인하게 될 것처럼, 세포 분열이 일어나는 동안에는 때때로 염색체가 재배열되면서 몸을 구성하는 모든 유형의 세포와 조직이 만들어진다. 이 과정에서 특정 백혈병 같은 소아암이 발병할 수도 있다.

만약 세포의 행동이 과도하게 제약받는다면 제대로 배발생을 할 수 없으므로, 지나친 암 억제도 발생 실패의 원인이 될 수 있다. 발생 초기 단계에는 빠른 증식과 침습이 통제를 벗어나서 암으로 나아가지 않도록 암 억제 메커니즘이 바싹 경계해야 한다. 자궁에서의 암 억제는 그 이후의 일생에서보다 훨씬 큰 의미를 지닌 까다로운 일이다. 성체에서는 비교적 안정적인 상태에

---

* 염색체의 수가 반으로 줄어드는 세포 분열. 생식 세포, 즉 난자나 정자가 형성될 때 일어나며, 감수 제일 분열과 감수 제이 분열의 과정을 거친다.

서 암 억제를 유지하는 데 비해, 배 발생은 급속한 성장 상태에 있는 몸에서 암과 비슷한 과정을 억제해야 한다. 그러면서 동시에, 세포의 증식과 침습을 지나치게 통제하면 발생을 저해하여 배가 생존하지 못할 수도 있다. 이런 모든 어려움을 생각하면, 우리 모두가 수개월 동안 이런 위험한 발생 과정을 거치면서 자궁 속에서 살아남았다는 것은 진정으로 놀라운 일이다.

다시, 발생이라는 외줄 위를 걷고 있다고 상상해 보자. 당신의 손에는 균형을 잡기 위한 긴 장대가 들려 있고, 장대의 양쪽 끝에는 양동이가 매달려 있다. 그 양동이 속에는 뭔가가 담겨 있는데, 그것이 무엇인지는 확실치 않다. 하지만 왼쪽에 매달린 양동이가 오른쪽 양동이보다 무거우면 혼돈의 구덩이 쪽으로 몸이 기울어지기 시작할 것이다. 만약 오른쪽 양동이가 더 무거우면, 침체의 늪으로 몸이 기울어질 것이다. 넘어질 위험 없이 외줄을 건너려면 균형을 잘 맞춰야 한다(그림 5).

이 양동이의 내용물을 쏟아 내어 검사할 수 있다면, 양동이를 채우고 있는 것들이 유전자 산물, 즉 유전자에 의해 만들어져 우리 몸에서 다양한 기능을 수행하는 단백질이라는 것을 알 수 있다. (모든 유전자는 세포와 우리 몸 전체에서 여러 기능을 수행하는 단백질인 유전자 산물을 만들어서 우리 몸에 영향을 준다는 점을 상기하자. 이렇게 유전자가 단백질을 만드는 과정을 유전자 발현이라고 한다.) 왼쪽 바구니에는 성장 인자, 생존 인자, 그 외 세포가 증식하고 몸의 이곳저곳을 돌아다니는 데 도움이 되는

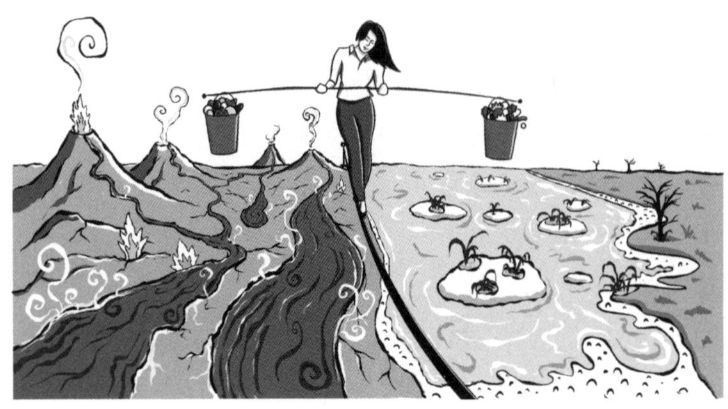

그림 6. 배 발생 외줄타기

성공적인 발생을 하려면 세포 행동에 대한 지나친 통제(침체와 발생 실패를 일으킬 수 있다)와 지나친 방임(암으로 이어질 수 있다) 사이의 균형이 요구된다. 발생은 장대의 양 끝에 양동이를 매달고 외줄 위를 걸어가는 것과 같다. 양동이를 채우고 있는 유전자 산물은 더 강한 세포 통제로 기울어지게 해서 침체의 늪(오른쪽)에 빠지게 할 수도 있고, 더 큰 혼돈 쪽으로 기울어지게 해서 암이라는 혼돈의 구덩이(왼쪽)에 빠지게 할 수도 있다.

유전자 산물이 들어 있다. 이런 유전자 산물은 균형이 혼돈 쪽으로 기울어지게 해서 암 발생에 기여할 수 있다. 오른쪽 양동이에는 세포를 계속 통제하는 p53 단백질(TP53 유전자에 의해 만들어진다) 같은 유전자 산물이 들어 있다. p53 같은 유전자 산물은 세포가 통제를 벗어난 징후를 보이는지 관찰하여 다시 통제하에 놓거나 정도가 너무 지나치면 자기 파괴를 유도함으로써 암 억제에 도움을 준다. 이런 유전자 산물의 특별한 균형은 어떤 몸이 살아남아서 정상적인 유기체로 발달할 수 있는지, 그 과정에서 암을 계속 억제할 수 있는지를 결정하는 중요한 요소다.

유전자 산물이 담긴 양동이를 들고 외줄타기를 하는 사람이라는 발상은 성장과 침습을 촉진하는 유전자의 발현과 암을 억제하는 유전자 발현 사이의 균형이 적절한 발생에서 얼마나 중요한 문제인지 이해하는 데 도움이 된다. 또한 암 민감성의 여러 측면이 맞교환을 기반으로 한다는 점을 이해하는 데도 도움이 된다. 우리 몸이 적절히 발달하고 유지되려면 세포가 증식하고 온몸을 돌아다닐 수 있는 능력이 필요하다. 그러나 이를 가능하게 해주는 유전자 산물은 암에 걸릴 위험을 높이는 원인이기도 하다. 그래서 (만약 효과적인 암 억제 체계로 균형을 잡아 주지 않으면) 암 민감성이 더 커지는 쪽으로 우리를 기울어지게 한다. 실제로 유전자 산물은 다른 유전자 산물이나 주위의 세포들과 상호 작용을 한다. 이 산물과 세포 들은 무수히 많은 되먹임 고리feedback loop로 이루어진 복잡한 연결망을 통해서 모든 것이 균형을 유지할 수 있도록 돕는다. 그러나 우리의 발생이 어떻게 암에 걸릴 위험을 형성하는지 이해하기 위해서, 이 외줄타기 비유에서는 암 민감성과 암 통제의 저변에 있는 맞교환의 중요성에만 집중할 것이다.

우리의 몸속에서 벌어지는 부모의 싸움

우리 몸이 하나의 세포에서 시작하여 수십조 개의 세포로 이루어진 성체로 발달하는 동안, 우리의 생물학적 어머니와 아버지의 유전자는 우리 몸속의 모든 세포에서 조용한 싸움을 벌인다. 어머니로부터 물려받은 유전자는 성장을 통제하는 데 도움이 되는 인자들을 생산한다. 즉, 오른쪽 양동이를 채워서 세포 조절의 균형을 오른쪽으로 치우치게 한다. 아버지로부터 물려받은 유전자는 성장에 박차를 가하는 인자들을 만들어 낸다. 즉, 왼쪽 양동이를 채워서 균형이 혼돈 쪽으로 조금 더 기울어지게 한다.

왜 어머니의 유전자와 아버지의 유전자는 정반대로 작용할까? 부모로부터 물려받은 유전자가 우리 몸속에서 완전히 다르게 행동하는 것이 도대체 어떻게 가능할까?

우리 몸을 구성하는 모든 세포에는 유전적 부모로부터 각각 하나씩 물려받은 23개의 염색체 복사본이 쌍을 이루고 있다. 놀랍게도, 많은 유전자가 자신의 유래가 모계인지 부계인지 〈기억〉하는 것으로 보인다. 유전자가 모계 또는 부계로 각인될 수 있다는 것이다. 이런 각인은 후생적으로 일어난다. 즉, 유전자 내부나 주위의 분자에서 일어난 변화가 DNA의 발현 가능성을 높이거나 낮추는 것이다. 이는 유전자가 부모 중 어느 쪽에서 왔는지에 따라서 발현될 수도 있고(단백질을 만들 수도 있고) 그렇지 않을 수도 있다는 뜻이다. 그리고 배 발생을 하는 동안 모계 염색체에서 유래한 유전자는 성장을 억제하는 단백질을 만드는 반면, 부계 염색체에서 유래한 유전자는 성장에 박차를 가하는 단백질을 만든다. 이 모든 것은 어머니와 아버지로부터 물려받은 염색체의 각인으로 조절된다.

발생 중인 몸은 성장에 박차를 가하는 인자의 생산과 성장을 억제하려는 인자의 생산 사이의 올바른 균형을 맞춰야 한다.

게다가 부모로부터 유래한 유전자에서 생산되는 인자들은 이 아슬아슬한 균형을 언제라도 무너뜨려 암이라는 혼돈의 구덩이나 발생 실패라는 침체의 늪에 빠뜨릴 수 있는 상황이다. 발생하고 있는 신체가 외줄을 건너는 동안, 부계 유전자와 모계 유전자 중 어느 쪽이든 균형을 무너뜨릴 수 있다.

우리가 자궁에서 발생하고 있는 동안, 우리의 어머니로부터 온 유전자와 아버지로부터 온 유전자는 서로 다른 작용을 한다. 왜 그럴까? 어머니의 유전자와 아버지의 유전자는 가장 건강한 자손을 만들기 위해서 서로 협력해야 하지 않을까? 어머니의 유전자 산물과 아버지의 유전자 산물 사이의 전투를 이끌어내는 이런 충돌은 어디에서 유래하는 것일까?

태아가 발생하는 동안 모계와 부계의 이익이 다른 이유를 이해하려면 부모의 투자에 대한 기본적인 진화 이론으로 돌아가야 한다. 우리의 생물학적 아버지와 어머니는 유전학적으로 별개의 존재다. 이는 두 사람의 진화적 이해관계가 완전히 일치하지 않는다는 뜻이다. 우리의 부모는 우리를 낳음으로써, 즉 공통된 자손을 가짐으로써, 진화적 이익이 대체로 일치하는 것은 확실하지만 완벽하게 맞아떨어지는 것은 아니다. 이런 부계-모계 충돌은 인간이 (진화적인 의미에서) 완전한 일부일처제가 아니라는 사실에서 유래한다. 완벽하게 일부일처제인 종에서는 부계와 모계의 이익이 완전히 일치할 것이다. 양쪽 부모 모두 다른 어떤 상대와도 자손을 만들지 않을 것이기 때문이다. 그러나 인간의 짝짓기와 혼인 유형은 다양하다. 동시에 여러 짝을 갖기도 하고(일부다처제와 일처다부제의 경우), 차례대로 여러 짝을 만나기도 하고(오늘날 서구인에게 흔한 혼인 유형인 연속적 일부일처제), 때로는 한 배우자와 평생을 함께하기도 한다.[5] 따라서 우리의 진화 역사 동안, 부모에게는 종종 과거에 다른 상대와 낳은 자손이 있고, 미래에 다른 상대와 자손을 만들 가능성이 있다. 이런 다양한 짝짓기 체계는 임신의 생리학에서 암에 대한 우리의 민감성에 이르는 우리의 생물학적 특성을 형성해 왔다. 우리는 완전한 일부일처제가 아닌 태반 포유류로 진화했다. 그런 우리의 진화 역사가 어떻게 암에 대한 우리의 민감성에 영향을 주는 자궁 속 유전자 발현의 충돌로 이어졌는지 더 자세히 들여다보자.

밀크셰이크와 일부일처제

어머니의 자원을 둘러싼 이런 충돌이 어떻게 작용하는지 알아보기 위해, 고전적인 밀크셰이크 이야기를 생각해 보자. 1990년대에 이론 진화 생물학자인 데이비드 헤이그는 한 어머니가 밀크셰이크를 사서 자녀들에게 나눠 주는 상황을 상상해 보게 했는데, 이 이야기는 훗날 〈밀크셰이크 모형milkshake model〉이라고 알려지게 된다.[6] 여기서 나는 이 모형 중 한 가지 형태를 예로 들어, 자궁 내 충돌의 기반이 되는 진화적 논리에서 이것이 어떻게 작용하는지 설명해 보려고 한다. (나는 이 모형에서 어머니가 밀크셰이크에 비유된다는 것을 알고 있다. 당연히 어머니는 밀크셰이크에 비할 바가 아니다. 그러나 어머니는 그들의 자녀에 직접적으로 영양을 공급할 수 있으며, 이 비유는 이런 모계 자원의 배분을 두고 어떻게 충돌이 일어날 수 있는지 생각하는 하나의 방법이다.)

배고픈 아이들을 위해서 꽤 큰 밀크셰이크를 사는 어머니를 상상해 보자(이야기의 편의상, 아이들의 아버지는 모두 같다고 가정한다). 먼저 어머니는 첫째 아이에게 밀크셰이크를 주고, 아이는 몇 모금 마신다. 다음에는 둘째 아이, 그다음에는 셋째 아이의 순서로, 모든 아이에게 밀크셰이크가 돌아갈 때까지 이 과정을 계속한다. 마지막 아이에게는 밀크셰이크가 얼마나 남아 있을까? 또는 아이들을 다 먹이고 남은 밀크셰이크의 양은 얼마나 될까? 물론, 이것은 아이들이 자기 몫의 밀크셰이크를 마실 때 얼마나 배가 고픈지에 달려 있다. 식탐이 많고 배려를 모르는 아이들이 많다면, 밀크셰이크는 거의 남지 않을 것이다. 그러나 만약 아이들이 자제력이 있어서 밀크셰이크를 조금씩만 먹고 다음 아이에게 넘겨준다면, 모든 아이에게 밀크셰이크가 충분히 돌아가고 어쩌면 엄마를 위해서도 한두 모금이 남아 있을지도 모른다.

엄마로서는 아이들이 조금씩 자제해서 모두가 똑같이 나눠 먹는 것이 가장 좋다. 반면 자손의 처지에서는 형제자매들이 살아남기에 충분한 양을 남겨 주면서 공평하게 나누기보다는 자신의 몫이 더 많은 편이 더 좋다. 헤이그의 이 충돌 모형에서, 식탐이 많은 아이의 이면에는 (그 아이가 남자인지 여자인지와 관계없이) 아버지의 진화적 이득이 작용하며, 나중에 먹을 형제자매를 위해서 충분한 양을 남겨 놓는 절제력 있는 아이의 이면에는 어머니의 진화적 이득이 있다.

이런 밀크셰이크 딜레마는 몇 번의 임신을 거치는 동안 자궁 속에서 일어나는 일과 흡사하다. 밀크셰이크는 모체에 저장된 자원(이를테면, 태아 발달을 위한 한정된 영양분)을 나타내며, 각각의 자녀가 차례로 밀크셰이크를 먹는 것은 자궁 속에서 태반을 통해 모체의 자원에 접근하는 것으로 비유할 수 있다. 각각의 아이가 지닌 식탐과 절제력은 자궁 속 태아의 자원 추출 강도와 성장 속도를 나타낸다.

만약 어떤 종이 완전히 일부일처제라면 부모 모두 그 어머니의 자원에 의존해서 모든 자식에게 영양을 공급한다. 완벽한 일부일처제의 경우, 아버지의 관점과 어머니의 관점이 같다. 모든 자손이 마실 수 있는 밀크셰이크는 하나뿐이다. 그러나 만약 그 종이 일부일처제가 아니라면, 아버지는 그의 자손에 대한 영양 공급을 한 여성에게만 의존하지 않는다. 다시 말해서, 그 아버지의 자손들은 하나 이상의 밀크셰이크를 마실 수 있다. 아버지가 여러 생식 상대를 구할 수 있다면, 아버지는 어머니와는 달리 밀크셰이크가 크게 줄어드는 것이 그다지 큰 비용이 아니다.

어떤 종이 일부일처제가 아닐 때는 아버지와 어머니의 진화적 이득이 달라진다. 이런 진화적 이득의 충돌은 자손에게 얼마나 투자할지를 놓고 줄다리기를 하는 의견 대립으로 이어질 가능성이 있다. 진화적 관점에서 볼 때, 어머니는 아버지가 자식에게 더 많이 투자하는 것을 〈선호〉한다. 그래야 **어머니**는 앞으로 생길 자식을 위해서 자원을 더 아껴 둘 수 있기 때문이다. 반면 아버지는 어머니가 자식에게 더 많이 투자하는 것을 〈선호〉한다. 그래야 **아버지**는 앞으로 생길 자식을 위해서 자원을 더 아껴 둘 수 있기 때문이다. 이는 어머니나 아버지가 상대방이 자원을 더 많이 쓰게 하려고 의식적으로 애쓴다는 뜻이 아니다. 우리는 이 복잡한 상황에서 모계와 부계의 적합도 이득이 어떻게 작용하는지 알아보고자 약간의 적응주의를 활용하는 것일 뿐이다.

주어진 아이의 유전자 발현은 그 아이가 어머니의 자원을 얼마나 빠르고 열심히 얻어 낼 수 있는지에 영향을 미친다. 한 어머니에게서 나온 모든 자손은 비유적으로 같은 밀크셰이크를 마셔야 하기에, 만약 한 자손이 너무 많은 자원을 써버리면 미래의 형제자매에게 돌아갈 양은 적어진다. 어머니로서는 자궁 속에서 자라는 아기가 건강하지만 지나치게 착취적이지는 않은 것이 진화적으로 가장 이득이다. 그러나 아버지로서는 어머니의 자궁에서 자라는 아기가 조금 착취적인 것이 진화적으로 가장 이득이다. 아버지는 자원에 굶주린 아기를 수태하는 비용을 감당해야 하지 않아도 되기 때문이다. 놀랍게도 이런 충돌은 태아가 하나의 세포에서부터 발생하는 동안 모든 태아의 몸속에 있는 모든 세포에서 일어난다.

이 충돌은 약 1억 년 전에 체내 잉태의 진화와 함께 시작되었고, 태반 포유류가 진화하는 내내 지속되었다. 인간과 같은 포유류에게는 태아가 자궁에 있는 동안 어머니로부터 자원을 추출하기 위해 설계된 태반이라는 일회용 기관이 있다. 태반은 여러 갈래로 갈라져 있는 거대한 빨대와 같은 기관으로, 자라나는 태아에게 먹일 자원을 빨아들이기 위해서 어머니의 자궁 내벽을 뚫고 들어간다. 태반은 유전적으로 태아의 일부분이며, 태아를 만드는 수태 산물(접합자에서 유래한 세포 덩어리, 배와 그 외 구조가 포함된다)과 같은 세포에서 발달한다. 그러나 태반을 구성하는 세포는 수태 산물의 다른 세포들과는 다르다. 태아 발생이라는 위대하고 짜임새 있는 춤에 참여하기보다는 다른 길을 따른다. 수태 산물에 있는 모든 세포 중에서 가장 먼저 분화하는 세포는 영양막이 되는데, 영양막은 자궁 내벽에 침습하여 어머니의 혈류에서 발생 중인 태아로 영양분을 전달하기 위한 자원 수송 기지를 만드는 일을 한다. 당연히 부계 유전자는 태반을 더 크고 더 침습적으로 만드는 인자들을 발현시키는 반면, 모계 유전자는 태반의 침습을 억제하려고 한다.

태반이 그 태아에게 큰 도움이 되려면, 어머니의 자원을 더 많이 차지하고 미래의 형제자매를 위해서는 더 적은 몫을 남겨 두어야 할 것이다. 그렇다고 해서 나중에 수태되는 태아의 태반이 먼저 수태된 태아의 태반보다 더 작아진다는 의미는 아니다. 사실, 어머니의 몸에서 나중에 수태되는 태아를 위한 자원이 크게 줄어든다면, 나중에 수태되는 태아의 태반은 자원을 추출하기 위해서 더 크고 더 침습적일 것이라고 예측할 수 있다. 실제로 1950년대에 나온 한 연구에서는 나중에 태어난 아기의 태반이 먼저 태어난 아기의 태반보다 더 크다는 것이 발견되었다.[7] 이는 나중에 태어나는 아기는 모체에 남아 있는 자원을 빨아들이기 위해서 더 크고 강력한 〈빨대〉를 만든다는 것을 암시한다.

일단 태반이라는 자원 수송 기지가 설치되면, 아버지와 어머니의 적합적 이해관계는 자원 수송의 최적 수준에 대해서는 〈합의〉가 되지 않는다. 적합적 이해관계의 이런 차이는 어떻게 생기는 것일까? 어머니로부터 받은 유전자와 아버지로부터 받은 유전자의 발현이 서로 다르기 때문이다. 그 토대가 되는 메커니즘은 내가 앞서 다뤘던 모계 유전자와 부계 유전자의 각인이다. 부계 유전자에서는 태아에게 자원 수송을 증가시키는 인자가 발현되는 반면, 모계 유전자에서는 태아로 수송되는 자원을 줄이는 인자가 발현된다. 이렇게 유전자들이 상반된 목적을 위해서 서로 밀고 당기는 작용을 하더라도, 어떻게든 태아는 정상적인 작은 아기로 발생할 수 있다.

발생 중에 모계 유전자와 부계 유전자의 발현에 나타나는 극적인 효과는 다른 종에 관한 연구를 통해서 확인할 수 있다. 생쥐의 배(胚)를 후생 유전학적으로 조작한 연구자들은 유전자 복사본 두 개 모두에서 성장을 억제하는 〈모계〉 유전자 산물이 발현되면 작은 생쥐가 태어난다는 것을 발견했다. 반면, 두 복사본 모두 성장을 촉진하는 〈부계〉 유전자 산물이 발현하면 거대한 태반이 만들어졌다.[8] 사실, 유전자 각인과 태아 성장에 대해 우리가 알고 있는 것의 많은 부분은 생쥐의 태반에 관한 연구에서 나왔다. 이런 연구를 통한 발견에 따르면, 부계 발현 유전자는 성장인자를 더 많이 생산하고 침습력이 더 강한 태반을 만드는 데 기여하고, 모계 발현 유전자는 그 반대로 작용한다.[9]

모계와 부계 유전자의 충돌에 대해서 우리가 알고 있는 것을 고려할 때, 태반에서는 부계 유전자의 발현이 지배적일 것이라고 예상할 수 있다. 태반의 유전자 발현 양상은 말과 당나귀의 잡종 자손에 관한 연구를 통해서 엿볼 수 있다. 수컷 당나귀와 암컷 말 사이에서는 노새가 나오고, 암컷 당나귀와 수컷 말 사이에서는 버새가 태어난다. 연구자들은 이 잡종 동물의 태반에서 부계 유전자(즉, 노새의 당나귀 유전자와 버새의 말 유전자)가 더 잘 발현되는지를 살펴보았다. 예상대로, (태아가 아닌) 태반에서는 부계 유전자의 발현이 더 두드러졌다.[10] 이는 태반의 침습성과 생장 촉진이 부계 유전자의 발현을 통해서 일어난다는 것을 암시한다.

생장을 촉진하는 부계 발현 유전자의 특성은 유전자의 발현이 자궁 속에서뿐 아니라 출생 이후의 삶에서도 암에 대한 민감성 형성에 중요한 의미를 지닌다는 것을 암시한다.[11] 성장과 침습을 촉진하는 태반의 유전자는 태어난 이후에 살아가는 동안에는 조용히 있어야 하지만 종종 암에서 다시 발현된다.[12] 모계 유전자와 부계 유전자 발현 사이의 긴장 상태는 노년기에 다시 수면 위로 올라올 수 있는데, 이는 발생이 끝나고 한참이 지난 후에 암 민감성을 더 커지게 할 수 있다.

빠른 성장과 침습성은 암을 정의하는 두 가지 세포 표현형 cell phenotype이다. 두 표현형 모두 우리의 세포가 보여 줄 수 있는 재주의 일부이며, 부계의 적합도에 이로운 결과다. 그렇다고 부계의 적합도 이득이 암을 선호하는 것은 아니다. 다만, 부계의 진화적 이득이 선호하는 세포 표현형이 암과 더 흡사하다고 할 수는 있다. 즉, 더 증식을 잘하고, 더 침습적이고, 숙주의 자원을 더 잘 뽑아내는 세포 표현형을 선호하는 것이다.[13]

배 발생이라는 외줄타기에서, 모계의 이득은 조금 더 오른쪽으로 치우쳐 있다. 조금 덜 성장하고 조금 더 통제해야 하는 것이다. 반면 부계의 이득은 왼쪽으로의 이동을 부추겨서 조금 더 성장하고 조금 덜 통제하게 한다. 이런 충돌은 양쪽 모두를 상대와 반대 방향으로 진화하도록 압박하면서, 선호하는 결과에 이르기 위해 쏟아붓는 〈노력〉이 양쪽 모두 점점 더 늘어난다. 양쪽 모두 상대방을 이기기 위해서 투자를 늘리므로 이런 상황은 종종 군비 경재에 비유된다. 이 특별한 군비 경쟁은 엄청난 비효율성을 초래하고, 유전자 산물의 형태로 낭비된 노력은 서로에게 유해하게 작용한다. 이를테면, 모계 유전자의 발현으로 생산된 항체는 부계 유전자의 발현으로 만들어진 성장 인자와 결합하여 그 성장 인자를 비활성화시킨다.[14] 이론상으로는 양쪽 모두 유전자 발현을 축소하면 훨씬 더 적은 비용으로 같은 결과를 끌어낼 수 있다. 그러나 그렇게 하지 않는다. 태아 자체를 위해서 무엇이 최적인지 생각하는 관점에서 보면, 전혀 이치에 맞지 않는다. 그러나 발생 중인 태아의 몸을 구성하는 모든 세포의 내부에서 부모의 적합적 이득이 충돌하고 있다는 점을 고려하면, 이해가 된다.

이렇게 성장과 억제 사이의 충돌이 점점 격화되면서 나타나는 또 다른 결과는 상대편의 양동이가 가득 찰 것을 〈예상〉하여 양동이를 채운다는 점이다. 그래서 여차하면 일이 아주 많이 잘못될 수 있다. 만약 일반적으로 모계로 발현되는 유전자에 돌연변이가 생기면, 오른쪽 양동이에 모계 유전자 산물이 충분히 채워지지 못해서 왼쪽 양동이에 채워지고 있는 부계 유전자 산물과 균형이 맞지 않을 수도 있다. 이는 얼핏 생각하면 부계 유전자에 이득이 될 것 같지만, 부모 모두의 적합적 이득에 부정적 결과를 초래할 수 있다. 사실, 수많은 병적 증후군이 성장 유전자나 성장 억제 유전자에 대한 부모의 각인을 조절하는 유전자의 돌연변이나 결실과 연관이 있다. 만약 (정상적인 후생적 조절을 방해하는 돌연변이로 인해서) 부계 유전자가 더 많이 발현되면, 벡위트비데만 증후군Beckwith-Wiedemann syndrome이 나타날 수 있다. 이 증후군이 있으면 자궁 속에서 빠른 속도로 성장하고,

어린아이로서는 체구가 크며, 암 위험이 증가한다.[15]

우리는 유기체 수준에서 꽤 잘 기능하도록 진화했지만, 우리와 같은 다세포체는 유기체 수준의 협력이 완벽하게 최적화되어 있지는 않다. 우리 안에는 여전히 충돌이 존재한다. 세포들 사이에서는 물론이고, 세포 안에서도 부계와 모계 유전자의 발현 사이에 충돌이 존재한다. 태아가 발생하는 동안, 우리 몸은 성장 인자의 생산과 그 성장 인자의 생산 중단에 모두 물질 대사 에너지를 소비한다. 이런 충돌은 자원의 낭비로 이어지고, 만약 이 과정에 지장이 생겨서 계의 균형이 무너지면 심각한 취약성을 초래한다. 자궁에서 일어나는 우리의 성장과 발달은 우리의 진화적 이득을 극대화하기 위해서 최적화된 과정이 아니라, 우리의 모계와 부계의 진화적 이득 사이에 이루어진 역동적 타협이다.

다행히도, 모계와 부계의 이득 사이의 긴장 상태는 우리가 성숙하는 동안 차츰 사그라진다. 우리의 체제(조직과 기관이 자리 잡는 위치)가 기본적으로 완성되고, 세포 통제와 세포 자유 사이의 균형을 잡는 일은 성장을 할수록 점점 더 쉬워진다. 그러나 우리가 조직을 생생하게 유지하고, 상처를 치유하고, 감염과 싸우면서 생식 가능한 연령까지 자라는 동안, 우리 몸은 암에 대한 민감성과 관련해서 맞교환을 해야 하는 상황에 자주 직면한다. 심지어 생식 능력과 이성에 대한 매력조차도 암에 걸릴 위험에 영향을 줄 수 있다. 만약 우리가 살아남아서 번성하고 성공적으로 번식을 하기를 바란다면 이런 능력이 필요하다. 그것이 암에 대한 민감성 증가와 연관이 있을지도 모르지만, 진화적으로 볼 때는 적합도 면에서 얻는 이득이 그 비용보다 더 많다.

태어난 후에는 우리는 다른 외줄타기를 시작한다. 비슷한 종류의 유전자 산물로 좌우 균형을 맞추면서 성공적으로 생식할 때까지 충분히 오랫동안 외줄타기를 한다. 그러나 이제는 세포 행동에 대한 지나친 통제가 다른 위험을 야기한다. 자궁에서는 세포 행동을 지나치게 통제하면 발생이 지체될 수 있다. 자궁 밖으로 나온 후에는 세포 행동을 지나치게 통제하면 다른 위험이 생긴다. 만약 세포에 충분한 자유가 없으면 감염에 굴복할 확률이 더 높아져서, 성공적으로 생식하지 못하거나 노화가 아주 빠르게 일어날 수 있다. 따라서 우리 몸은 삶이라는 외줄타기를 하고 있는 동안에는 세포의 통제와 자유 사이의 균형을 효과적으로 맞춰야 한다. 그래야만 암의 발생을 억제하면서, 세포가 우리의 유전자를 다음 세대로 전달하기 위해서 해야 하는 모든 것을 할 수 있다. 때로는 암을 너무 많이 억제하면 적합성을 강화하는 형질에 부정적인 영향을 주기도 한다.

성장과 발생은 암 민감성의 관점에서 볼 때 본질적으로 위험한 과제다. 만약 급속한 성장이 암에 걸릴 가능성을 증가시킨다면, 우리 몸은 가능한 한 천천히 성장해야 하지 않을까? 그런데 몸집이 커지는 것에는 이득이 많다.

진화적 관점에서 볼 때, 유기체의 대형화가 가져다주는 가장 큰 이득 중 하나는 성공적인 생식을 위한 능력이다. 생식하려면 개체는 성적으로 성숙해야 한다. 성적 성숙기에 다다르기 위해서는 성장해야 하지만, 너무 빠른 성장은 위험할 수 있다. 빠르게 성장한다는 것은 그 과정에서 필수적인 DNA 수선 작업을 포기한다는 의미이고, 이는 그 유기체를 암에 더 취약해지게 한다.

DNA 수선에는 시간이 걸리므로 DNA 수선을 하면 빠른 복제는 불가능하다. 둘 사이에는 근본적이고 피할 수 없는 맞교환이 일어나는 것이다. TP53과 BRCA 같은 종양 억제 유전자는 세포 주기의 조절을 돕는 단백질을 생산해서, DNA의 복제와 분열이 일어나기 전에 손상된 부분을 고칠 수 있도록 세포를 멈춘다. 이렇게 DNA 수선을 위해서 세포 주기(그리고 궁극적으로 유기체의 성장 속도)를 늦추는 것은 성장하는 동안 암 억제 유전자가 몸을 암으로부터 보호하는 한 가지 방법이다. 만약 세포가 증식과 성장과 DNA 수선을 적절하게 조절하지 않으면, DNA의 손상이 고쳐지지 않아서 돌연변이가 퍼질 수 있다. 암성 돌연변이가 있는 세포가 증식해서 암으로 발전하기까지는 수십 년이 걸리기도 한다.[16] 따라서 발생 초기에 일어난 돌연변이는 평생에 걸쳐 영향을 줄 수 있다.[17]

일단 완전히 발달하여 성체의 크기에 도달하면, 우리의 조직은 유지 상태로 들어간다. 몸집을 불리기보다는 그 몸집을 유지할 뿐이다. 이는 빠른 성장과 연관된 일부 위험이 소멸된다는 것을 의미한다. 그러나 세포 증식과 연관된 위험은 완전히 사라지지 않는다. 우리 몸의 세포는 끊임없이 죽고 다른 세포로 대체되어야 하므로, 우리의 조직을 유지하기 위해서는 세포 증식이 필요하다. 게다가 상처의 치유에도 증식이 필요하다는 것은 말할 나위도 없다. 이런 끊임없는 세포의 교환으로 인해서, 우리는 성인이 된 후에도 암에 걸릴 위험성 증가가 지속될 수 있다.

세포를 위한 청춘의 샘

우리의 세포는 평생에 걸쳐 분열을 계속하면서 우리의 조직을 구성하는 수십조 개의 세포를 끊임없이 새것으로 교체한다. 위 내벽이나 피부와 같은 일부 기관과 조직은 빠르게 교체되는 반면, 심장 세포나 뉴런과 같은 세포는 발달이 완전히 끝나면 거의 복제되지 않는다. 그러나 우리 몸을 구성하는 대부분의 조직에서는 세포가 탈락하거나 아폽토시스나 다른 이유로 죽으면, 끊임없이 새로운 세포로 대체되고 있다. 이런 자기-재생 능력은 우리가 너무 빨리 늙는 것을 막아 주고, 우리 조직이 손상을 입으면 스스로 치유할 수 있게 해준다.

이런 자기 재생은 대체로 줄기세포가 담당한다. 세포 생물학자들은 줄기세포를 〈분화하지 않은 세포〉라고 부르는데, 이는 대략 〈다목적〉 세포라는 의미다. 줄기세포는 몸속의 다른 모든 세포와 똑같은 유전체를 갖고 있다. 줄기세포가 여느 세포와 다른 점은 유전자의 발현 상태다. 줄기세포는 〈다분화능 pluripotent〉 상태인데, 이는 여러 다양한 종류의 세포가 될 수 있다는 뜻이다. 줄기세포는 줄기세포로서 분열을 계속할 수도 있고, 심장 세포, 간세포, 위 세포, 면역 세포와 같은 특정 세포로 분화될 수도 있다. 우리 몸을 재생하고 치유하는 것을 돕는 모든 조직에는 줄기세포가 있어서 우리를 건강하고 비교적 젊게 유지시킨다. 줄기세포는 우리가 조직을 재생할 수 있게 해주고 노화를 늦추기 때문에 우리에게 이롭고 반드시 필요하다. 그러나 정상 세포보다 더 많이 복제할 수 있으므로 줄기세포가 있으면 암에 더 민감해질 수도 있다.

이런 분화하지 않은 줄기세포가 암에 걸릴 위험에 어떻게 기여할 수 있는지 보여 주는 사례 중 하나는 첫 임신이 늦은 여성일수록 유방암 발병 위험이 증가한다는 것이다. 첫 임신을 하면 유방에 있는 줄기세포가 임신 호르몬에 반응하여 젖 분비샘과 유관으로 이어진 가지 모양의 연결망(이 연결망은 앞으로 다시 하게 될 임신을 위해 그 자리에 남아 있다)을 형성한다. 그러나 첫 임신 전까지는 이 줄기세포들은 미분화 상태로 머물러 있으면서 분화를 개시하게 할 호르몬 신호를 기다린다. 첫 임신을 일찍 한 여성은 유방에 미분화된 줄기세포가 있는 기간이 짧을 것이다.[18] 유방의 줄기세포 분화는 (유선 세포의 호르몬 반응성 변화와 함께) 일찍 임신한 여성이 호르몬 양성 유방암에 걸릴 위험이 상당히 낮은 이유 중 하나다.[19]

일단 줄기세포가 특정 종류의 세포로 분화를 시작하면, 가능한 분열 횟수가 제한되어 있어서 그 이상의 분열은 〈허용〉되지 않는다. 세포 분열에 대한 이런 제한은 중요한 암 억제 메커니즘이다.

이런 세포 분열 횟수 제한의 기반이 되는 메커니즘 중 하나는 텔로미어telomere의 길이 단축이다. 텔로미어는 세포 분열을 할 때마다 염색체 끝에서 보호 마개 역할을 하는 DNA 서열로, 말단 소립이라고도 불린다. 텔로미어는 보호 마개 역할만 하는 것이 아니라 세포 분열 계산기로도 작용한다. 세포가 분열할 때마다 텔로미어는 조금씩 짧아지고, 텔로미어가 너무 짧아지면 세포는 더 이상 분열할 수 없다. 암 생물학자들은 이 상태를 〈복제 노화replicative senescence〉라고 부른다. 그러나 텔로미어는 길어질 수도 있다. 만약 세포가 염색체 말단의 DNA 서열을 길어지게 하는 효소인 텔로머레이스telomerase를 생산하면, 텔로미어가 길어지고 세포는 더 많이 분열할 수 있다. 텔로미어의 길이 단축은 세포가 분열할 수 있는 횟수를 제한함으로써 암에 걸리지 않도록 돕는 메커니즘이다. 보통 세포에서는 텔로머레이스의 생산이 대체로 엄격하게 제한된다. 그러나 당연히 암세포는 이런 제한을 피해 가도록 진화함으로써 신체에 최적인 횟수 이상으로 복제 수명을 연장할 수 있다.[20]

조직 재생과 암 억제에서 텔로미어의 역할을 생각하면, 텔로미어가 노화와 암의 연관성에서 중요한 역할을 한다는 점도 놀라운 일이 아니다.[21] 생쥐에 관한 연구에서 드러난 바에 따르면, 텔로머레이스를 과잉 생산하는 생쥐는 암에 걸릴 위험이 더 크지만 암으로 죽지 않을 경우에는 수명이 더 길어진다.[22] 텔로머레이스 생산이 부족하거나 다른 이유로 텔로머레이스가 적은 생쥐는 더 빨리 노화하지만 암에 걸릴 위험은 낮다[23]. 이와 비슷하게, 텔로머레이스가 줄어들면 암에 걸리기 쉬운 생쥐도 암 발병 위험이 낮아진다.[24] 텔로미어는 본질적으로 세포 분열 횟수를 셀 수 있어서 세포의 무한 분열을 막을 수 있고, 이는 암의 위험을 줄인다는 면에서 큰 이득이 된다. 그러나 (우리의 외줄타기에서 침체의 늪 쪽으로 치우쳐 있는) 이런 방식으로 세포 분열을 제한하는 것은 조직의 재생을 어렵게 만들 수도 있다.

암 억제 유전자인 TP53 역시 암에 걸릴 위험과 노화의 맞교환에서 중요한 역할을 한다. 앞 장에서는 우리 몸에 암 위협을 가하는 세포를 TP53이 어떻게 〈결정〉해야 하는지 확인했다. 그리고 이 결정이 두 가지 잠재적 오류, 즉 누락(문제가 될 수 있는 세포를 살아 있게 두는 것)과 잘못된 경보(건강한 세포를 죽이는 것) 사이의 맞교환과 연관이 있다는 것도 알았다. (물론 이것은 지나치게 단순화한 것이지만, 이 문제의 근간이 되는 구조를 들여다보는 데 도움이 된다.) 건강한 세포를 죽이는 것은 그 세포를 개체군에서 제외하는 것이고, 결국에는 조직의 재생 능력을 격감시키는 것이다.[25]

TP53의 활동이 강화된 생쥐에 대한 실험은 이것이 어떻게 작용하는지 이해하는 데 도움이 될 수 있다. TP53이 상시 발현되면(〈항상 켜짐〉 상태로 있으면서 끊임없이 p53 단백질을 만든다는 의미), 생쥐의 암 위험은 낮아졌지만 노화는 더 빨리 진행되었다. 흥미롭게도 〈항상 켜짐〉 상태에 있는 유전자 대신 정상적으로 조절되는(필요할 때만 켜지는) TP53 유전자의 복사본이 추가로 주어지면, 생쥐의 암 발생률은 낮아졌지만 노화가 더 빨리 진행되지는 않았다.[26] 우리의 외줄타기를 생각하면, p53 단백질은 유기체가 세포의 혼돈(암) 쪽으로 너무 많이 기울어지는 것을 방지하는 데 도움이 되지만, 너무 많은 통제(조기 노화) 쪽으로 기울어질 위험도 품고 있다.

적절하게 조절되는 TP53에 대한 이런 생쥐 실험은 p53 발현의 조절이 암과 노화의 균형에서 얼마나 중요한지를 멋지게 보여 준 사례다. 암을 억제하는 과정은 우리 몸의 세포 내 유전자 망을 통한 지속적인 갱신과 정보 처리가 필요한 역동적 과정이다. 게다가 이 실험은 그런 암 억제 메커니즘을 적절히 조절하면 암과 노화 사이의 맞교환에서 적어도 조금은 벗어날 수 있을지도 모른다는 것을 암시한다.

암을 억제하면서 그에 수반될 노화와 같은 부정적 효과를 피하려면, 세포의 행동을 감시하는 유전자 망을 통한 영리한 조절과 〈의사 결정〉이 필요하다.

시간은 상처를 아물게 하지만, 부디 너무 서두르지 않기를

피부 표면에 상처가 났을 때, 상처를 덮고 조직을 재건할 새로운 세포를 만들려면 상처 주위의 세포들이 증식할 수 있어야만

한다. 또 세포들이 움직일 수 있어야 세포 기동대가 최전선을 형성하여 상처를 덮을 수 있다. 암세포가 자라서 우리 몸에 정착할 때 이용하는 능력도 정확히 이와 똑같다. 상처를 빠르게 치유할 수 있는 것은 유기체에 엄청난 이점을 제공한다. 정상적인 기능을 더 빨리 되찾게 해줄 뿐 아니라, 감염될 가능성도 줄여 준다. 따라서 우리는 진화를 통해서 상처를 빠르게 치유할 수 있는 능력을 갖추게 되었지만, 그에 대한 비용도 따라왔다. 즉, 우리의 세포는 상처를 아물게 해야 한다는 신호를 받으면 곧바로 증식하고 움직일 태세가 되어 있다. 그리고 암세포가 (염증을 증가시키는 인자와 같은) 이런 상처 치료 신호를 〈가짜로〉 생산하기 시작하면, 암세포는 다세포체에서 세포들의 정상 행동을 유지시키는 견제와 균형을 피할 수 있다. 사실 암은 〈낫지 않는 상처〉라고 불리기도 한다.[27] 암은 상처를 치유하는 우리의 능력을 때때로 강탈할 수 있다. 어떤 암은 치유의 기반이 되는 신호 체계를 이용해서 우리의 조직에 염증 상태를 지속시킨다.

우리 몸은 우리가 이루고자 하는 것이 무엇인지에 따라서 세포의 자유와 통제 사이의 균형을 역동적으로 조절하도록 진화해 왔다. 나아야 하는 상처가 있으면, 균형은 세포의 자유 쪽으로 살짝 기울어진다. 상처가 낫는 동안 생산되는 유전자 산물은 삶이라는 외줄타기에서 왼쪽 양동이를 채운다. 그러나 이렇게 왼쪽으로 기울어지는 현상은 상처가 나을 때까지만 일시적으로 일어난다. 때로는 체내에서 암세포가 이 균형을 왼쪽으로 기울어지게 하는 인자를 생산하도록 진화하여 몸이 세포의 이상 행동에 더 관대해지게 만들기도 한다. 그리고 이는 정상적인 상처 치유처럼 일시적 상태라기보다는, 암세포가 그런 인자를 지속적으로 생산하여 균형이 증식 쪽으로 계속 기울어 있게 만드는 것이다. 본질적으로 암세포의 진화는 상처 치유 환경의 특성을 모방한 인자들을 생산하고, 그 상태를 무기한 지속하는 것이다. 그런 환경이 암세포의 생존에 이점을 제공하기 때문이다.

체세포 진화를 통한 감염과의 싸움

우리의 피부는 우리의 면역계에서 중요한 부분이다. 피부가 뚫리면, 우리는 세균이나 바이러스나 그 외 자신의 적합도 이득을 위해서 우리 몸을 탈취하려는 다른 존재들에 의한 감염에 훨씬 더 취약해진다. 상처가 치유될 때는 우리의 선천 면역계innate immune system가 중요한 역할을 한다. 선천 면역계는 잠재적 감염 위협에 가장 먼저 대응한다. 염증은 이 면역계가 우리를 보호하기 위해서 사용하는 주된 도구이며, 암은 이런 염증 반응을 탈취할 수 있다.

그러나 우리 몸에는 이전의 감염을 기억해서 훗날 더 빠르게 반응할 수 있는 더 정교한 다른 면역계도 있다. 바로 적응 면역계adaptive immune system다. 적응 면역계는 우리의 면역 반응을 피하려는 병원체와의 군비 경쟁에서 우리의 가장 뛰어난 무기일 것이다. 적응 면역계의 작동 방식은 새로운 병원체를 확인할 수 있도록 유전적으로 조금씩 다른 변이체 면역 세포들을 만드는 것이다. 이런 면역 세포 중 하나가 병원체를 발견하면, 적응 면역계는 그 면역 세포의 증식을 허용함으로써 같은 유형의 면역 세포를 더 많이 만들어 낸다. 그 최종 결과는 면역 세포 개체군이 그 유기체에 닥친 특정 위협에 역동적으로 반응하는 것이다. 적응 면역계의 탁월함은 기본적으로 세포 진화를 활용한다는 점이다. 이렇게 진화하는 면역 세포는 역시 스스로 진화하고 있는 병원체와 몸속에서 싸움을 벌인다. 적응 면역계가 없다면, 우리는 병원체와의 진화적 군비 경쟁에서 크게 뒤처질 것이다. 적응 면역계는 면역 세포의 세포 진화 능력을 유지함으로써 빠르게 진화하는 병원체에 대응할 수 있다.

적응 면역계는 철저하게 통제되는 몸속에서 세포 자유의 작은 보루와 같다. 세포 증식 쪽으로 균형을 기울어뜨려서 병원체의 위협에 대처하도록 특화된 세포 개체군을 빠르게 확장시킨다. 면역계는 지나친 세포 통제와 지나친 세포 자유 사이의 균형을 잘 유지해야 한다. 세포를 지나치게 통제하면 몸이 외부의 위협에 잘 대응할 수 없으므로 감염성 질환으로 사망할 위험이 증가할 수 있고, 세포에 지나친 자유를 주면 백혈병 같은 면역암에 걸릴 위험이 증가할 수 있다.

백혈병은 15세 이하의 어린이에게서 그 비율이 놀라울 정도로 높다.[28] (백혈병은 흔한 소아암 중 하나이지만, 대다수의 백혈병은 65세 이상의 성인에게서 진단된다.)[29] 소아 백혈병은 이제 치료 성공률이 꽤 높은 편이다. (그 이유는 아마도 유전적으로 균질하기 때문일 것이다. 그래서 유전적으로 더 이질적인 암만큼 저항성이 쉽게 진화하지 않는다. 이 주제에 관해서는 책의 후반부에서 다시 다룰 것이다.) 가장 흔한 소아 백혈병인 급성 림프 모구 백혈병ALLacute lymphoblastic leukemia은 미성숙 전구 세포라고 불리는 미분화된 면역 세포가 발생 초기에 너무 급속히 증식할 때 발병할 수 있다. 종종 자궁 속에서 발생하는 동안 시작되기도 하지만, 출생 후에 특정 유형의 감염성 질환에 노출되어 유발될 수도 있다.

앞서 확인했듯이, 백혈병은 서로 옆에 있으면 안 되는 두 유전자가 붙어 있을 때, 즉 전좌로 인해 종종 발생한다. 일반적으로 백혈병에서는 두 염색체 사이에서 유전자 뭉치가 교환되는 전좌가 일어난다. 우리는 이런 백혈병이 자궁에서 시작한다는 것을 알고 있다. 연구자들이 소아 백혈병을 확인하기 위해서 출생 시의 통상적인 절차(페닐케톤뇨 같은 유전병을 찾아내기 위한 검사)를 통해 신생아의 발뒤꿈치에서 채취된 혈액 표본들을 다시 살펴보았기 때문이다. 비정상적인 전좌는 훗날 백혈병 진단을 받는 신생아의 혈액 속에 이미 존재하고 있었다.[30] 흥미롭게도, 이런 전좌가 있는 전(前) 백혈병 상태의 세포 클론을 가지고 있는 신생아는 전체의 약 1퍼센트에 이르렀지만, 그중에서 극히 일부만 임상적인 ALL로 발전했다.[31] 전 백혈병 세포 클론이 있는 신생아 중 다수가 ALL로 발전하지 않는다는 사실은

ALL에 대한 민감성이 단순히 이런 유전자 전좌로 인해서 발생하는 것이 아니라 다른 요인과 연관이 있음을 암시한다.

이런 다른 요인 중 하나는 유아기에 감염에 늦게 노출되는 것이다. 어린이가 생의 초기에 감염에 노출되지 않고 있다가 나중에 대단히 강한 감염원에 노출된다면, ALL의 위험이 증가할 수 있다. 소아 백혈병 전문가이자 암 진화 생물학자인 멜 그리브스는 몇 건의 ALL 〈집단 발병cluster〉의 사례를 조사했다. 그리브스는 ALL 진단을 받기 얼마 전에 일어났던 감염 노출을 가능성 있는 원인으로 추측했다. 이를테면, 그리브스는 이탈리아 밀라노 어린이들 사이에 나타난 우려스러운 백혈병 유형을 조사했다. 4주 사이에 2~11세의 어린이 일곱 명이 백혈병 진단을 받았다. 그의 발견에 따르면, 이런 백혈병 유형은 신종 플루의 유행 이후에 나타났고, ALL 진단을 받은 어린이들은 모두 신종 플루에 감염된 적이 있었다. 또 그는 이른 나이에 어린이집에 가지 않았거나 손위 형제가 없는 어린이가 백혈병에 걸릴 확률이 높다는 것도 발견했다. 이런 어린이들은 (이른 나이부터 다른 어린이들 사이에 노출된 어린이들에 비해서) 발달 초기에 감염에 노출될 기회가 일반적으로 적고, 그 결과 면역계가 덜 발달할 가능성이 있다는 의미다.[32] 이런 생의 초기에 감염에 대한 노출 부족으로 인해서 신종 플루와 같은 감염원을 만났을 때 백혈병에 더 민감해지는 것일지도 모른다.

백혈병에 관한 민감성은 적응 면역계를 가짐으로써 얻는

진화적 이득 때문에 존재할 가능성이 크다. 면역계의 체세포 진화 능력은 대단히 유용하다. 감염으로부터 우리를 보호하는 이 능력은 ALL 같은 면역계 암에 대한 민감성이라는 진화적 비용을 상쇄하고도 남는다.

암을 위한 수정 조건

지금까지 우리는 암에 대한 우리의 민감성이 우리의 성장, 조직 유지, 상처 치유, 감염 예방과 어떤 연관성이 있는지를 알아보았다. 암 억제는 진화적 생존력의 성배라고 할 수 있는 수정과 생식과도 연관이 있다. 세포 증식 조절과 DNA 수선은 암 억제와 관련해서는 좋은 일이지만, 때로는 생식 능력에 부정적 영향을 줄 수 있다. 생식 능력과 암 억제 사이의 맞교환에 대한 한 가지 사례는 DNA 수선과 연관된 유전자인 BRCA 유전자의 돌연변이를 지닌 여성에 관한 연구에서 나온다.

BRCA1과 BRCA2는 서로 다른 (그리고 서로 연관이 없는) 암 억제 유전자다. 둘 다 DNA 수선을 담당하며, 난모세포(난소에 있는 세포)의 형성과 배 발생에서도 중요한 작용을 한다.[33] 가끔 BRCA 유전자에 돌연변이가 있는 생식 세포주를 가지고 태어난 개체는 유방암과 난소암에 더 취약할 수 있다. 이 유전자 돌연변이로 인해서 DNA가 잘못 수선될 수 있기 때문이다(BRCA 돌연변이는 다른 여러 암과도 연관이 있다).[34] BRCA1과 BRCA2는 각각 17번 염색체와 13번 염색체에 있는

긴 유전자 서열이다. 두 BRCA 유전자 모두 꽤 길기 때문에 생길 수 있는 돌연변이가 다양하며, 이런 다양한 돌연변이는 이 유전자들이 만드는 DNA 수선 단백질의 생산에 다양한 결과를 초래할 수 있다. 어떤 BRCA 유전자 돌연변이는 단백질 생산과 그 이후의 DNA 수선을 완전히 중단시킬 수 있고, 어떤 돌연변이는 단백질 생산만 부분적으로 중단시키기도 한다. 또 어떤 돌연변이는 단백질 생산에 아무런 영향도 주지 않는다. 즉, BRCA 돌연변이 중에는 암 위험 증가와 연관이 없는 것도 있다는 뜻이다.[35] 다양한 BRCA 돌연변이(종종 민족 집단이나 아집단에 따라서 다르다)와 연관된 암 위험의 이런 다양성은 임상적 관리를 어렵게 만든다. 모든 BRCA가 건강상의 문제를 일으키는 것은 아니다. 따라서 양쪽 유방을 모두 절제하는 이중 유방 절제술과 같은 극단적 예방 수술은 모든 BRCA 돌연변이 보유자에게 적합하지 않을 수도 있다. 때로는 비병원성 BRCA 돌연변이를 가진 여성에게 이중 유방 절제술이 수행되기도 하며, 그 여성 중 다수는 검사 결과를 해석해 주고 그들의 위험을 더 잘 이해하는 데 도움이 될 수도 있는 유전적 상담을 전혀 받지 않는다.[36]

BRCA 유전자의 생식 세포주 돌연변이는 다음 세대로 전달될 수 있다. BRCA 유전자는 우리의 유전체에 있는 대부분의 유전자와 마찬가지로 수천 개의 염기쌍으로 이루어져 있다. 그러면 BRCA1과 BRCA2 유전자에 일어날 수 있는 돌연변이가 많을 수밖에 없고, 그런 돌연변이 중 일부가 암 발병에 영향을 주는 것이다.[37] BRCA 돌연변이가 있는 여성은 유방암 발병 위험이 65~80퍼센트인 데 비해, 일반적인 여성 인구의 유방암 발병 위험은 12~13퍼센트다.[38] BRCA 돌연변이가 있는 여성은 종종 생식 가능 나이일 때 암 진단을 받는다(BRCA1 돌연변이 보유자의 약 25퍼센트는 40세 이전에 유방암 진단을 받고, 72퍼센트는 80세 이전에 진단을 받는다).[39] BRCA 돌연변이는 여성에게만 나타나는 것이 아니다. BRCA 돌연변이가 있는 남성은 유방암과 전립샘암에 걸릴 위험이 증가한다.[40] 이런 해로운 BRCA는 왜 자연 선택으로 인간 개체군에서 제거되지 않았을까? 한 가지 가능성 있는 이유는 일부 BRCA 돌연변이로 인한 유방암 위험이 적합도에 이득을 주는 형질을 수반하기 때문일 수도 있다. 이를테면, BRCA 돌연변이가 있는 여성의 생식 능력을 향상시켜서 그렇지 않을 때보다 더 많은 자손을 가지게 하는 것이다. 이런 연관성을 조사하기 위한 몇몇 연구에서는 BRCA 돌연변이 상태와 대규모 데이터베이스에서 유래한 생식 능력에 대한 정보가 활용되었다. 유타주 인구 데이터베이스 같은 이런 대규모 데이터베이스에는 수 세대에 걸친 유타주 여성 수백만 명의 건강 기록이 포함되어 있었다.

유타주에서는 모든 유방암 진단을 의사가 주의 암 등록소에 기록한다. 이곳에서 암에 대한 기록은 가족력 자료를 포함한 다른 기록들과 서로 비교될 수 있다(이 데이터베이스는 연구자들만 이용할 수 있고 사적인 내용은 엄격하게 보호된다). 가족력

자료에는 종종 개인의 어머니, 할머니, 심지어 증조할머니의 출산 기록들도 있다. 이런 자료를 통해서 연구자들은 암 민감성이 한 여성의 조상들에게 나타나는 생식 능력 유형과 연관이 있는지 조사할 수 있다. 게다가 가족력과 병력에 관한 이런 데이터베이스는 호르몬으로 임신을 조절할 수 있게 되기 이전 시기의 생식 능력 자료를 포함할 정도로 오래전까지 거슬러 올라간다. 임신을 조절하기 전의 출산율에 관한 이런 정보는 암 유발 유전자와 생식 능력에 관한 잠재적 맞교환을 살펴보고자 하는 연구자들에게는 꽤 귀한 자료다(피임법을 활용하는 집단에서는 전체적으로 출산이 적어지므로 어떤 영향을 확인하기 어려울 수 있기 때문이다).

연구자들은 이 놀라운 자료에서 암 유발 유전자와 여성이 낳은 자녀수의 연관성을 찾을 수 있다. 대단히 흥미로운 한 연구에서는 BRCA 유전자에 돌연변이가 있는 여성들이 그렇지 않은 여성들보다 암 진단을 받을 가능성과 사망률이 더 높다는 것이 발견되었다. 그러나 이 연구를 정말로 흥미롭게 만드는 것은 연구자들이 유타주 인구 데이터베이스에서 BRCA 돌연변이가 있는 여성들의 계통을 따라서 호르몬 피임법이 생기기 이전의 여성 조상들로 거슬러 올라가면서 생식 능력을 조사한 결과였다. 연구자들은 BRCA 돌연변이가 있는 여성의 여성 조상에게 자손이 더 많았다는 것을 발견했다. 그들은 BRCA 돌연변이가 없는 여성보다 평균적으로 자녀가 1.9명이 더 많았다(1930년

이전에 태어난 여성의 경우, 대조군의 자녀 수는 평균 4.19명인데 비해서 BRCA 돌연변이 보유자의 자녀 수는 평균 6.22명이었다).[41] 이는 BRCA 돌연변이가 생식 능력과 암 민감성 사이의 연결 고리를 만든다는 것을 암시한다. 적어도 이 특별한 개체군에서는 그렇다.

프랑스 중부의 데이터베이스에서 수집된 10만 명 이상의 사람들에 대한 정보가 활용된 다른 연구에서도 BRCA 돌연변이가 생식 능력에 비슷한 영향을 준다는 것이 발견되었다. 이 표본에서는 BRCA 돌연변이가 있는 여성이 더 많은 자녀를 낳았고(대조군에 비해 평균 1.8명이 더 많았다), 자녀가 없을 가능성이 더 적었으며, 유산되는 비율도 더 낮았다.[42] 흥미롭게도, BRCA 돌연변이가 있는 남성도 그렇지 않은 남성보다 자손이 더 많았다.

그러나 생식 능력과 BRCA 돌연변이 사이의 이런 연관성은 모든 인구에 적용되지는 않는 것으로 보인다. 이를테면, 미국과 캐나다 여성을 대상으로 이루어진 한 연구에서는 생식 능력과 BRCA 돌연변이 사이에 유의미한 연관성이 발견되지 않았다.[43] 이 표본은 비교적 젊은 사람들로 구성되었고, 피임하는 여성들도 포함되어 있었다. 따라서 만약 어떤 효과가 있더라도 확인이 어려울 가능성이 있다. 또 다른 연구에서도 BRCA 돌연변이가 있는 여성의 생식 능력이 더 높다는 증거가 발견되지 않았다. 다만, 연구자들은 BRCA 돌연변이가 있는 여성에게는 그렇지 않은 여성보다 딸이 더 많다는 것을 발견했다(BRCA 돌연변이 보유자는 딸의 비율이 거의 60퍼센트이고, 그렇지 않은 여성은 50퍼센트가 조금 넘는다).[44] 이런 상반된 결과가 나오는 이유는 생식 능력과 BRCA 사이의 연관성이 BRCA 돌연변이가 있는 모든 개체군에서 일반화할 수 없다는 사실 때문일 수도 있다. 게다가 BRCA 유전자에는 다양한 돌연변이가 있고, 그 돌연변이 중 몇몇만 일부 개체군에서 생식 능력과 맞교환이 일어나는 것일지도 모른다. 게다가 어떤 BRCA 돌연변이는 남성 생식 능력에 이득을 줄 가능성도 있었다. 그리고 BRCA의 효과를 발견하지 못한 두 연구 모두 BRCA와 남성 생식 능력 사이의 관계는 살피지 않았다. 확실히 이 분야에는 활발한 연구를 통해서 답을 찾아야 할 문제들이 많이 남아 있다.

인간 개체군도 제각각, 암 위험 유전자도 제각각

많은 개체군에서 유방암과 난소암 위험은 BRCA와 연관이 있지만, 특정 돌연변이는 집단마다 다르다.[45] 아시케나지 유대인 같은 일부 민족 집단은 BRCA 유전자에 공통적인 돌연변이가 있어서 같은 조상에서 유래했음을 암시한다. 이런 종류의 개체군-특이적 위험 유전자는 종종 창시자 효과의 결과로 나타난다. 창시자 효과는 이주, 감염성 질환, 또는 인간에 의한 대량 살상과 같은 사건으로 인해서 생긴 소규모의 〈창시자 개체군〉이 몇 세대에 걸쳐 훨씬 규모가 큰 개체군으로 확장될 때 나타날 수 있다. 이런 개체군에는 같은(그리고 가까운) 조상을 공유하는 사람이 많이 때문에, 그들 사이에는 공통된 유전자가 있을 가능성이 크다. 암 민감성에 (그리고 생식 능력에도) 영향을 주는 유전자도 그런 유전자에 포함되어 있을 것이다. 창시자 효과로 인한 특정 BRCA 돌연변이는 아시케나지 유대인 외에도, 노르웨이, 스웨덴, 이탈리아, 일본과 같은 여러 인간 개체군에서 발견됐다. 이런 개체군은 저마다 생식 세포주(정자, 그리고/또는 난자 세포)를 통해서 세대에서 세대로 전달된 특정 BRCA 돌연변이를 갖고 있다. 이 돌연변이 중 다수는 유방암과 난소암 발병 위험의 증가와 연관이 있는데, 암 발병 위험은 특정 돌연변이나 특정 개체군에 따라 다르다.

　암과 연관된 돌연변이가 개체군에 따라서 다른 이유는 여러 가지가 있다. 앞서 살펴본 것처럼, 암의 원인은 돌연변이만이 아니다. 세포의 행동을 조절하는 유전자 산물의 불균형으로 인해서도 암이 생길 수 있다. 유전자 산물의 균형은 유전자 발현을 조절하는 환경의 영향받는다. 그리고 다른 유전자의 배후 사정과 그 유전자들이 어떻게 발현되는지에 의해서도 영향을 받는다. 다시 말해서, 성장과 제약의 균형을 맞추는 양동이를 채우는 유전자 산물은 개체군마다 다 다르다. 어떤 개체군에서는, 이를테면 영국 여성의 경우는 BRCA의 돌연변이가 암 민감성이 훨씬 커지는 쪽으로 균형이 기울어지게 할지도 모른다. 그러나 다른 개체군에서는, 이를테면 노르웨이 여성은 BRCA의 돌연변이가 균형이 기울어지게 하지 않아서 암 민감성에 별 영향을 주지 않을 수도 있다. BRCA 같은 〈암 위험 유전자〉에 생기는 돌연변이가 모두 똑같지는 않다. 어떤 돌연변이는 암 위험이 있더라도 약하게 나타난다.

암은 아주 오래된 병이지만, 암의 일부 특징은 다른 특징들에 비해 진화적으로 더 최근에 나타났다. 진화는 암에 대한 우리의 민감성을 완전히 제거할 수 없고, 암의 기원은 다세포성 그 자체의 시작과 맞닿아 있다. 이런 발상은 유전되는 암 민감성을 생각하는 새로운 방식을 제시한다. BRCA 돌연변이 같은 유전자 변이를 우리가 물려받은 암 민감성의 일부로서만 생각하기보다는, 더 넓은 관점에서 우리의 유전체와 다세포 생명체로서의 긴 진화 역사를 함께 생각해야 한다. 적합도 관련 형질과 제약의 맞교환 때문에, 암에 대한 우리의 민감성은 세대에서 세대로 전달되었다. 지구상에 다세포 생명체가 처음 나타난 이래로, 그렇게 대대로 이어져 오면서 유전되는 암 민감성을 형성해 온 것이다.

이렇게 유전되는 암 민감성의 일부 특징은 다세포성이 남긴 유산일 뿐이다. 유전되는 암 민감성의 다른 특징은 진화적으로 더 최근에 생겼다. 이를테면, 태반과 연관된 유전자는 주어진 역할이 조직 침습이므로 암의 원인이 되기 쉽다. 이런 종류의 유전적 민감성은 태반 포유류의 등장과 함께 생겨났을 것이다. 우리가 모두 지니고 있는 이런 암 발병 위험은 우리가 다세포 유기체가 되고 태반 포유류가 되면서 아주 오래전에 물려받은 것이다.

　이와 대조적으로, 우리가 유전성 암 위험 유전자의 전형이라고 생각하는 BRCA 돌연변이 같은 유전자는 우리가 모두 공통으로 갖고 있는 것이 아니다. 사실, BRCA 유전자가 우리의 암 발병 위험에 얼마나 영향을 주는지를 알게 된 것도 사람들 사이에 차이가 있었기 때문이다. 이런 암 위험 유전자 중 다수는 사람마다 다르고, 비교적 최근에 나타났다. 보통은 그 개체군이 전형적인 병목 현상에 처했을 때 그런 유전자가 생식 능력에 유리하게 작용했을지도 모른다. 그러나 확실히 유해하고 진화적으로도 해를 끼치는 위험 유전자도 있다. 이런 유전자가 존재하는 이유는 단순하다. 개체군에서 선택을 통해 제거될 정도로 충분히 오랜 시간이 흐르지 않았기 때문이다.

영양막의 침습

암과 생식 능력을 연결하는 유전자군은 BRCA만이 아니다. KISS1은 태반 침습성 조절에 도움이 되는 단백질(키스펩틴)을 생산하며, 사춘기의 발달에서 어떤 역할을 한다. 키스펩틴의 역할 중 하나는 영양막(태반을 형성하는 세포)이 자궁 내막으로 침습하는 것을 막고, 혈관 신생(태아에게 자원을 공급하기 위한 혈관 형성)을 억제하는 것이다. KISS1은 암 억제와도 연관이 있는데, 유방암과 흑색종에서 전이를 억제하는 데 도움이 된다.[46] 암 전이와 태반 침습이 메커니즘 면에서 근본적으로 비슷하다는 점을 생각하면, 이는 그리 놀라운 일이 아니다. 만약 태아의 영양막이 생식 기관의 조직을 더 쉽게 침습한다면, 임신이 훨씬 더 쉬워질 것이다. 배가 자리를 잡고 모태의 자원을 추출하기 시작하려면, 자궁 내벽을 침습해야 한다. 침습한 세포를 더 너그럽게 잘 받아들일수록 여성은 생식 능력이 높아지겠지만, 침습하는 전이성 암세포에는 더 취약해질 수 있다.

암 민감도와 생식 사이에 일어나는 것과 비슷한 맞교환이 남성에게도 존재할 수 있다. 이를테면, 전립샘암의 발병 위험은 테스토스테론에 많이 노출될수록 높아진다. 테스토스테론도 짝짓기 행동에 대한 투자와 연관이 있다. 테스토스테론 수치가 높을수록 단기간에 더 많은 짝짓기를 하는 데 도움이 된다. 그러나 일부 연구자가 지적했듯이, 높은 테스토스테론 수치는 장기적으로는 전립샘암의 위험 증가와 상관관계가 있다.[47]

진화의 관점에서 볼 때, 이 모든 것은 암 방어의 최적 수준이 우리의 생각만큼 높지 않을지도 모른다는 것을 암시한다. 암에 대한 지나친 방어가 생존과 생식에 부정적 효과를 낼 수 있다면, 진화는 더 낮은 수준의 암 방어를 선호할 수도 있다. 나와 내 동료들은 이런 문제, 그리고 생식과 암 위험 사이의 맞교환에 관심이 있었다. 그래서 우리는 다양한 생식 환경에서 암 방어의 최적 수준이 어떻게 달라지는지 살펴볼 수 있는 컴퓨터 모형을 만들었다. 우리는 생식 경쟁이 매우 치열해서 가장 경쟁력 있는 개체만 생식에 성공할 수 있는 환경에서 진화한 유기체에서는 암 억제에서 멀어지는 쪽으로 기울어질지 확인하고 싶었다.

우리의 발견에 따르면, 생식 경쟁력이 생식의 성공에서 결정적 역할을 할 때에는 암 방어의 최적 수준이 꽤 낮았다. 이를테면, 생식을 위한 경쟁이 〈승자 독식〉 상황에 가까워서 가장 경쟁력 있는 개체가 모든 짝짓기 기회를 독차지할 때, 컴퓨터 모형은 암 방어가 극단적으로 낮아지는 쪽으로 진화할 것으로 예측했다. 암 방어는 외인성 사망률(무작위적 원인으로 사망할 가능성)이 낮고 경쟁력이 생식 성공에서 특별한 차별점이 되지 않을 때(〈승자 독식〉 짝짓기 체계가 **아닐** 때)만 성과가 있었다.[48]

많은 형질이 진화하는 이유는 그 형질이 직접적으로 생식의 기회를 강화하기 때문이거나, 단순히 이성의 선호를 받기 때문이다. 이런 형질을 성 선택 형질sexually selected trait이라고 부르며, 더 큰 몸집이나 사슴의 가지 뿔 같은 장식이 여기에 포함된다. 때로 성 선택 형질은 이차적인 성적 특징과 장식을 만들기 위해서 높은 수준의 세포 증식이 필요하다. 이런 급속한 세포 증식의 필요성은 암 민감성이 더 커지는 쪽으로 균형이 기울어지게 할 수도 있다(사슴의 가지 뿔에는 암이 생길 수 있으며, 이에 대해서는 다음 장에서 살펴볼 것이다). 아름답고 화려한 무늬, 거대한 가지 뿔처럼 자연에서 볼 수 있는 가장 놀라운 생물학적 형태 중에는 그것을 지님으로써 암 위험이 증가하는 경우가 있다. 더 빠른 세포 증식, 더 엉성한 DNA 수선, 수정이나 배의 착상에 대해 더 너그러운 조건과 같은 형질은 개체 수준의 생식 경쟁력 면에서는 장점일 수 있지만, 암 민감성 면에서는 비용일 수도 있다.[49]

생식 경쟁력과 암 사이의 이런 연관성은 KISS1 같은 유전자의 메커니즘을 통해서 작용할 수 있다. 앞서 우리는 KISS1이 어떻게 태반 침습 억제와 전이 억제라는 두 가지 역할을 하는지를 살펴보았다. 흥미롭게도, KISS1은 생식 능력과 관련된 여러 다른 과정에도 관여한다. 그중에는 황체 형성 호르몬과 난포 자극 호르몬의 생산도 포함하는데, 이 두 호르몬은 여성의 생식 주기에서 필수적인 호르몬이다.

이런 발견들은 몸집이 크고 생식 능력이 왕성하고 성적 매력이 있는 유기체가 되기 위해서 생식 경쟁력에 많은 투자를 하면, 때로는 암 민감성 증가와 같은 보이지 않는 비용이 따라올 수 있음을 암시한다. 그렇다고 암에 민감해질수록 개체들의 성적 매력과 생식 능력이 더 높아진다는 의미는 당연히 아니다. 다만, 이런 형질들을 얻음으로써 유기체가 암에 더 취약해지는 맞교환이 일어날 수 있다는 것이다.

우리는 모두 전암성 성장물과 함께 살아간다

태반의 자궁벽 착상은 암과 같은 침습적 행동에 대한 용인이 필요한 중요 기능의 본보기다. 암과 비슷한 다른 현상들도 여러 중요한 적합도 강화 형질에서 이와 유사한 핵심적인 역할을 한다. 게다가 상처 치유와 같은 세포 활동을 위해서는 세포의 빠른 증식과 이동, 치유되고 있는 조직에 영양을 공급하고 조직을 재건하기 위한 혈관 동원이 필요한데, 이는 모두 암세포에서 볼 수 있는 특징들이다. 우리의 암 민감성 중 일부는 우리가 정상적으로 발달하고 생존하고 생식하기 위한 형질과 맞바꾼 것이다. 암은 더 크고 건강하며 생식 능력이 뛰어난 몸을 갖는 이득을 얻기 위해서 지급해야 하는 진화적 대가다.

암 억제와 다른 적합도 강화 형질 사이의 이런 맞교환은 우리의 일생에 걸쳐서 계속 일어난다. 이는 몸이 암과 비슷한 세포의 행동에 어느 정도 내성이 있다는 의미다. 그러므로 우리는 생식에 성공하기 위해서 해야 하는 모든 일을 할 수 있는 것이다. 나이가 들면서, 우리 몸에는 전암성 성장물이 축적된다. 앞서 보았듯이, 세포는 돌연변이가 생기는 순간 바로 암으로 바뀌지는 않는다. 돌연변이 세포는 다세포 신체에 기여하는 건강하고 기능적인 세포처럼 행동하면서 계속 정상적으로 처신할 수 있다.

우리는 암으로 죽지 않더라도, 암과 **함께** 죽는 것은 거의 확실하다. 적어도 암과 유사한 성장물이라도 지닌다. 남성 대부분은 전립샘에서 천천히 성장하는 종양과 함께 죽을 것이다(그러나 그 종양 때문에 죽는 것은 아니다). 여성 대부분은 유방의 종양과 함께 죽을 것이다. 그 종양은 암으로 인정될 수도 있고 그렇지 않을 수도 있다. 사람들 대부분은 미세한 갑상샘 종양과 함께 죽을 것이다. 그리고 우리의 피부는 햇빛에 노출되고 상처를 치유하고 다른 일상에 노출되면서 끊임없이 전암성 돌연변이를

얻고 있다. 우리는 수십 년 동안 전암성 성장물과 함께 살아가며, 보통은 아무 문제가 없다.[50]

우리 몸에서는 암과 같은 성장물이 발달한다. 그러나 그 성장물이 그 자리에 머물러 있기만 하면, 우리 몸은 진화된 암 억제 체계를 이용해서 그 성장물을 엄격하게 통제할 수 있다. 그런데 만약 그 성장물이 통제를 벗어나서 이웃한 조직을 침범하고 몸 곳곳으로 전이된다면, 생명을 위협할 수도 있다.

암은 몸속에서 일어나는 체세포의 진화 과정이지만, 우리 몸은 체세포 진화와 돌연변이의 부담을 꽤 잘 견딜 수 있다. 체세포 진화와 돌연변이를 계속 관리하면서 몸의 기능도 잘 유지할 수 있다. 우리는 끊임없이 진화하는 세포들과 함께 살아가면서도 암에 굴복하지 않을 수 있다.

암에 관한 우리의 민감성은 우리가 살아가는 내내 일어나는 정상적인 생리적 과정과 맞물려 있다. 그런 생리적 과정 중에는 건강을 증진하거나 생식 능력을 강화하거나 우리를 위험으로부터 보호하는 것이 많다. 그러나 우리가 생식 연령을 지나서 노년기로 들어서기 시작하면, 암에 대한 우리의 민감성은 어떻게 될까?

우리가 나이가 드는 동안, 자연 선택이 우리 몸을 형성하게 만들었던 그 힘은 약화하기 시작한다. 그 이유는 생식 이후에 우리가 하는 일이 그전보다 우리의 진화적 성공에서 덜 중요하기 때문이다. 때로 사람들은 생식 이후에는 암 억제를 위한 선택이 없다고 주장하기 위해서 이 원리를 활용하기도 한다. 그러나 그것은 사실이 아니다. 노년에는 암 억제 체계에 대한 선택이 약해지기는 하지만, 완전히 사라지지는 않는다. 인간의 독특한 점은 부모의 투자 기간이 극히 길다는 것이다(수렵 채집을 하던 우리 조상도 그들의 자식과 심지어 손자들에게까지 수십 년을 투자했을 것이다).[51] 부모의 장기적인 투자는 노년에도 여전히 자손의 생식 성공을 강화할 수 있다는 것을 의미한다. 나는 바로 이 문제를 동료인 조엘 브라운과 함께 살펴보았다. 우리가 수학적 모형을 통해서 알아낸 바에 따르면, 자식이 태어난 후에 많은 투자를 하는 (인간과 같은) 유기체에서는 암 억제를 위한 선택이 생식 이후에도 아주 높아서 노년에도 암 억제 메커니즘이 선호될 수 있었다.[52]

오늘날 우리의 기대 수명은 옛날에 비해서 훨씬 길지만, 조상 중에도 장수를 한 사람이 많았다. 우리의 조상들과 비슷한 조건에서 살아가는 오늘날의 수렵 채집인들에 대한 자료를 보면, 그들도 종종 70세 이상 산다는 것을 알 수 있다.[53] 생식 이후의 삶이 이렇게 길다는 것은 우리 조상의 암 억제 메커니즘을 위한 선택이 생식 이후에 완전히 사라지지는 않았다는 것을 의미한다. 그런데도 우리는 우리의 수렵 채집인 조상보다 오늘날 더 오래 살면서 암에 걸리기가 더 쉬운 편인데, 대체로 그 이유는 사고나 감염 같은 다른 원인에 의해 일찍 사망할 확률이 적기 때문이다.[54]

오늘날 암 발병 위험의 원인이 되는 것들

우리가 암 억제를 진화시켜 온 세상은 오늘날 우리가 살고 있는 세상과는 사뭇 달랐다. 자판기도 없고, 에스컬레이터도 없고, 교대 근무도 없고, 담배도 없었다. 우리의 암 억제 체계가 진화한 세계는 우리의 수렵 채집인 조상들의 세계였다. 수렵 채집인의 생활은 열매를 따거나 사냥하기 위해서 수 킬로미터를 걷고, 꿀이 있는 벌집을 찾기 위해서 절벽을 타거나 나무에 오르고, 덩이줄기를 찾기 위해서 고되게 땅을 파는 것이 일상이었다. 수렵 채집인이 섭취하는 열량은 거저 얻은 것이 1칼로리도 없다. 현대의 생활은 이와는 천지 차이다. 오늘날 우리는 필요한 것보다 훨씬 더 많은 열량을 쉽게 섭취할 수 있고, 우리의 스마트 워치에 기록된 걸음 수가 아무리 많더라도 수렵 채집인에 비하면 미미한 수준이다.

현대의 편리한 생활 덕분에 더 많은 열량을 소비하고 더 적게 움직이면서 증가한 위험과 함께[55] 우리의 생활은 화학적 발암 물질(그중에서도 담배에서 발견되는 발암 물질들이 가장 중요하다),[56] 더 높아진 생식 호르몬 수치(더 좋아진 영양 상태 때문이며, 여성의 경우는 배란이 더 잦아졌기 때문이다),[57, 58] 그리고 더 많은 수면 방해(인공 빛, 교대 근무, 잠들기 전 전자 기기의 이용이 원인이다)에[59] 노출되어 있다. 우리가 일생에 걸쳐 접하는 다양한 물질과 사건은 수렵 채집을 하던 우리 조상들은 전혀 경험하지 못했던 것들이다. 이런 변화가 너무 빨리 일어났기에 인간 개체군에서는 암을 더 잘 억제할 메커니즘이 아직 진화하지 않았다.

암 자체는 아주 오래된 질병이다. 그러나 현대적인 우리의 생활 방식은 발암 물질 노출을 통해서, 또는 우리 몸의 섬세한 균형이 세포 통제에서 세포 자유 쪽으로 옮아가게 함으로써 돌연변이율을 높인다. 이를테면, 생식 호르몬 수치가 높아지면 몸의 세포들이 더 빠르게 증식하는 쪽으로 균형이 이동할 수 있어서, 이는 DNA 수선이나 암 예방에 도움이 될 수도 있는 신체 유지의 다른 측면들이 희생될 가능성이 있다. 게다가 우리는 더 나은 영양 상태와 더 나은 의료 덕분에 조상들보다 더 오래 산다. 즉, 암이 나타날 수 있는 시기인 말년이 더 길어진다는 뜻이다.

암에 관한 우리의 민감성은 우리가 처음 잉태될 때부터 시작되지만, 그 민감성에 원인이 되는 여러 가지 것은 우리의 부모가 만나기 오래전, 오늘날의 인간이 진화하기 전, 심지어 태반 생식이 진화하기 전부터 자리를 잡고 있었다. 암 민감성은 우리의 진화적 과거에 뿌리를 두고 있을 뿐 아니라, 우리의 일생에 걸쳐서 우리 몸속 세포들 사이에 일어나는 진화적 경쟁과도 연관이 있다. 다세포 유기체로서 정상적으로 기능하려면, 우리의 세포는 증식과 이동을 할 수 있어야 하며 주위의 자원을 활용할 수 있어야 한다. 그러나 이런 세포의 능력은 암 민감성이 커지는 원인이 된다. 암에 대한 억제를 느슨하게 하면 진화적으로 큰 이득을 볼 수 있다. 이를테면, 몸집이 더 크고 생식 능력이 뛰어난 유기체를 만들 수 있는 것이다. 따라서 어떤 유기체를 위한 최적의 암 위험 수준이 0이 아니라는 반직관적 결론에 도달하게 된다. 만약 우리가 암을 완전히 억제한다면, 그 진화적 대가는 상상하기 어려울 만큼 클지도 모른다.

제4장
계통수 전체에 걸쳐 있는 암

조슈아 시프먼은 버니즈마운틴도그 품종인 그의 반려견이 암 진단을 받았을 때 믿을 수가 없었다. 암 연구자이자 소아암 전문의인 시프먼은 그 자신도 암 생존자였다. 가족의 사랑을 듬뿍 받는 반려견이 그가 연구했던 병, 그가 청소년일 때 싸웠던 병에 희생되는 것은 가장 바라지 않던 일이었다. 시프먼은 암이 인간만 걸리는 병이 아님을 깨달았다. 암은 계통수 전반에 걸쳐서 여러 다른 유기체에도 영향을 미친다.

반려견의 암 발병을 계기로, 시프먼은 개의 암 민감성에 관해 더 많은 것을 배우게 되었다. 그리고 인간의 암 민감성과 여러 유사점을 발견하고 매우 놀랐다. 개는 인간과 마찬가지로, BRCA1/2 유전자의 돌연변이로 인해서 유방암과 난소암 위험이 크게 높아질 수 있다. 개의 암에도 TP53 돌연변이가 있을 수 있다. 인간에서 TP53 돌연변이는 리프라우메니 증후군이라는 유전병으로 인해 나타나는데, 이 증후군이 있는 사람은 암이 생길 가능성이 다른 사람보다 훨씬 더 크다. 만성 골수 백혈병이 있는 개들은 심지어 BCR/ABL 유전자의 전좌도 있는 것으로 발견되었다. 이는 제2장에서 인간의 만성 골수 백혈병의 전형적 특징으로 다뤘던 것과 같은 전좌다.[1]

개의 암과 인간의 암 사이의 유사성은 BRCA, TP53, BCR/ABL 유전자의 변화 같은 유전적 위험 요인만 있는 것이 아니다. 개와 인간 모두, 암의 위험은 큰 몸집과 연관이 있다.[2] 앞 장에서 우리는 몸집이 아주 빠르게 커지는 것이 암 발병 위험을 더 높인다는 것을 확인했다. 그 이유는 세포 증식과 세포의 행동에 관한 통제 사이의 맞교환 때문이다. 유기체가 발생이라는 외줄타기를 하는 동안, 정상적인 발생을 하면서 진화적으로 적합한 성체가 되기 위해서는 세포의 지나친 증식과 지나친 통제 사이의 균형을 맞춰야 한다. 따라서 다른 모든 조건이 같다면, 몸집이 큰 유기체일수록 암에 더 민감할 것이라고 예상할 수 있다.

그러나 다른 모든 조건이 같을 수는 없다. 적어도 코끼리의 경우는 그렇다. 코끼리는 우리보다 약 100배 더 많은 세포를 가지고 있다. 그러나 코끼리의 암 발병률은 우리보다 훨씬 더 낮다.[3] 사실 다양한 종을 두루 살펴보면, 몸집이 클수록 암 발병 위험이 더 커지지 않는다는 것을 알 수 있다. 몸집의 크기와 암 발병 위험의 연관성은 종 내에서만 나타나는 것으로 보인다. 제3장에서 우리는 몸집이 커지는 것이 어떻게 암 위험을 증가시킬 수 있는지를 확인했다. 큰 몸집을 만들고 유지하려면 세포 분열을 더 많이 해야 하기 때문이다. 그렇다면 왜 몸집의 크기와 암 위험 사이에 상관관계가 종 간에는 나타나지 않는 것일까?

이 장에서는 페토의 역설Peto's paradox이라고[4] 알려진, 이 수수께끼를 푸는 데 도움이 되는 진화적 접근법에 대해 간단히 설명하려고 한다. 또 가장 단순한 다세포 유기체에서부터 크고 복잡한 코끼리 같은 유기체에 이르기까지, 계통수 전반에 걸쳐서 암 민감성이 다양한 이유 중 일부도 자세히 살펴보려고 한다. 다른 형태의 생명체에서는 암이 어떤 영향을 미치는지, 암을 억제하기 위해서 생명체가 어떻게 진화해 왔는지 이해하면, 인간으로서 우리가 왜 암에 민감한지를 꿰뚫어 볼 안목을 얻을 수도 있고, 암의 치료와 예방을 위한 새로운 전략이 나올 수도 있다.

암 민감성이 생명 형태에 따라 다른 까닭은 우리가 앞에서 확인한 것과 같은 일부 맞교환 때문이다. 즉, 몸집이 커지고, 빠르게 성장하고, 상처를 치유하고, 생식 가능한 상태가 되는 데 드는 비용 때문이다. 그러나 나는 이런 우리의 이해에 진화적 생명 역사 이론이라는 또 다른 층위를 하나 더 추가하려고 한다. 이 사고 틀을 활용하면, 어떤 유기체는 암 억제에 그렇게 많이 투자하지만, 다른 유기체는 그렇지 않은 이유를 이해하는 데 도움을 얻을 수 있다. 이 이론은 일부 종이 암에 특별히 저항성이 있는 이유에 관한 설명에도 도움이 될 수 있다.

또한 나는 성적 접촉을 통해서 전염되는 개의 암, 얼굴 깨물기를 통해서 전염되는 태즈메이니아데블의 암, 인간 대 인간으로 암이 전염된 희귀한 사례들과 같은 몇 가지 흥미로운 전염성 암의 사례들도 살펴볼 것이다. 우리는 상처 치유와 생식 같은 적합도 관련 형질의 맞교환이 일반적인 암에서 암에 대한 민감성을 형성하듯이, 어떻게 전염성 암에서도 민감성을 형성하는지 알게 될 것이다. 또 다세포 생명체가 기원한 이래로 전염성 암이 어떻게 존재해 왔는지, 면역계에서 성의 진화에 이르는 우리의 여러 기본적인 생물학적 특성을 형성하는 데 어떻게 중요한 역할을 했을 수 있는지도 살펴볼 것이다.

생명 전반의 암

나는 이 책을 시작하면서 철화 선인장에 관해 이야기했다. 혹 같은 성장물이나 뇌 모양의 형성물처럼 놀라울 정도로 다양한 형태는 모두 정상적인 세포 증식 조절이 붕괴된 결과일 수 있다. 이런 철화 선인장이 매우 흥미로운 이유는 본질적으로 암이기 때문이다. 다세포 행동에 관한 정상적인 제약을 탈출한 세포들이 무절제하게 성장하고 있는 것이다.

철화 선인장은 대화 식물의 한 예다. 철화 선인장 같은 식물은 말 그대로 다면적이다. 영어로 대화를 뜻하는 〈fasciation〉은 이 식물들의 성장 유형이 종종 면facet에 따라 아주 많이 달라지기 때문에 붙여진 이름이다. 대화는 식물의 생장점에 있는 세포들이 한 점에서 한 줄의 세포로 확장될 때 생길 수 있다. 이 세포들이 분열하는 동안 증식하는 세포들의 띠는 점점 더 길어진다. 그렇게 부채 모양으로 자라기도 하고, 때로는 돌돌 말리기 시작하면서 뇌 모양의 성장 유형을 나타내기도 한다. 이런 대화 현상은 선인장뿐 아니라 다른 여러 식물에서도 나타난다(그림 7). 어떤 꽃은 대화가 일어나서 기이한 모양의 길쭉한 꽃으로 자라기도 한다. 담배는 꽃과 잎의 모양에 대화가 자주 일어나는 식물이다. 소나무 같은 큰키나무도 대화가 일어날 수 있다. 그러면 위로 자라는 동안 묵직한 나무줄기가 위태로울 정도로 넓어지면서 부채 모양으로 확장된다.

시간이 흐르면서, 나는 철화 선인장에 관한 관심이 점점 더 커져서 대화라는 현상 자체에 매료되었다. 그 후에는 계통수를 더 깊이 파고들게 되었고, 마침내 다세포체의 모든 가지를 살피게 되었다. 기술적으로 볼 때, 녹조류는 식물이다. 식물이라는 분류군에는 아름드리 소나무에서 호수를 덮고 있는 녹색 막에 이르는 모든 것이 포함된다. 암과 암 같은 현상은 녹조류에서도 일어난다. 그리고 나와 내 동료가 발견한 것처럼, 계통수의 다른 모든 가지에서도 일어난다.

학자로 살면서, 나와 대체로 관심사가 같은 사람들과 1년을 온전히 함께하면서 일할 기회는 많지 않다. 하물며 내가 흥미를 갖고 있는 바로 그 문제들을 흥미롭게 여기는 사람들과 함께 지낼 기회라면 말할 것도 없다. 나는 베를린 고등 연구소(비센샤프트콜레크Wissenschaftskolleg, 줄여서 비코Wiko라고 부른다)의 연구진으로 일하면서 정확히 그런 영예로운 특혜를 누렸다. 암을 연

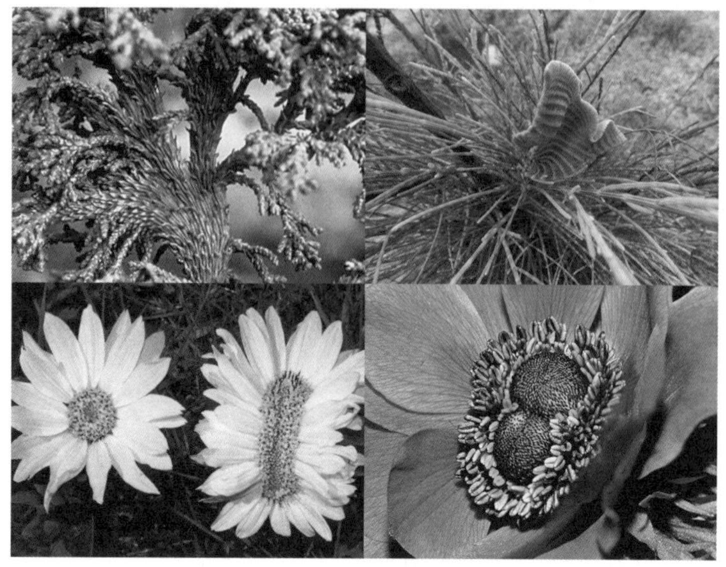

그림 7. 대화 현상이 일어난 식물

식물에서는 암과 유사한 현상인 대화가 일어날 수 있다. 대화가 일어나면, 생장점이 있는 말단 부분의 돌연변이 때문에 독특하고, 종종 아름다운 성장 유형이 만들어지기도 한다. 사진은 왼쪽에서 오른쪽으로, 손상의 결과로 대화가 나타난 편백Chamaecyparis obtusa, 전형적인 가지 구조 대신 분화의 조절 이상으로 넓은 부채 모양의 조직이 특징적인 철화 카수아리나 글라우카 Casuarina glauca, 들국화의 일종인 위에티아 헬리안토이데스Wyethia helianthoides, 왼쪽은 정상적인 꽃이고 오른쪽은 대화가 일어난 형태다. 아네모네 코로나리아Anemone coronaria의 〈겹꽃〉.

구하는 이론 진화 생물학자이자 생태학자인 마이클 혹버그는 베를린 고등 연구소에서 암의 진화를 주제로 연구 집단을 조직했다. 우리는 계통수 전반에 걸친 암 관련 논문을 연구하고, 다세포 생명체의 모든 가지에서 암이나 암과 비슷한 현상이 보고된 문헌을 뒤지면서 많은 시간을 보냈다. 우리는 조개, 곤충, 모든 종류의 동물, 균류에서 증거를 발견했고, 당연히 식물에서도 찾아냈다(그림 8).

　또한 우리는 이 모든 다양한 종에서 나타나는 암이 다세포 협력의 토대에 관한 얌체 행동과 항상 연관이 있다는 것도 발견했다. 모두 증식 조절을 방해하거나, 살아남아서는 안 되는 세포를 살아 있게 하거나, 세포 분업을 엉망으로 만들거나(다시 말해서, 세포 분화의 조절 이상), 자원을 독점하거나 세포 밖 환경을 파괴했다. 내가 앞서 설명했듯이, 세포의 얌체 행동은 모든 종에 걸쳐 나타나는 암 또는 암 유사 현상을 공통으로 설명할 수 있는 사고 틀이다. 암을 세포의 얌체 행동이라고 정의하면, 암에 관한 기존의 다른 여러 정의와 달리, 생물학적으로 매우 다른 특성을 지닌 유기체들을 넘나들며 암에 대해 이야기할 수 있다.

　암은 대체로 동물 중심적 방식으로 정의되며, 침습과 전이가 판단 기준으로 활용된다. 침습하려면 세포가 뚫고 들어가야 하는 기저막이 필요하지만, 모든 유기체가 기저막으로 둘러싸인 조직을 갖고 있는 것은 아니다. 게다가 전이에 이용될 순환계도 모든 유기체가 갖추고 있지는 않다. 더 보편적으로 암을 정의하는 방식은 세포의 얌체 행동에 초점을 맞추는 것이다. 이 방식에서는 생명 전반에 걸쳐 널리 적용 가능한 특성들을 사용할 수 있으며, 그 특성들은 다세포 협력의 붕괴와 연관이 있다.

　많은 생물학자가 식물에는 세포벽이 있고 조직 구조가 더 단단하므로 침습성 암이 생길 수 없을 것으로 생각해 왔다. 그러나 우리가 확인한 것처럼, 식물도 암과 유사한 성장물(대화)이

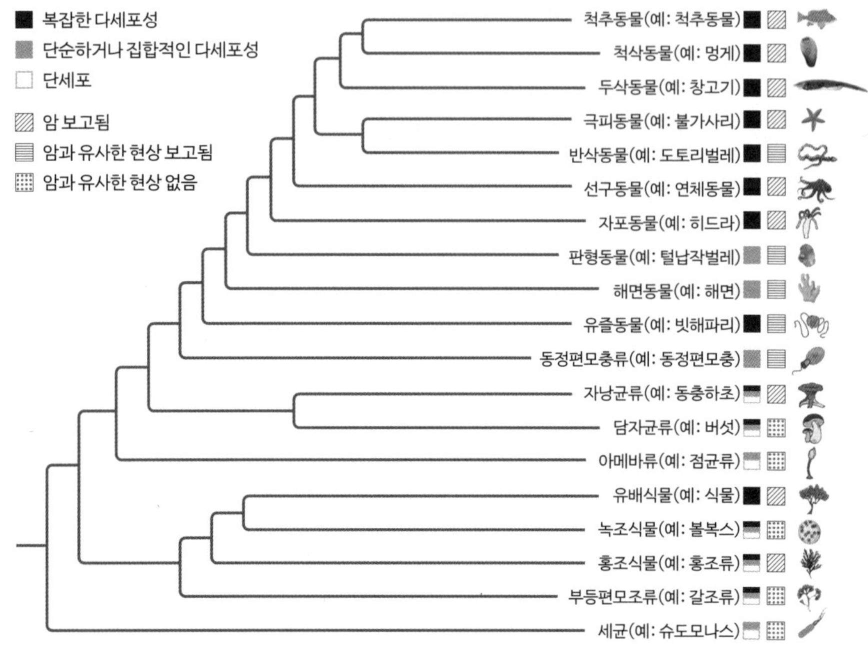

그림 8. 다세포 생물의 계통수

다세포 생명체의 가지에 속하는 모든 생물은 암에 민감하다. 계통수 전체에 걸친 암에 관한 문헌을 다시 검토하면서, 우리는 다세포 생물의 모든 가지에서 암이나 암과 비슷한 현상(분화의 이상 조절과 지나친 증식)에 관한 기록을 찾아냈다.[5]

생길 수 있다. 이런 성장물은 침습적이지는 않지만, 과도한 증식, 적절한 세포 죽음의 결여, 자원 독점, (개화 양식에 혼란을 주는) 분업의 붕괴, 공유 환경의 파괴(예를 들면, 조직의 괴사 가능성을 높여서 식물 전체를 감염에 더 취약하게 만들 수 있다)처럼 암과 관련된 암체 행동의 모든 특징을 지니고 있다. 때로는 식물에도 침습성 성장물이 생길 수 있다. 계통수 전반에 걸쳐 암을 조사하는 과정에서 우리가 발견한 놀라운 문헌 중에는 식물의 침습성 성장물, 즉 기존의 조직을 뚫고 침범하는 세포들을 보고한 논문도 있었다.[6] 심지어 이 침습성 성장물은 더 전통적이고 엄격한 암의 정의까지도 만족했다. 이는 어떤 평가 방식과 정의에 따라서도, 식물이 암에 걸릴 수 있다는 것을 암시한다.

계통수 전체에 걸친 암에 관한 우리의 첫 번째 연구 프로젝트를 진행할 때, 우리는 우선 기존에 발표된 암 보고서만을 검토했다. 이 연구 프로젝트는 계통수를 구성하는 다세포 생물의 모든 가지에 암이 어떤 영향을 주는지 큰 그림을 보는 데 도움이 되었다. 그러나 이 연구는 첫 단계일 뿐이었다. 다음 단계는 생명체 전체에 걸친 암에 관한 자료를 가능한 한 많이 수집해서 체계적으로 살펴보는 것이었다.

현재 나는 원래 비코 연구 집단의 일원이었던 연구자 몇 명과 함께 연구하고 있다. 그들 중 다수는 현재 애리조나 암 진화 센터에 있는데, 우리의 목표는 다양한 종에 걸쳐 암 발병률을 분석하는 것이다. 암 생물학자이자 진화 생물학자인 에이미 보디는 샌타바버라의 캘리포니아 대학교에서 이 프로젝트를 이끌고 있다. 보디는 동물원, 동물병원, 그 외 다른 곳에서 나온 자료를 모아서 암 기록에 관한 통합 데이터베이스를 만들기 위해 엄청난 노력을 기울이고 있다. 이 데이터베이스는 1만 3천여 종의 동물에서 나온 약 17만 건의 기록으로 구성되어 있다. 지금까지 우리는 이 데이터베이스에서 암에 완전한 저항성을 가진 동물을 발견하지는 못했다. 어떤 종이든지 적어도 50건당 하나의 기록에는 신생물neoplasm에 관한 보고가 있었다. 이 글을 쓰고 있는 시점에 이 데이터베이스에서 암 비율이 가장 높은 종은 페럿, 고슴도치, 기니피그다. 암 비율이 매우 높은 다른 동물로는 치타와 태즈메이니아데블이 있다(심지어 태즈메이니아데블의 전염성 안면 종양의 사례는 여기에 포함되지도 않았다).

우리는 다양한 종의 암 발병 위험 데이터베이스에 관한 연구와 함께, 판형동물과 해면동물도 살펴보고 있다. 〈단순한〉 형태의 이 동물들은 생명 전체에 걸친 암에 관한 우리의 사전 검토에서 암에 저항성이 있을 것으로 보였다. (판형동물과 해면은 위에서 설명한 비교 종양학 데이터베이스의 일부가 아니다. 일반적으로 이런 동물은 위 자료의 출처인 동물원이나 동물병원에서 치료하지 않기 때문이다.) 내 동료이자 공동 연구자인 안젤로 포투나토는 이런 고대의 다세포 생물에 초점을 맞춰서 암에 저항하는 그들의 능력을 조사하는 프로젝트를 담당하고 있다. 포투나토는 진화 생물학과 암 생물학에서 두 개의 박사 학위를 가지고 있는데, 이런 배경과 독특한 기술을 바탕으로 암 억제 메커니즘의 진화를 살피고 있다. 이들 종의 암 억제 메커니즘을 연구함으로써, 우리는 암 억제가 원래 어떻게 진화했는지 더 잘 이해하게 될 것이며, 어쩌면 완전히 새로운 암 억제 메커니즘을 밝혀낼지도 모른다. 또한 인간의 질병에 대해서, 그리고 인간의 암을 더 잘 치료하거나 예방할 방법에 대해서도 더 많은 것을 배울 수 있을 것이다.

포르투나토는 암에 걸리지 않는 것으로 보이는 몇몇 종에 연구의 초점을 맞췄다(우리가 처음에 문헌을 검토할 때 암이 보고되었다는 기록을 발견하지 못한 종들이다). 포르투나토가 가장 먼저 실험실로 가져온 종은 바다에 사는 해면의 일종인 테티야 윌헤마였다. 이 해면은 거의 분화되지 않은 세포의 집합체에 가까운 유기체로, 각각의 세포에는 양분과 물이 드나드는 작은 구멍과 통로가 있었다. 포르투나토의 발견에 따르면, 이 해면은 암에 관한 저항성이 대단히 높아 보였다. 이들은 (DNA 손상을 유도하는) 극도로 높은 수준의 방사선을 견딜 수 있었고, 암과 비슷하게 보이는 성장물도 전혀 생기지 않았다. 방사선에 관한 해면의 반응을 관찰하면서, 그는 이 해면이 며칠 동안 쪼그라들어 있다가 다시 예전의 크기로 돌아간다는 것을 알아냈다. 그러면서 이상한 성장물이나 색 변화처럼 뚜렷하게 암의 지표가 될 만한 것은 감지되지 않았다. 현재 포르투나토는 분자 기술을 활용해서 DNA 손상에 관한 이런 뚜렷한 회복력을 담당하는 메커니즘을 밝히고자 애쓰고 있다.

그는 판형동물(털납작벌레)에서도 암 저항성을 살펴보고 있다. 이 유기체는 분류학적으로는 동물에 속하지만, 기본적으로 이동을 돕는 한 겹의 세포층이 바깥쪽으로 둘러싸고 있는 하나의 세포 자루다. 판형동물을 방사선에 노출하면, 가끔 색이 짙어진 부분(암일 수도 있다)이 내부에서 자라는 모습이 관찰되었다. 때로는 이렇게 색이 짙어진 부분은 점점 유기체 가장자리로 이동한 다음 몸 밖으로 배출되거나 뽑혀 나가는 것처럼 보였고, 판형동물에 남아 있는 세포에는 짙은 색의 세포가 없었다 (그림 9).

어쩌면 이는 복합한 조직계와 기관계가 없는 판형동물 같은 유기체의 암 억제 메커니즘일지도 모른다. 문제를 일으킬 여지가 있는 세포를 근본적으로 뽑아내는 것이다. 이 전략은 단순한 유기체에만 효과가 있는 것처럼 보일 수도 있다. 그러나 조금만 더 생각해 보면, 세포 배출은 인간처럼 큰 유기체라도 조직 규모에서는 실행 가능한 전략처럼 보인다. 이를테면, 인간의 결장에서 증식을 너무 많이 하는 세포는 주변 세포들에 의해 방출될 수 있다. 주변 세포들은 액토미오신(근육을 구성하는 단백질)의 고리를 만들어서 문제 세포를 말 그대로 짜내 버릴 수 있다.[7] 비슷한 현상은 초파리(드로소필라)에서도 관찰된다. 정상세포들은 필라민과 비멘틴이라는 단백질을 생산할 수 있는데, 이 단백질로 긴 팔처럼 생긴 돌출물을 만들어서 돌연변이 세포를 쫓아낼 수 있다.[8] 그러나 이 메커니즘이 작동하려면 돌연변이 세포를 둘러싸고 있는 세포들이 정상이어야만 한다는 점은 이과정에서 종양 미세 환경의 중요성을 시사한다.[9] 돌연변이 세포의 배출은 잠재적인 위협으로부터 몸을 보호하는 역할을 할 수 있다. 그렇지 않으면 손상된 세포가 암을 일으킬 수도 있다. 돌연변이 세포를 제거하는 이런 배출 메커니즘은 판형동물에만

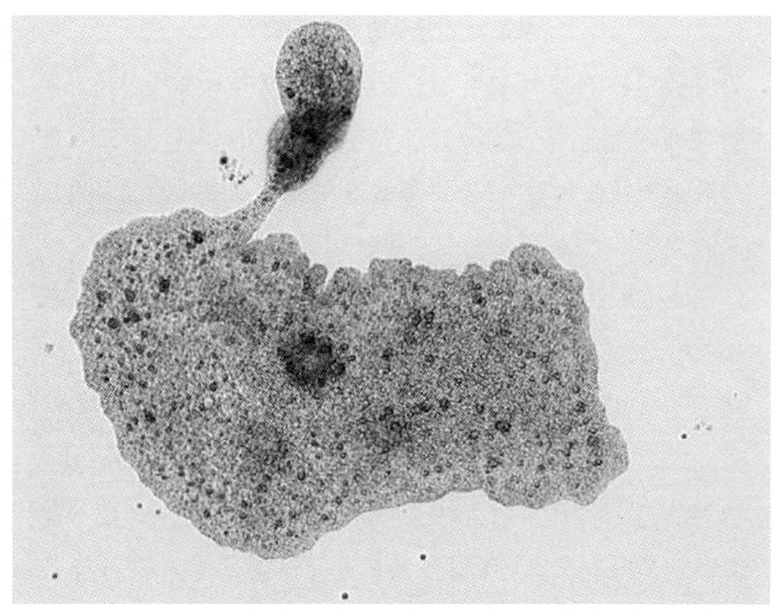

그림 9. 판형동물의 암 저항성

방사선에 노출된 후, 판형동물에서 때로 색이 짙어지는 부분이 발달한다. 이렇게 색이 짙은 부분은 주변부로 옮겨져서 배출되거나 뽑혀 나가고, 판형동물 내에 남아 있는 세포들은 짙은 색의 세포가 없는 상태를 유지하는 것으로 보인다. 이런 세포 배출은 암 억제 메커니즘일 가능성이 있다. 판형동물은 160그레이의 방사선에 노출되었다. 이 사진은 명시야 조명하에서 150배 확대한 모습이다. 안젤로 포르투나토 제공 사진.

국한되지는 않는 것으로 보인다.

포르투나토의 연구는 단순한 유기체가 얌체 세포로부터 자신을 보호하기 위해 진화해 온 방법을 엿볼 수 있게 해주고, 우리 모두 참고 자료의 범위를 넓혀서 질문을 던질 것을 독려한다. 우리가 어떻게 암을 억제하도록 진화해 왔는지 더 잘 이해하려면 계통수 전체를 살펴야 할 것이다.

세포가 많을수록 암이 많다?

앞에서 나는 작고 비교적 단순한 형태의 생명체에서 일어나는 암 억제 과정을 탐구했다. 그럼 인간이나 코끼리처럼 더 크고 복잡한 유기체는 어떨까? 크고 복잡한 형태의 생명체는 성공적으로 생식할 수 있을 정도로 오랫동안 어떻게 암을 통제할까?

다세포 유기체가 되기 위해서는 세포 증식이 반드시 필요하지만, 세포가 분열할 때마다 돌연변이가 생길 수 있으므로 암에 관한 우리의 민감성도 증가할 수 있다. 유기체는 크기가 클수록, 그 크기에 도달하기 위해서 세포 분열을 더 많이 해야 한다. 그리고 그 크기를 유지하려면 (지속적으로 조직의 세포를 새것으로 바꿔야 하므로) 더 많은 세포 분열이 필요하다. 게다가 유기체가 커질수록 주어진 순간에 돌연변이를 일으킬 세포가 더 많아진다. 사실, 같은 종 내에서 암 발생률을 살펴보면 몸집이 큰 개체일수록 암에 걸릴 위험이 더 크다. 이를테면, (몸무게 약 20킬로그램 이상인) 대형 견종일수록 소형 견종보다 암 위험이 더 커진다.[10] 비슷한 원리로, 키가 큰 사람은 키가 작은 사람보다 암에 걸릴 위험이 더 크다. 키가 10센티미터씩 커질 때마다 암 위험은 약 10퍼센트씩 증가한다.[11] 그러나 여러 다양한 종에 걸쳐서 살펴보면, 크기가 커질수록 암 위험이 커지는 양상은 나타나지 않는다.[12]

우리는 코끼리가 인간보다 세포의 수가 100배 더 많다는 것을 앞서 확인했다. 그러나 코끼리가 인간보다 암에 100배 더 잘 걸리는 것은 아니다. 코끼리는 그들의 크기와 수명에 비해서 놀라울 정도로 암에 관한 저항성이 크다. 코끼리의 암 발생률은 인간을 포함하여 크기가 훨씬 작은 다른 여러 유기체보다 낮다. 반면, 생쥐는 우리보다 훨씬 작지만 암에는 훨씬 더 잘 걸린다. 이런 역설은 수명에도 적용된다. 같은 종에서는 수명이 길수록, 세포가 분열하고 잠재적인 돌연변이원에 노출되기 때문에 암에 걸릴 확률이 더 증가한다. 그러나 여러 다른 종에 걸쳐서 암 위험을 살펴보면, 암 발생률은 수명과 상관관계가 없다.

이런 양상, 즉 암 위험이 몸집의 크기나 수명과 상관관계를 보이지 않는 것을 페토의 역설이라고 한다. 1970년대에 이 역설을 지적한 리처드 페토 경은 옥스퍼드 대학교의 통계학자이자 전염병학자였다. 그는 세포 대 세포를 비교하면 인간 세포가 생쥐의 세포보다 암에 관한 저항성이 훨씬 커야 한다는 점에 주목했다. 그렇지 않으면 우리는 초년에 암에 굴복해야 했을 것이다.[13] 나와 내 동료가 지난 몇 년에 걸쳐 수행한 연구는 이 양상을 확인시켜 주었다. 수명이 더 길고 몸집이 더 큰 종은 수명이 더 짧고 몸집이 더 작은 종에 비해서 암 발생률이 높지 않다.[14]

건강한 삶을 위한 좋은 결정

우리는 모두 세포 자유와 세포 통제의 균형을 맞추면서 삶이라는 외줄타기를 하고 있다. 세포에 너무 많은 자유를 주면, 우리 몸에서는 암 위험이 증가할 것이다. 세포를 너무 많이 통제하면,

우리는 정체되고 진화적으로 실패할 위험이 있다. 다른 다세포 유기체도 이와 다르지 않다. 모든 유기체는 한편으로는 생명을 유지하고 생식에 성공하기 위해서 필요한 일을 세포가 할 수 있도록 허용하고, 한편으로는 세포가 암이 되지 않도록 통제하면서 올바른 균형을 찾아야 한다.

모든 유기체가 같은 균형을 찾는 것은 아니다. 생쥐 같은 유기체는 짧은 생을 사는 동안 왼쪽으로 기울어져서 외줄을 탄다. 포식자에 잡아먹힐 때까지 세포에 혼돈이 난무하게 두는 것이다. 코끼리 같은 유기체는 오른쪽으로 경도된 삶을 산다. 암을 억제하는 쪽으로 기울어져서 더 오래 살고 더 늦게 생식할 수 있다.

코끼리는 긴 게임을 하고 있다. 늦은 나이에 새끼를 낳고 천적이 없으므로 암 억제에 투자하고 그 전략이 보상받을 만큼 충분히 오래 살려고 한다. 생식이라는 보상을 얻을 수 있는 지점에 이르기 위해서는 외줄을 더 오래 건너야 하는 셈이다. 코끼리는 이런 생식 보상을 얻을 가능성을 더 높이기 위해서 약간 오른쪽으로 기울어 있을 뿐 아니라, 성공적인 생식을 위해서 필요한 만큼 충분히 오래 살아남으려면 전체적으로 균형을 더 잘 잡아야 한다.

유기체를 무질서한 세포 자유로 기울어지게 하는 힘 일부는 그 유기체의 내부에서 유래한다. 유기체를 암 위험이 더 커지는 쪽으로 기울어지게 하는 다른 힘은 태양 복사나 화학적 돌연변이원에 노출되어 일어나는 DNA 손상처럼 유기체의 외부에서 유래한다. 어떤 영향은 경험에서 유래할 수도 있다. 상처가 그 좋은 예다. 상처를 입으면 상처 부위에서는 기본적으로 혼돈을 잘 견디게 해주는 유전자가 활성화되므로 암 위험이 증가할 수 있다.

유기체의 개체군이 진화적 시간 동안 여러 세대에 걸쳐 진화할 때, 세포의 자유와 통제 사이의 이런 균형에 영향을 주는 다른 힘도 있다. 그런 힘으로는 높은 외인성 사망률(포식과 같은 외적 이유로 사망할 가능성), 치열한 성 선택(생식이 이성의 호감을 얻는 능력과 동성 간의 경쟁의 영향을 강하게 받을 때) 같은 것이 있다. 이런 진화적 압력으로 인해서 실제로 더 왼쪽으로 기울어지는 전략을 쓰는 유기체가 자연 선택을 받기도 한다. 암 억제로 얻는 이득은 그 이득을 얻을 만큼 충분히 오래 살지 않는다면(또는 암 위험을 낮추기 위한 맞교환으로 너무 많은 생식 기회를 포기해야 한다면) 무용지물이기 때문이다.

이런 맞교환은 유기체가 살아가는 과정에서 다양한 〈목표〉(성장, 생식, 생존 따위)에 투자하는 방식에 영향을 끼치기 때문에, 진화 생물학에서는 이런 맞교환을 생활사life history 맞교환이라고 한다. 생활사 맞교환 학설의 기본적인 개념은, 궁극적으로 생식 성공률을 높이기 위한 여러 가지 목표에 유기체가 배정할 수 있는 (시간과 에너지 같은) 자원이 한정되어 있다는 것이다. 한 가지 목표를 위해 너무 많은 시간을 쓰면, 다른 목표에 쓸 시간은 줄어들게 된다.

이 개념은 우리의 외줄타기 비유와 비슷하지만, 그것을 여러 차원으로 확장한 것이다. 성장은 생식과 맞교환이 일어나고, 생식은 생존과 맞교환이 일어나며, 생존은 성장과 맞교환이 일어나는 식이다. 그리고 각각의 목표 아래에는 더 세부적인 목표들이 있고, 그런 하위 목표들 사이에도 맞교환이 일어날 수 있다. 이 개념을 단순화하는 한 가지 방법은 대체로 시간이라는 한 가지 차원, 그중에서도 생식 시기에 대해서만 맞교환을 생각하는 것이다. 생의 초기에 성공적으로 살아남기 위해서(즉, 빠르게 성장하고 가능한 한 일찍 많은 자손을 만들기 위해서) 많은 것을 투자하는 유기체는 빠른 생활사 유기체다. 장기적인 생존에 투자하지만 더 천천히 자라서 생식이 지연되는 유기체는 느린 생활사 유기체다. (이 두 전략 중 어느 것도 다른 전략보다 본질적으로 더 낫다고 말할 수 없다. 최선의 전략은 그 유기체가 처한 생태, 특히 그들이 맞닥뜨리는 위협과 기회의 종류에 따라 다르다.)

다른 모든 조건이 같다면, 코끼리 같은 느린 생활사 유기체가 암에 덜 민감할 것이라고 예상할 수 있다. 단기적 생식보다는 장기적 생존에 더 많은 투자를 하기 때문이다. 장기적 생존의 측면 중 하나는 신체의 유지 관리다. 이는 상처의 치유에서 감염과의 싸움, 망가진 DNA의 수선에 이르기까지 한 유기체가 자신의 몸을 유지하기 위해서 하는 모든 일을 말한다. 암 억제도 신체 유지 관리의 한 부분이다. 느린 생활사 전략을 쓰는 다세포 유기체라면, 돌연변이를 감지하고 세포의 얌체 행동을 억제함으로써 몸을 암이 없는 상태로 유지하는 것은 수명 연장을 위해 매우 중요한 방법이다.

앞서 보았듯이, 효과적인 암 억제에는 종종 비용이 따른다. 암을 억제하는 일을 너무 잘하면 적합도와 관련된 다른 형질이 영향받을 수 있다. 이는 암과 함께 수백만 년 동안 진화해 왔음에도 유기체가 암을 완전히 억제하도록 진화하지 못한 이유 중 하나다. 지나친 암 억제는 생명에 부정적인 영향을 줄 수 있다.

농업에서의 인위적인 선택은 적합도 관련 형질과 암 위험 사이의 이런 맞교환을 들여다볼 수 있는 독특한 사례를 제공한다. 우리는 산란이나 우유 생산과 같은 형질을 위해서 동물을 선택적으로 교배한다. 그리고 이런 극심한 인위적 선택이 때로 놀라운 결과를 낳기도 하는데, 어떤 결과는 특정 형질의 저변에 있는 맞교환을 이해하는 데 도움이 되기도 한다. 달걀 생산을 위해서 품종 계량이 되어 온 산란계가 바로 그런 사례다. 산란계는 알을 더 많이 낳을 뿐 아니라, 난소암의 발생률도 높다. 그 이유는 난소의 내부와 주위에서 세포 증식을 더 허용하는 쪽으로 선택이 이루어져 왔기 때문으로 추측된다.[15]

계절에 따라 빠르게 성장하는 사슴의 가지 뿔은 암 억제의 섬세한 균형을 보여 주는 또 다른 사례다. 사슴의 가지 뿔은 겨울이 되면 떨어지고, 이듬해 봄과 여름에 빠르게 다시 자라서 가을의 번식기를 준비한다.[16] 가지 뿔이 가장 크게 자란 수컷은 다른 수컷보다 번식에 유리하다. 그러나 이런 능력 때문에 수컷 사슴은 암과 유사한 성장물인 가지 뿔종antleroma이 생기기 쉽다(그림 10). 가지 뿔을 대단히 빠르게 자라게 하려면 빠른 세포 증식이 필요하지만, 무절제한 성장을 억제하는 엄격한 통제도 함께 필요하다. 많은 징후가 암 경로와 가지 뿔의 빠른 성장 능력 사이의 연관성을 지적한다. 가지 뿔종이 없는 정상적인 가지 뿔조차도 뼈암(골육종)을 암시하는 유전자 발현 양상이 정상적인 뼈보다 더 많이 나타난다.[17] 게다가 종양 촉진 유전자가 가지 뿔에서 발현되고, 유전자 서열에는 암과 연관된 유전자(원암 유전자proto-oncogene)가 사슴류의 조상에서 긍정적 선택을 받았다는 것이 드러난다.[18] 수컷 사슴의 가지 뿔은 (가지 뿔이 클수록 암컷과 짝짓기를 할 가능성이 더 크기 때문에) 성 선택된 형질로 인해서 암 민감성이 증가한 사례다.[19]

종 내에서 암 민감성을 증가시킬 수 있는 또 다른 성 선택 형질로는 큰 몸집이 있다. 많은 종에서, 암컷은 몸집이 더 큰 수컷과 짝짓기 하는 것을 선호한다. 플래티southern platyfish라고 불리는 민물고기(문피시moonfish 또는 크시포포루스 마쿨라투스Xiphophorus maculatus라고도 알려져 있다)가 이런 사례의 하나다. 이 종의 수컷 중 일부는 다른 수컷에 비해 두드러지게 큰 편이다. 이렇게 몸집이 큰 수컷은 대체로 배에 커다란 검은 반점이 있어서 X자 무늬 수컷이라고 불린다. 그 검은 반점은 흑색종이다. 몸집을 커지게 하는 바로 그 유전자가 이 물고기를 피부암에 더 민감하게 만드는 것이다.[20]

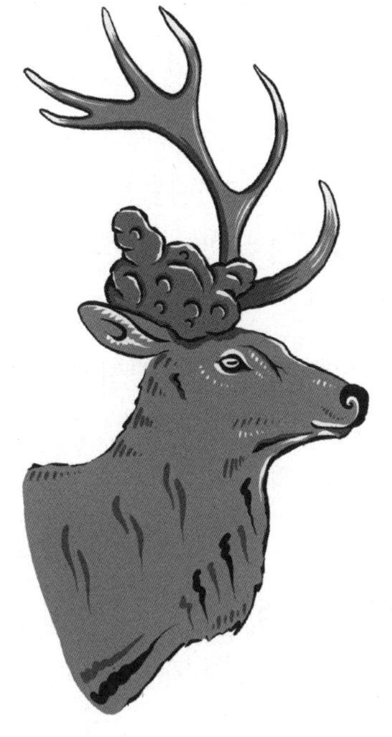

그림 10. 가지 뿔종이 생긴 수컷 사슴

가지 뿔종은 가지 뿔이 비정상적으로 발달할 때 생기는 뼈 덩어리다. 가지 뿔종에 관한 민감성은 어느 정도는 짝짓기 철마다 가지 뿔이 자라는 데 필요한 급속한 증식의 결과다. 가지 뿔은 성 선택된 형질이 암 발병 위험의 증가와 연관이 있다는 것을 보여 준다.

더 큰 유기체가 되려면 몸집을 키워야 하고, 큰 몸집을 유지하려면 세포 증식을 더 많이 해야 한다. 이는 암 위험이 더 커진다는 의미다. 그러나 종들 사이의 관계를 살펴볼 때는 이런 양상이 나타나지 않는다. 코끼리와 그 밖의 느린 생활사 유기체는 큰 몸집과 암 저항성을 둘 다 지닐 수 있게 만드는 몇 가지 진화적 술수를 감추고 있다.

코끼리는 종양 억제 유전자인 TP53의 복사본을 추가로 가지고 있는데, 이것이 코끼리의 암 발병률을 낮추는 데 기여한다. (우리의 TP53 유전자는 두 개뿐이며, 어머니와 아버지로부터 각각 하나씩 물려받는다.) TP53은 세포 증식의 통제를 돕고, 세포가 복구할 수 없을 정도로 손상되면 프로그램된 세포 죽음을 유발한다. TP53은 세포의 비정상적 행동을 감시하고 그에 따라 반응하면서 유전체의 얌체 행동 감지기처럼 작용한다.

종양 억제 유전자는 많지만, 그중에서도 TP53은 중요한 유전자 중 하나다. TP53은 DNA 손상 같은 문제를 감지함으로써 세포가 건강한 상태를 유지하도록 돕는다. 손상을 감지하면 문제를 고칠 수 있을 때까지 세포 주기를 멈춘다. 만약 문제를 고칠 수 없으면, TP53는 아폽토시스에 이르게 하는 연쇄 반응을 시작하는 신호를 보냄으로써 세포 자살을 개시한다. TP53의 추가 복사본이 있는 코끼리는 이런 모든 암 억제 기능의 용량이 늘어나는 것이다. 코끼리의 세포는 DNA 손상에 특별히 민감해서, 만약 손상이 일어나면 더 쉽게 세포 자살을 감행한다.[21]

암 진화 생물학자인 카를로 말리(내 동료이자 남편이기도 하다)는 그의 학생인 알리아 콜린과 함께 코끼리의 유전체에서 이런 TP53의 추가 복사본을 발견하고, 이 복사본이 코끼리의 낮은 암 발병률에서 중요한 역할을 하고 있을지도 모른다고 추측했다. 말리의 발견은 소아 종양학자인 조슈아 시프먼의 관심을 끌었다. 시프먼은 반려견의 죽음을 계기로 인간과 개의 암에 나타나는 유사성에 관한 연구를 시작하게 되었다. 그는 이 장의 초반에 다뤘던 유전성 질환인 리프라우메니 증후군을 이해하기 위해서, 세포에 방사선을 쬐고 아폽토시스 비율을 측정하고 있었다. 종양 억제 유전자인 TP53의 복사본은 보통 세포당 두 개씩 들어 있지만(부모로부터 각각 하나씩 물려받는다), 리프라우메니 증후군이 있는 아기는 하나만 갖고 태어난다. 리프라우메니 증후군이 있는 어린이는 거의 100퍼센트가 암에 걸린다. 여러 개의 암에 걸리는 경우도 많고, 아주 어릴 때부터 병이 시작되기도 한다. 비참한 유전병으로 가족 전체가 걸릴 수도 있다.

리프라우메니 증후군이 있는 사람의 혈액 속 세포들을 조사하던 시프먼은 그 세포들이 방사선에 비정상적인 방식으로 반응한다는 것을 발견했다. 정상적인 세포라면 DNA가 손상을 입었을 때 세포 자살을 감행해야 하지만, 그 세포들은 살아 있었다. 그 결과 더 많은 세포가 살아남지만, 궁극적으로는 몸 전체가 암에 더 취약해진다. 리프라우메니 증후군 환자의 세포들은 TP53 복사본의 결함 때문에 심한 DNA 손상을 입고도 살아남는다. 그렇게 돌연변이가 생긴 세포들은 암이 될 확률이 높아져서 환자의 생명을 위협할 수 있다.

말리와 시프먼은 함께 연구 팀을 꾸려서 코끼리의 세포에서 DNA 손상 반응을 조사하기로 했다. 그들의 목표는 TP53의 복사본이 많으면 암을 유발할 가능성이 있는 세포로부터 코끼리를 보호하는 데 도움이 되는지를 알아보는 것이었다. 그들은 헌츠먼 암 연구소의 분자 병리학자이자 암 생물학자인 리사 애버글렌에게 도움을 요청했다. 애버글렌의 연구 팀은 코끼리의 혈액에서 배양한 세포에 방사선을 쐬었을 때 그 세포들의 아폽토시스 비율이 대단히 높다는 것을 발견했다. 방사선에 대한 코끼리 세포의 반응은 자기 파괴였다. 손상이 생기면 세포 자살을 유발하는 이런 예민한 반응은 암을 일으킬 수 있는 돌연변이 세포로부터 코끼리를 보호하는 데 도움이 된다.

연구자들이 페트리 접시에서 코끼리 세포를 배양하여 방사선을 쬐면 TP53 유전자가 활성화되면서 p53 단백질이 생산되고, 이 단백질은 심한 돌연변이가 일어난 세포에서 세포 자살을 유발한다. 우리의 외줄타기 비유를 들어 이야기하자면, p53이라는 유전자 산물의 생산은 코끼리를 오른쪽으로 기울어지게 해서 세포의 행동에 더 강한 통제를 가하는 것이다. TP53이 (방사선에 의한 손상 등으로) 활성화되면 p53이 생산된다. 이 단백질은 코끼리의 오른쪽 양동이로 들어가서, 방사선 노출 등으로 인해 증가할 수 있는 암 위험을 관리하도록 돕는다.

애버글렌의 연구 팀은 코끼리가 40개의 TP53 복사본을 가진 것을 밝혀낸 말리의 분석과 코끼리 세포가 방사선에 반응하여 곧바로 자기 파괴를 한다는 것을 증명한 시프먼 연구실의 자료를 접목했다.[22] DNA 손상을 입은 세포가 실험실 환경에서 보이는 반응에 관한 연구에 컴퓨터 생물학과 유전체학을 결합한 그들의 연구는 훌륭한 혁신의 사례로서, 학제 간 연구를 통해서 페토의 역설과 같은 오랜 수수께끼가 풀릴 수 있었다.

다른 연구 팀들은 말리와 시프먼의 연구 결과를 재현했고, 코끼리가 TP53의 복사본을 여러 개 가지고 있음으로써 페토의 역설을 해결했다는 것을 암시하는 추가적인 증거를 발견했다. 사실, 시카고 대학교의 진화 생물학자인 빈센트 린치도 코끼리가 TP53의 복사본을 여러 개 갖고 있다는 사실을 독립적으로 발견했다. 털로 뒤덮인 매머드와 다른 멸종된 코끼리 친척들의 DNA 조사를 통해서, 린치와 그의 연구 팀은 시간의 경과에 따른 TP53 유전자 개수의 진화적 변화를 재구성했다. 그들은 진화 과정에서 코끼리의 몸집이 커질 때마다 TP53 복사본의 수가 증가한 것을 발견했다.[23] 이 발견은 몸집이 커질수록 TP53의 복사본이 더 많아지는 형태로 더 강력한 암 억제의 진화를 촉진했을 가능성을 암시한다.

몸집이 더 커질 수 있도록 암 억제 체계를 진화시킨 유기체는 코끼리만이 아니다. 노던 애리조나 대학교의 진화 생물학자인 (그리고 우리 연구 팀의 일원이기도 한) 마크 톨리스는 혹등고래의 아폽토시스 유전자에 중복duplication이 있다는 것을 발견했다. 게다가 몸집이 더 작은 고래 친척들(향유고래, 큰돌고래, 범고래 등)과 비교했을 때, 혹등고래에서는 세포 주기 조절, 세포 신호, 세포 증식을 담당하는 유전자에 관한 양성 선택도 있었다.[24]

조절과 통제

세포의 자유와 통제 사이의 균형 조절은 평생에 걸쳐 일어나는 역동적인 과정이다. TP53 같은 유전자가 항상 단백질을 만들고 있는 것은 아니다. 만약 그렇다면, 우리의 외줄 위에서는 균형이 너무 오른쪽으로 편향되면서 (조기 노화나 생식 능력 저하와 같은) 그에 따른 맞교환이 일어날 것이다. 코끼리도 무턱대고 오른쪽으로 기울어져 있는 것이 아니다. 생쥐 같은 작은 유기체보다 더 신중하고 역동적으로 균형을 맞추고 있다. 몸집이 크고 더 오래 살기 위해서는 암을 더 잘 억제해야 하지만, 평생에 걸쳐 외줄 위에서 유기체의 균형을 유지하려면 암 억제에 관한 더 신중한 조절이 요구된다. 이는 단순히 세포의 통제 수준을 높이는 유전자 산물을 더 많이 생산하는 문제가 아니다. 적절한 시기에 적절한 양의 유전자 산물을 생산해서 유기체를 세포 혼돈 쪽으로 기울어지게 하는 유전자 산물과 균형을 맞춰야 하는 문제다.

유기체는 이 조절 장치를 어떻게 조절할까? 한 가지 방법은 유전자 망(다른 유전자들의 상태에 영향을 받는 유전자들의 관계)을 만드는 것이다. 이 유전자 망에는 세포 자유를 촉진하는 유전자에서 세포 통제를 촉진하는 유전자까지 연결되어 있다. 이 연결망은 유전자 산물의 생산을 감시하고 영향을 줌으로써, (앞서 TP53의 신호 감지 기능에서 본 것과 같은) 섬세한 균형을 유기체가 더 오래 유지하도록 도울 수 있다.

세포 자유(세포 복제 촉진) 쪽으로 기울어지게 하는 일을 주로 담당하는 유전자들은 단세포 시절에 나타난 가장 오래된 유전자들이다. 세포를 더 통제하는 쪽으로 균형이 기울어지게 하는 일을 주로 담당하는 유전자들은 다세포성으로 전환될 때 진화된 유전자들이다. 관리자 유전자라고도 불리는 이런 유전자의 다수는 세포의 협력 강화를 도움으로써 다세포 유기체가 살아갈 수 있게 해준다. 그런데 이 두 가지 범주에 속하지 않는 다른 범주의 유전자도 있다. 〈단세포성〉 자유 촉진 유전자와 〈다세포성〉 통제 촉진 유전자의 사이에 있는 이런 유전자들은 문지기 유전자라고 불린다.[25] 문지기 유전자는 변화에 역동적으로 반응하고 필요할 때는 양쪽 모두에 신호를 보내면서, 체계 전체의 균형 유지를 돕는다.

〈단세포성〉 유전자와 〈다세포성〉 유전자 사이의 접점에 존재하는 문지기 유전자는 진화적으로 가장 최근에 나타났다.[26] 문지기 유전자는 인간과 코끼리처럼 크고 오래 사는 생명체들이 살아가는 내내 상충하는 세포 자유와 세포 통제에 관한 요구를 절충하고 균형을 맞춤으로써, 그런 형태의 생활을 가능하게 해주었다. 문지기 유전자는 우리의 외줄타기 과제를 불안정하게 만들 수도 있는 끊임없이 변화하는 힘을 역동적으로 관리하도록 도울 수 있다.

개와 태즈메이니아데블의 암

몸속에서 암의 진화를 막는 일은 평생에 걸친 도전 과제다. 그러나 암과 관련해서 유기체가 직면한 도전 과제는 이것만이 아니다. 다세포성이 시작된 이래로, 생명은 내부에서 암이 진화할 가능성뿐 아니라 외부에서 암이 침투할 가능성에도 대처해야 했다. 전염성 암에 관한 연구 보고는 비교적 최근인 지난 10년 사이에 많이 나왔지만, 전염성 암도 다세포성 자체만큼 오래되었다.

현재 우리가 전염성 암이라고 부르는 것은 최초의 다세포 생명체에게는 중요한 골칫거리였다. 최초의 다세포 유기체는 본질적으로 세포의 집합체였고, 개개의 세포일 때보다 생존과 생식을 더 잘하기 위해서 집단을 이루어 서로 협력하고 있었다. 다세포성의 진화 초기에는 자기만의 세포 사회를 만들어 유지하기보다는 협력하고 있는 다른 세포 사회에 침투해서 이득을 취하려는 시도에 특화된 세포들이 있었다.[27] 어떤 세포는 생식 세포주에 침투하여 다세포 사회 전체를 자신의 생식에 이용하는 데 특화되어 있었고, 이 과정은 생식 세포주 기생이라고 불린다. 어떤 세포는 줄기세포의 틈새에 침투하여 줄기세포의 세포 재생 체계를 자신의 복제에 마음대로 이용하는 데 특화되어 있었고, 이 과정은 줄기세포 기생이라고 불린다. 다세포 생명체로서 독자적으로 살아남기 위해 초기 유기체는 이런 침입자들을 막을 방법을 진화시켜야 했다.[28] 이 침입자들을 막기 위한 방법들 중에서 가장 중요한 적응 중 하나가 면역계다.

생식 세포주와 줄기세포에 대한 기생 세포의 침투 위협은 초기 면역계의 진화에 작용한 최초의 선택 압력 중 하나였다. 다세포성이 처음 진화한 이래로, 면역계는 진화를 거쳐서 훨씬 더 복잡해졌다. 우리의 면역계에는 선천 면역계와 적응 면역계가 있다. 선천 면역계는 천연 킬러 세포natural killer cell와 같은 면역 세포를 통해서 위협에 빠르고 일반적인 대응을 한다. 적응 면역계는 특정 위협에 더 장기적으로 대응하는 면역계이며, 앞 장에서 확인한 것처럼 적응 면역계의 작동에는 체세포 진화가 활용된다. 피부도 우리의 면역계에 포함되는데, 피부는 외부의 위협으로부터 우리를 보호하는 것을 돕는다.[29]

면역계에 뭔가 이상이 생기면, 이를테면 피부의 방어벽이 뚫리거나 면역 세포의 복제 능력을 빼앗기거나 위협을 확인하는 면역 세포의 능력이 방해받으면, 한 유기체에서 다른 유기체로 암세포의 이동이 성공할 위험이 증가한다.

약 1만 년 전, 추위로부터 몸을 보호하는 이중 털을 지닌 아름다운 썰매 개인 알래스칸맬라뮤트에서는 꽤 특이한 새로운 종의 개가 나왔다. 이 신종 개는 암컷과 수컷의 짝짓기로 인해 생겼을 가능성이 크지만, 완전히 새로운 종이었고 그 조상과는 조금도 닮지 않았다. 사실, 전혀 개처럼 생기지도 않았다. 그것은 개의 단세포 종으로, 성 접촉을 통해서 전염되며 기생 생활을 하는 성 전염성 암이었다.

이 이상한 종은 개 전염성 성 종양 CTVT canine transmissible venereal tumor이라고 알려져 있다. 개의 일종으로 여겨지지만, 흔들리는 꼬리도 없고 축 늘어진 귀도 없고 상냥한 눈도 없다. 개의 생식기에 자라면서 개를 괴롭히는 불쾌하게 생긴 세포 덩어리일 뿐이다. CTVT는 처음 시작된 이래로, 개들의 성 접촉과 냄새 맡기와 핥기를 통해서 남극을 제외한 모든 대륙으로 퍼져 나갔다(이런 전파는 선박 등을 이용한 인간 개체군의 이동을 통해서 가능했을 것이다). 일부 연구자들은 CTVT가 북아메리카 최초의 개를 멸종시켰을 정도로 성공적이었을 것이라고 확신한다.[30] 개의 이런 전염성 암의 발생과 성공은 숙주 종의 행동, 특히 성적인 행동 때문이었다. 개들은 성교 후 암컷의 생식관 속에서 음경이 확장되면서 종종 함께 〈묶여〉 있게 된다. 개들이 서로 떨어지려고 하면 생식기 부위에 상처를 입을 수 있는데, 그렇게 면역계의 일차 방어선인 피부가 뚫리는 것이다.[31] 이런 상처는 전염성 암세포의 성장을 더 잘 유도하는 환경을 만들 수 있다. 조직은 상처가 치유되고 있을 때 세포 증식과 이동에 더 너그럽다. 이것 때문에 암세포가, 이 경우에는 전염성 암세포가 개의 면역계의 레이더에 걸리지 않고 상처의 내부에서 증식할 가능성이 있으며, 어쩌면 치유 반응의 일부인 성장 인자까지도 이용할지도 모른다.

CTVT가 있는 모든 개의 전염성 암 세포는 약 1만 년 전에 살았던 한 마리의 개에서 시작되었다. 이는 지금까지 알려진 가장 오래된 체세포주다(인공적으로 배양된 체세포주 중에서 가장 오래된 것은 1951년에 헨리에타 랙스라는 여성의 몸에서 채취한 자궁암 세포에서 유래한 헬라HeLa 세포인데, 이 헬라 세포보다 훨씬 더 오래되었다). CTVT는 유일한 단세포종 개, 유일한 기생 개로 알려져 있다[32](그러나 일부에서는 제왕 절개 수술을 하지 않으면 생식 주기를 완성할 수 없는 프렌치불도그 같은 특정 견종도 인간에게 의존하는 기생 개라고 주장할지도 모른다). CTVT 세포는 개보다는 다른 단세포 감염원과 훨씬 더 비슷하다. 숙주가 죽은 후에도 오랫동안 생존할 수 있고, 숙주 개체군의 다른 일원들에게 성공적으로 계속 전해질 수 있다.[33] 이 단세포 개 외에도 다세포 조상에서 단세포 감염원으로 진화한 종은 또 있다. 태즈메이니아데블을 살펴보자.

「루니툰」 만화에서 벅스 바니를 따라다니며 괴롭히는 무리 중에는 태즈라는 태즈메이니아데블이 있다. 잡식성에다 어떻게 날뛸지 모르는 이 거친 캐릭터는 흥분하거나 불안하면 빠르게 빙글빙글 돌면서 이빨과 발톱에 닿는 모든 것을 파괴한다. 진짜 태즈메이니아데블은 태즈와는 매우 다르지만, 이 만화에도 옳은 것이 몇 가지 있다. 태즈메이니아데블은 육식 동물이며, 현존하는 유대류 육식 동물 중에서 가장 크다. 서로를 깨무는 이들의 습성은 치명적인 전염성 암이 퍼지는 데 큰 역할을 했고, 그로 인해서 태즈메이니아데블은 멸종 위기 동물 목록에 올라와 있다.

1996년, 과학자들은 오스트레일리아 남동쪽 바다에 있는 태즈메이니아섬의 북동부 가장자리에 사는 태즈메이니아데블들에게서 이상한 얼굴 종양을 관찰했다.[34] 태즈메이니아데블 안면 종양 질환DFTDdevil facial tumor disease이라고 불리는 이 병에 걸리면, 입 주위와 얼굴의 다른 부위에 종양이 자란다(그림 11). 게다가 태즈메이니아데블이 그들의 악명 높은 공격적 행동을 할 때, 종양 조각이 떨어져 나와서 상대방의 상처를 감염시킬 수도 있다. 개의 전염성 암과 마찬가지로, DFTD 종양에서 유래한 세포도 이렇게 부상을 유발하는 사회적 상호 작용을 하는 동안에 생긴 상처에서 자란다. (한 개체에서 유래한 조직을 같은 종의 다른 개체로 이식하는 수술인 동종 이식allograft에서도 이와 매우 비슷한 현상이 일어난다. 이식된 장기나 피부처럼, DFTD 암도 새로운 숙주의 몸속에 자리를 잡고 번성할 수 있다.)

DFTD는 치명적인 병이며, 태즈메이니아데블 개체군을 위협할 정도로 확산되고 있다. DFTD에 걸린 숙주는 대개 6~12개월 안에 죽지만, 그사이에 다른 태즈메이니아데블에게 안면 종양을 전염시킬 기회는 수없이 많다.[35] 격렬한 짝짓기에서 수컷 대 수컷의 경쟁에 이르기까지, 싸움과 깨물기는 태즈메이니아데블의 사회적 행동에서 큰 부분을 차지하기 때문이다.

짝짓기와 싸움은 DFTD 암세포가 떨어져 나와서 갓 생긴 상처로 들어갈 기회를 제공한다. 개의 전염성 암이 짝짓기로 인해서 생식기 주위에 생긴 상처에서 번성하는 것처럼, 태즈메이니아데블의 전염성 암세포도 이 동물의 얼굴에 생긴 상처에서 번성한다. 피부 장벽에 생긴 구멍은 첫 번째 약한 틈이 된다. 그런 다음, 정상적인 상처 치유 반응의 일부인 염증과 세포 증식으로 만들어지는 환경은 전염성 암세포의 성장에 특히 도움이 된다.

태즈메이니아데블과 개의 전염성 암 사이에는 공통점이 많다. 그러나 개의 전염성 암과 달리, 태즈메이니아데블의 안면 종

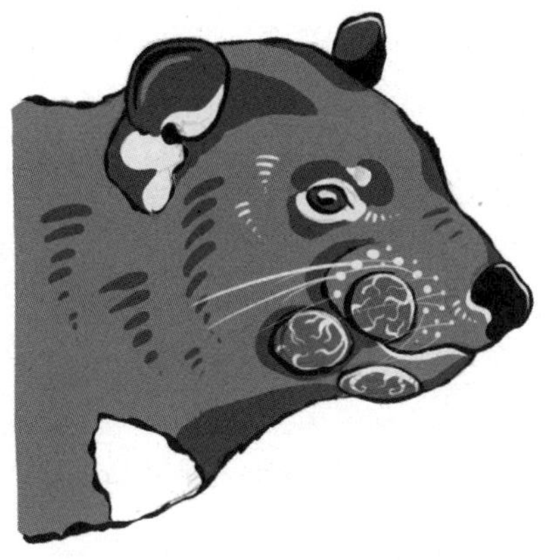

그림 11. 태즈메이니아데블의 안면 종양

태즈메이니아데블을 괴롭히는 안면 종양은 공격적인 만남을 통해서 전달된 암세포에 의해 생길 수 있다. 태즈메이니아데블은 싸움할 때 종종 상대방의 얼굴을 깨무는데, 이때 한 개체의 얼굴에서 떨어져 나온 암세포가 다른 개체의 상처에 들어갈 수 있다. 이렇게 전염성이 있는 세포가 성장 인자와 염증 신호가 가득한 새로운 상처로 들어가면, 새로운 개체 내에서 동종 이식된 조직처럼 자랄 수 있다. 전염성 암은 개와 조개에도 생기는 것으로 알려져 있다. 인간의 경우에는 대단히 드물다.

양은 한 개체에서 기원한 것이 아니다. 기원이 된 개체는 둘인데, 하나는 수컷이고 하나는 암컷이다. 처음으로 발견된 태즈메이니아데블의 안면 종양인 DFTD1은 암컷에서 유래했다는 것을 나타내는 두 개의 X 염색체를 가지고 있었다. 두 번째로 발견된 DFTD2는 수컷에서 기원했다는 것을 나타내는 Y 염색체를 가지고 있었다.[36]

이는 태즈메이니아데블의 전염성 암이 그렇게 드물지는 않을 수도 있다는 것을 암시한다. 어쩌면 예전의 생각과는 달리, 전염성 암의 진화는 아주 이례적일 정도로 드문 사건은 아닐지

도 모른다. DFTD 연구자 중 한 사람인 엘리자베스 머치슨이
내게 한 말에 따르면, 머치슨과 그의 동료 연구진은 태즈메이니
아데블의 전염성 암에 관한 연구를 처음 시작할 무렵에는 전염
성 암이 자연에 극히 드물 것으로 생각했다. 그러나 2016년에
다른 태즈메이니아데블 개체에서 유래한 또 다른 전염성 암이
있다는 것이 발견되면서, 감염되는 암에 관한 그들의 가정을 새
롭게 다시 생각할 수밖에 없었다. 감염되는 암은 우리 생각만큼
드물거나 특이한 것이 아닐지도 모른다.[37]

전염성 암이 존재하는 이유 중 하나는 암세포가 면역계의
레이더를 피해서 잠입할 수 있기 때문이다. 태즈메이니아데블
과 개처럼 개체군의 유전적 다양성이 낮으면, 한 개체의 면역계
를 회피하기 위해서 진화한 암세포는 그 개체군에 속한 다른 개
체(유전적으로 비슷하다)의 면역계도 이미 회피할 수 있을지도
모른다.

개와 태즈메이니아데블의 암과 같은 전염성 암은 싸움이나
짝짓기 과정에서 생긴 상처에서 동종 이식된 조직처럼 자란다.
만약 면역계가 제대로 작동하고 있다면, 일반적으로 이런 조직
은 외래 조직으로 식별되어 거부될 것이다. 그래서 장기 이식을
하려면 (공여자와 수혜자의 조직이 잘 맞게 하려고) 여러 가지
검사를 해야 하고, 면역을 억제하는 약물도 써야 한다.

개와 태즈메이니아데블에서 전염성 암이 퍼진 한 가지 이
유는 개와 태즈메이니아데블이 유전적으로 꽤 균질하기 때문일

지도 모른다. 그러면 전염성 암세포는 잠재적인 새로운 숙주와 본질적으로 좋은 〈조직 적합도〉을 나타내므로, 이 동종 이식 암조직은 새로운 숙주의 면역계로부터 거부당하지 않고 자랄 수 있다. 개와 태즈메이니아데블은 둘 다 개체군의 유전적 다양성이 감소했던 시기인 유전적 병목 구간을 통과한 적이 있다.[38] 개의 경우는 대체로 인간에 의한 선택적 교배의 결과였다. 오늘날 우리가 키우고 있는 여러 품종의 개를 만들기 위해서, 많은 견종에서 높은 비율로 근친 교배가 이루어졌다. 태즈메이니아데블의 경우는 유전적 다양성이 감소하는 개체군 병목의 결과로 유전적 동질성이 나타났다. 이는 대체로 19세기에 태즈메이니아에 도착한 일부 유럽 정착민의 태즈메이니아데블 제거 활동 때문이었다.[39] 전염성 암 세포의 관점에서 보면, 유전적으로 더 균일한 개체군일수록 이 숙주에서 저 숙주로 넘어가기가 훨씬 쉬울 것이다. 면역학적으로 볼 때 새로운 숙주가 이전 숙주와 매우 비슷할 것이기 때문이다.

태즈메이니아데블의 암세포가 면역계를 피할 수 있는 이유는 유전적 동질성 때문만은 아니다. DFTD 세포는 그들의 주조직 적합 복합체MHCmajor histocompatibility complex의 발현을 하향 조정함으로써 면역계에 자신을 거의 〈보이지 않게〉 만들 수 있다. MHC는 세포의 바깥쪽에 있는 분자인데, 면역계가 자신과 자신이 아닌 것을 구별할 수 있도록 그 세포 안에서 쓰이는 단백질의 조각들을 전시하고 있는 것이다.[40] MHC의 발현을 낮추는 것은 암의 일반적인 전략으로, 인간의 암도 면역계를 피하고자 이 방법을 활용한다. DFTD 세포는 그들의 MHC의 수치를 낮춤으로써 면역 반응을 일으키지 않고 몸속을 이리저리 돌아다니면서 더 잘 증식할 수 있다.

태즈메이니아데블의 전염성 암처럼, CTVT도 세포의 바깥쪽에 있는 자기/비자기 식별 신호 체계를 교란한다. 세포의 표면에서 그 세포의 정체성을 보여 주는 MHC 〈꼬리표〉가 CTVT에서는 낮게 조정되어 있어서, 이 세포들은 잘 감지되지 않는다. 그러나 개의 전염성 암세포의 경우에는 처음에는 숨기고 있던 MHC 꼬리표를 나중에는 점차 스스로 드러내는데, 그 이유는 알려지지 않았다. 때로 개의 전염성 암에서는 종양의 크기가 스스로 줄어드는 퇴행을 하기도 한다. 이런 퇴행은 MHC의 발현과 종양 부위에 존재하는 면역 세포와 연관이 있다.[41] 태즈메이니아데블의 종양과 개의 종양 사이의 이런 유사점과 차이점은 포유류에서는 면역계가 전염성 암을 더 보편적으로 억제하고 있을지 모른다는 것을 암시한다.

얌체 세포가 유기체의 외부에서 침투하는 일은 우리가 생각하는 것보다 더 흔할지도 모른다. 오늘날에도, 태즈메이니아데블과 개의 전염성 암세포와 같은 일부 세포들은 그들이 협력하도록 진화해 온 다세포 유기체를 계속 벗어나려고 한다. 그들이 유래한 유기체 밖으로 나아가는 여정을 시작한 이런 세포들은 대개 혹독한 외부 세계에서 죽음에 이르지만, 때로는 전염되는 생활 방식에 적응하는 데 성공해서 새로운 개체에 정착하고 새로운 숙주로 퍼져 나가기도 한다.

전염성 암은 육상 생물만의 문제가 아니라, 수생 생물에도 문제가 된다. 사실 수생 생물에는 훨씬 더 큰 골칫거리일 수 있는데, 조개처럼 수중 생활을 하는 생물은 암이 될 수도 있는 세포들이 떠다니는 물과 일상적으로 접촉해야 하기 때문이다. 이매패류라고도 불리는 조개류는 대합, 홍합, 가리비, 굴과 같은 동물을 포함하는 수생 무척추동물 무리이며, 민물과 바닷물에서 모두 발견된다. 여과 섭식 생물인 조개류는 머리와 입, 또는 먹이를 잡기 위한 운동 기관도 없다. 그저 바위에 붙어 있거나 물 밑바닥의 퇴적물 속에 파묻혀서 몸을 흘러 지나가는 물에서 생존에 필요한 양분을 추출하는 동안, 말 그대로 세상에 그저 몸을 맡기고 있다.

그러나 모든 것을 몸속으로 받아들이는 이런 여과 섭식 방식은 물속을 자유롭게 떠다니던 암성 세포도 몸속으로 받아들일 가능성을 갖고 있다. 이매패류는 종종 유전적으로 비슷한 개체끼리 군집을 이루고 모여 살기도 한다. 그래서 한 조개가 내보낸 암성 세포가 근처의 다른 조개의 여과 장치로 들어갈 수 있다.

이매패류의 면역계는 바깥쪽 껍데기에서 점막 표면을 거쳐 혈구 세포의 활동에 이르는 여러 겹의 서로 다른 방어층으로 이루어져 있다. 헤모사이트라고 불리는 혈구는 잠재적인 감염을 감지하고 반응하는 역할을 한다.[42] 이런 헤모사이트는 감염으로부터 이매패류를 보호하는 것이 이상적이지만, 불행하게도 헤모사이트 역시 백혈병과 비슷한 치명적인 암에 취약할 수 있다. 헤모사이트가 너무 많이 증식할 때 발병하는 이런 암은 지금까지 최소 다섯 종의 서로 다른 이매패류에서 발견되었다. 퍼시픽 노스웨스트 연구소의 해양 생물학자인 마이클 메츠거(그 당시 해양 생물학자인 스티브 고프의 연구실에 있었다)는 이매패류의 이런 백혈병 유사 암 중 일부는 암세포가 한 개체에서 다른 개체로 전염된 결과일 것으로 의심했다. 메츠거는 이런 백혈병 유사 암이 있다고 알려진 다섯 종의 이매패류에서 전염성 암세포의 특징이 있는지를 조사했다. 모든 사례에서 암의 원인은 이매패류의 전염성 암세포인 것으로 밝혀졌다. 심지어 메츠거는 서로 **다른** 종의 바지락인 베네루피스 코루가타Venerupis corrugata와 루디타페스 데쿠사투스Ruditapes decussatus 사이에서 암이 전염된 사례도 찾아냈다. 그는 전염성 암 때문에 이매패류에서 백혈병과 비슷한 암이 더 흔한 것일지도 모른다고 추측했다.[43]

조개류에 전염성 암이 널리 퍼져 있다는 사실은 지구의 생명 역사와 자연에 전염성 암이 드물다는 일반적 통념에도 이의를 제기하고 있다. 메츠거도 나처럼 전염성 암이 다세포 생명체가 시작된 이래로 유기체에 선택 압력으로 작용해 왔을지도 모른다는 의심을 품었다.[44] 우리가 전염성 암의 사례를 많이 볼 수 없는 이유는 아마도 다세포 생명체가 전염성 암으로부터 자신을 보호하기 위한 선택 압력을 매우 강하게 받아 왔기 때문일 것이다. 그로 인해서 다양한 면역 장벽도 개발되었을 것이다. 그러나 면역계가 제대로 작동하지 못하면, 전염성 암이 거점을 확보하게 될 수도 있다.

우리는 이매패류가 수생 생물이라는 점과 섭식 방법 때문에 전염성 암에 취약하다는 것을 알고 있다. 게다가 무척추동물인 이매패류의 면역계는 우리 같은 척추동물의 면역계와는 무척 다르다. 세포 외부에 MHC 분자도 없고, 그들의 면역계가 외부의 위협으로부터 어떻게 몸을 보호하는지 우리의 이해는 이제 시작 단계에 불과하다.

메츠거의 제안에 따르면, 이매패류의 자기/비자기 식별 체계는 멍게의 융합/조직 적합성 Fu/HC fusion/histocompatibility 체계와 비슷할지도 모른다. Fu/HC 체계는 멍게를 줄기세포 기생으로부터 보호하는 것을 돕는다. 줄기세포 기생은 서로 연관이 없는 멍게들이 융합할 때 한 멍게의 세포가 다른 멍게의 줄기세포를 비집고 들어가서 증식을 시작할 때 발생할 수 있다.

이매패류의 전염성 암 문제는 초기 다세포 생명체가 외부에서 침투하는 세포로부터 자신을 보호하기 위해서 해결해야 했던 문제와 크게 다르지 않을지도 모른다. 앞서 확인했듯이, 줄기세포 기생과 이와 연관된 현상인 생식 세포주 기생은 다세포성이 진화되는 동안에도 문제였다. 서로 다른 종 사이의 암 전염은 메츠거가 연구한 조개들에만 국한되지 않는다. 2013년,

HIV 양성인 한 남자는 열과 기침과 체중 감소 등의 증상으로 병원을 찾았다. 환자의 림프샘 조직 검사에서 이상한 세포가 발견되었다. 그 세포는 암세포처럼 보이기는 했지만 인간의 세포보다 훨씬 작았다. 그래서 의사들은 그것이 암이 아니라 점균류 같은 단세포 진핵생물에 감염된 것일지도 모른다고 생각했다.

단세포 같은 겉모습과 조직 구조가 없다는 점은 그 성장물의 실체를 추적하는 데 방해가 되었다. 유전자 분석을 통해서 밝혀진 바에 따르면, 그것은 환자의 조직에서 암으로 자라고 있던 촌충의 세포였다.[45] 이 사례에 관한 보고서에는 이것이 극히 드문 사례라고 되어 있지만, 촌충 세포가 인간의 몸에서 이런 식으로 자라고 있다는 보고는 사실 몇 건이 더 있다. 그리고 그 사례들에는 중요한 공통점이 있다. 모두 면역 기능이 제대로 발휘되지 않는 사람들에게서 나타났다는 점이다. 이런 촌충 암에 관한 네 개의 보고서 중 세 개는 인간 면역 결핍 바이러스HIV human immunodeficiency virus 양성 환자가 언급되었고,[46] 나머지 네 번째 사례는 호지킨 림프종Hodgkin's lymphoma으로 인해서 면역계가 제대로 작동하지 않는 사람이었다.[47] 우리는 이런 촌충 암이 숙주의 체내에서 정확히 어떻게 생기는지, 숙주의 몸에 기생하던 촌충에 생긴 암이 숙주의 조직 속에서 자란 것인지, 아니면 다른 과정을 거치는 것인지 아직 알지 못한다. 하지만 분명한 것은 면역계의 억제가 이 모든 사례의 공통분모라는 점이다. 만약 숙주의 면역계가 제대로 기능하고 있었다면, 촌충-인간의 이종 간 전염성 암은 분명 숙주 개체를 장악하지 못했을 것이다.

전염성 암은 인간에게는 (거의) 생기지 않는다

전염성 암은 우리의 생각보다 더 널리 퍼져 있을지도 모른다. 하지만 다행스럽게도 인간을 포함한 대부분의 종에서는 문제가 되지 않는다. 우리의 면역계가 이매패류의 면역계보다 단순히 더 낮기 때문일 수도 있고, 우리가 유전적으로 아주 다양해서 전염성 암세포가 침투하지 못하기 때문일 수도 있다. (또는 우리가 태즈메이니아데블처럼 폭력적이거나 공격적이지 않아서 잠재적인 전염성 암세포에 노출될 확률이 낮기 때문일지도 모른다. 적어도 우리의 공격성이나 폭력성이 얼굴 깨물기로 표출되는 일은 드물다. 만약 좀비 영화와 같은 상황을 걱정하는 것이라면, 그런 상황이 인간에서 전염성 암의 진화를 선호하는 조건이 될 수도 있을 테니 걱정스러울 수도 있을 것이다. 그러나 좀비 아포칼립스 상황이라면, 그런 걱정을 할 겨를도 없을 것이다.)

장기 이식은 해마다 수천 명의 생명을 살리고 있다.[48] 그러나 때로 장기 이식의 수혜자들은 그들이 받기로 한 것 이외의 것을 받기도 한다. 장기 이식을 받은 사람 중에서 아주 드물게 암에 걸리는 경우가 있다. 유전자 검사로 확인된 바에 따르면, 그 암은 장기 공여자에서 유래한다(장기 수혜자의 몸에 생긴 새로운 종양의 결과가 아니다). 이런 현상을 최초로 확인한 인물은 이식 전문 외과의사인 이즈리얼 펜이었다. 그는 장기 이식 수혜자들 사이에 암이 뚜렷하게 증가하는 현상에 주목하고,[49] 이런 이식된 암에 관한 정보를 체계적으로 정리했다.[50] 그의 목적은 이식된 암을 연구하여 발생 가능성을 줄일 수 있는 검사 절차를 개발하는 것이었다.

이런 사례들은 극히 드물었다. 10만 명이 넘는 공여자를 대상으로 한 어떤 연구에서는 단 18건만 발견되었고, 사후 이식된 장기에서는 공여자-연관 종양의 발생률이 매우 낮아서 0.017퍼센트에 불과했다.[51] (이 통계는 비중추 신경계 종양에 관한 연구에서 나온 것이다. 공여자-연관 중추 신경계 종양 역시 거의 없다고 할 수 있을 정도로 드물다. 중추 신경계 종양이 있는 수백 명의 공여자에 관한 연구에서는 전염 사례가 발견되지 않았다.)[52] 장기 공여자로부터 암을 얻을 확률보다는 장기 이식 희망자 명단에 이름을 올리고 차례가 오기를 기다리다가 죽을 확률이 훨씬 더 높다. 따라서 장기 기증이 필요한 상황이라면, 전염성 암에 걸릴 가능성은 장기 기증을 거부할 이유가 확실히 될 수 없다. 장기 이식으로 얻는 혜택은 그 과정에서 전염성 암에 걸릴지도 모르는 위험을 충분히 무릅쓸 수 있을 만큼 크다.[53] 그리고 장기 공여자에서 수혜자로 의도치 않게 종양이 이식되는 것을 더 잘 방지하기 위해서 검사법도 지속적으로 개선되고 있다.[54]

개와 태즈메이니아데블의 전염성 암과 마찬가지로, 장기 이식으로 전염되는 암은 전형적인 면역 방어의 허점과 연관이 있다. 장기 이식을 할 때는 면역계가 취약해진다. 먼저, 장기를 이식하기 위한 수술을 하는 동안 피부가 뚫린다. 그다음에는 면역 억제제가 낯선 세포들에 관한 신체의 방어 수준을 낮춘다. 이는 이식된 장기에 거부 반응이 일어날 가능성을 줄이기 위한 것인데, 동시에 이식된 장기 속에 숨어들어 왔을지도 모를 암세포를 면역계가 제대로 감지해서 물리칠 가능성도 줄어들게 한다.

가끔은 외과 수술을 하면서 우연히 입은 부상 때문에 종양이 환자에게서 의사로 이동하는 경우도 있다. 한 외과의사는 육종을 제거하기 위한 수술을 하던 중 실수로 자신의 왼손을 베었다. 5개월 후, 베인 자리에서 종양이 자라고 있었다. 유전자 검사 결과, 종양은 그 의사가 수술했던 환자로부터 유래했다는 것이 밝혀졌다.[55] 또 다른 사례에서는 실험실 직원이 실수로 결장 샘암 세포가 들어 있는 바늘로 자신을 찔렀고, 그로 인해 종양 결절이 생겼다.[56] 두 경우 모두, 종양은 국소적이었고 제거된 후에는 재발의 증거가 없었다. 우연히 암이 이식된 이 두 사람은 모두 면역계가 건강했지만, 피부라는 중요한 면역 장벽이 뚫렸기 때문에 암에 걸린 것이다.

아주 희귀하게, 자궁에서 암이 전염된 사례도 있다. 지난 수십 년의 자료를 살펴보면, 산모에게서 태아로 흑색종, 백혈병, 림프종을 포함한 암이 전염된 사례에 관한 보고는 약 26건에 불과했다. 얼마나 많은 출생이 이루어지고 얼마나 많은 여성이 임신 중에 암에 걸리는지를 생각하면, 산모-태아 전염이 극히 희귀한 사례라는 것을 짐작할 수 있다(암 생물학자인 멜 그리브스의 추정에 따르면, 암에 걸린 임산부가 그 암을 태아에 전달할 확률은 약 50만 분의 1이다).[57] 이런 사례 중 일부는 세포 표면에 MHC 분자가 없는 것과 연관이 있다. 태즈메이니아데블의 전염성 암에서 확인했듯이, MHC 분자가 없는 세포는 면역계를 더 쉽게 뚫을 수 있다. 산모-태아 암 전염뿐 아니라, 자궁에서 일란성 쌍둥이 사이에 백혈병이 전염된 사례도 많이 보고되었다.[58] 일란성 쌍둥이는 유전적으로 동일하므로 자궁 내에서 일어나는 이런 쌍둥이 전염 백혈병은 면역적 불가시성(유기체를 구성하는 세포와 같기 때문에 면역계가 〈볼〉 수 없는 것)과 연관이 있다.

만약 전염성 암이 걱정된다면, 안심해도 좋다. 이런 사례들은 예외적인 것이며, 인간에게서 전염성 암은 극히 드물다. 그래도 우리는 이런 흥미로운 사례들을 통해서 전염성 암이 우리 인간에게 대체로 문제가 되지 않는 이유를 헤아려 볼 수 있다. 인간에게서 전염성 암이 발생하는 경우는 질병이나 약물이나 피부의 손상으로 인해서 면역 억제가 일어날 때처럼 숙주의 면역계에 차질이 생기는 것과 연관이 있다.

전염성 암은 일반적으로 인간에게는 문제가 되지 않는다. 우리는 낯선 세포의 감지와 그 통제를 특별히 잘하는 메커니즘을 갖고 있기 때문이다. 다세포성이 시작될 때부터 생식 세포주와 줄기세포에 기생하기 위해 침입하는 세포들과 맞붙어 싸워 온 우리의 오랜 진화 역사를 생각하면, 우리의 암 억제 메커니즘

중에서 특히 면역계와 연관된 메커니즘은 전염성 암의 위협을 예방하고, 억제하고, 대응하기 위해서 진화해 왔을 가능성이 꽤 크다. 다세포 생명체는 체내에서 시작되는 암을 통제할 뿐 아니라 다른 개체로부터 감염될 수 있는 세포의 정착도 예방하도록 진화했을 것이다.

일부 메커니즘이 감염성 암으로부터 우리를 보호하는 것은 분명하다. 그러나 면역계가 감염성 암으로부터 우리를 보호할 목적으로 진화했는지에 대해서는 아직 의문의 여지가 남아 있다. 진화적 적응일지도 모르고, (병원체로부터 우리를 보호하는 것과 같은) 다른 기능의 부산물일 수도 있다. 우리의 진화 역사에서 감염성 암은 우리를 보호하는 면역계의 형성에 도움이 되었을까? 아니면 단순히 면역계의 다른 기능에 부수적으로 따라온 효과였을까?

우리의 면역계는 어느 정도는 감염성 암으로부터 우리를 보호하기 위해 진화했을지도 모른다. 이를테면, 높은 수준의 MHC 다양성은 전염성 암으로부터 척추동물을 보호하는 데 도움이 되었을 것이다. 전염성 암을 연구하는 여러 학자의 추측에 따르면, 척추동물 면역계를 지탱하는 기반 중 하나인 우리의 MHC 다양성은 전염성 암으로 인한 선택 압력 때문에 나타난 것일지도 모른다.[59] 감염성 암이 우리의 면역계를 형성해 왔다는 생각은 아직 추측일 뿐이지만, 우리의 면역계가 감염성 암으로부터 우리를 보호하고 있다는 것에는 의심의 여지가 없다.

또 다른 매력적인 가능성으로는 유성 생식도 어느 정도는 감염성 암의 위험을 줄이기 위해서 진화했을지 모른다는 것이다. 성의 진화와 관련하여 가장 유력한 학설 중 하나는 유성 생식을 통해서 형성되는 유전적 다양성이 자손을 감염의 전파에 덜 취약하게 만든다는 것이다.[60] 다시 말해서, 자신과 동일하지 않은 자식을 만들면 부모로부터 세균과 바이러스에 감염될 가능성이 낮아지므로 유성 생식을 한다는 것이다. 우리는 유전적 동질성이 전염성 암의 전파에 어떤 기여를 하는지 개와 태즈메이니아데블과 이매패류의 개체군에서 이미 확인했다. 따라서 이 학설은 유성 생식이 개체군 내의 유전적 이질성을 증가시켜서 전염성 암에 관한 자손의 취약성을 감소시킬 수 있다는 것이다.[61] 만약 유성 생식이 어느 정도는 감염성 암의 위험을 줄이기 위해서 진화했다면, 개의 감염성 암이 성 접촉을 통해서 전달된다는 점은 확실히 역설적이다.[62]

전염성 암은 다세포성이 시작된 이래로 문제가 되어 왔다. 전염성 암의 진화는 처음부터 필연적이었다. 최초의 다세포 유기체는 만들어진 순간부터 이득만 취하려는 세포들이 기생할 수 있었기 때문이다. 그 세포들은 다세포 유기체에 침입하고, 자원을 이용하고, 더 널리 퍼져 나갔다. 오늘날까지도 전염성 암은 자신의 전파를 위해서 다세포체에 침입하여 그 자원을 착취하는 일을 계속하고 있다. 지구 생명 역사에서 전염성 암 때문에 멸종한 종이 얼마나 되는지는 모르지만, 비교적 최근에도 그런 일이 있었다는 증거가 있다. 나는 이 장의 앞부분에서 북아메리카 최초의 개가 전염성 암 때문에 멸종했을지도 모른다고 이야기했다.[63] 전염성 암으로 인한 멸종이 한 번이라도 일어난 적이 있다면, 전염성 암은 다세포 생명체의 역사에서는 중요한 선택 압력이었을 것이다.

제5장
암세포의 은밀한 세계

조엘 브라운에 따르면, 암세포는 다람쥐와 많이 비슷하다. 브라운은 생태학자로, 현재는 다람쥐와 생태학적 비유를 좋아하는 암 생물학자이기도 하다. 암세포는 다람쥐처럼 생존을 위해서 자원을 필요로 하고, 다람쥐처럼 환경의 위협과 마주한다. 모든 유기체는 자원을 찾아야 하고, 위협을 피해야 한다. 어떤 유기체가 되었든지, 생존과 번성은 자원을 얼마나 잘 찾고 위협을 얼마나 잘 피하는지에 달려 있다.

다람쥐와 마찬가지로, 암세포는 그들의 환경 속에서 살아가야 한다. 먹이의 공급원을 찾고, 위협으로부터 자신을 보호하고, 포식자보다 더 빨리 달려야 한다(또는 더 똑똑해야 한다)는 뜻이다. 자연 세계에서 진화하는 유기체와 마찬가지로, 그들의 목표를 더 잘 달성하는 암세포는 더 잘 살아남아서 다음 세대에 더 많은 후손을 남길 것이다.

이전 장들에서, 나는 암세포의 관점에서 암을 바라볼 때 얻을 수 있는 이득에 대해서 탐구했다. 그런 탐구는 암의 강점과 약점을 더 잘 이해하는 방법이고, 암이 어떻게 진화할지 예측하는 방법이다. 그리고 무엇보다도 중요한 것은 암의 예방과 치료에 이르는 길이라는 점이다. 암의 관점에서 바라보는 것은 암세포가 진화하는 세상을 들여다볼 때도 도움이 된다. 우리 몸은 하나의 생태계이고, 암은 그 안에서 살고, 죽고, 시간의 흐름에 따라 변한다. 암세포의 관점에서 볼 때, 우리 몸은 증식에 필요한 자원을 제공하기도 하지만 면역을 통한 파괴로 암세포를 위협하기도 한다. 우리의 조직, 우리의 혈류, 심지어 우리 몸이 정보를 공유하기 위한 신호 체계까지도, 암세포는 이 모든 것을 자신의 생존을 강화하고 더 빨리 복제하는 데 이용할 수 있다. 우리의 장기들은 식민지화될 수 있는 하나의 대륙과 같고, 우리의 혈류는 영양이 풍부한 강과 같고, 우리의 면역계는 암세포가 살아남기 위해 더 빨리 달려서 도망가거나 피해야 하는 포식자와 같다.

이 장에서는 이런 생태학적 관점에서 암을 바라볼 것이다. 그리고 암세포가 어떻게 진화하여, 처음에는 다세포체에서 자원을 빼돌리는 얌체 행동을 하고, 나중에는 사실상의 협력과 조직화를 통해서 그 다세포체를 더 잘 착취하게 되는지 그 과정을 살펴볼 것이다. 암세포는 혈관에 신호를 보내기 위해서, 막을 뚫고 들어가기 위해서, 전이를 하는 동안 새로운 생태적 환경에 정착하기 위해서 진화한다. 얌체 행동과 협력은 모두 이런 다세포체라는 생태적 맥락 안에서 일어난다. 암은 몸속에서 일어나는 진화적 문제이고, 그런 만큼 생태적 문제이기도 하다.

종양 미세 환경 만들기

암세포가 살아가며 진화하는 복잡한 생태계는 (세포외 기질을 구성하는 콜라겐과 효소를 포함한) 물리적 기반 구조, (암성 세포와 정상 세포를 모두 포함한) 다른 세포들, (혈액과 다른 세포에서 오는) 자원, (암세포를 잡아먹는 면역 세포와 같은) 위협으로 이루어져 있다. 이런 생태계는 (종종 종양 미세 환경이라고 불리며) 암세포의 진화와 행동에 영향을 끼친다. 암이 진행되는 동안, 암세포는 자원을 고갈시키고, 혈관을 만들고, 근처 조직에 있는 정상적인 〈지지 세포〉(기질 세포 따위)를 강탈하면서 종양 미세 환경을 바꿔 나간다. 이런 종양 미세 환경의 변화는 암세포의 진화와 행동을 바꿈으로써 종양의 생태와 그 진화 사이에 되먹임 고리가 만들어지게 한다.

종양 미세 환경의 변화가 암의 진행에 영향을 줄 수 있는 방법은 크게 두 가지가 있다. 종양 내부에서 세포들이 진화하는 방식이 변하는 것과 암세포에 의해 발현되는 유전자가 변하는 것이다. 첫째, 미세 환경이 달라지면 주어진 세포의 생존과 증식 가능성이 변하므로 암의 진화 궤적이 영향받는다. 이는 그 전암성 세포 개체군 전체에 진화적 변화를 초래할 수 있고, 종종 암과 더 유사한 세포들이 선택받는다. 둘째, 환경 조건이 달라지면 세포의 유전자 발현 상태에 변화가 생길 수 있다. 유전자 발현의 이런 변화는 다른 환경에서 다른 생리적 능력을 발휘할 수 있게 함으로써 세포의 행동에 영향을 준다. 이를테면, 산소가 적은 환경에 있는 세포는 저산소증 유도 인자(산소가 적은 조건에 의해 유발되기 때문에 이렇게 불린다)의 양을 상향 조절할 것이다. 저산소증 유도 인자는 세포의 행동 방식을 바꿈으로써, 운동성을 높이거나 혈관에 신호를 보내거나 물질대사를 변화시킬 수 있다.

종양 미세 환경에 관한 일부 초기 연구에서는 암세포를 정상 세포가 있는 환경에 가져다 놓으면 암세포가 정상 세포처럼 행동할 수 있다는 것이 드러났다.[1] 정상적인 미세 환경 조건에서, 암세포가 주변에서 받는 신호는 그 암세포를 정상 세포처럼 행동하게 만드는 발현 상태를 유지하게 할 수 있다. 암은 단순히 세포의 유전적 돌연변이 문제가 아니라, 그 세포가 처하거나 스스로 만들어 낸 환경(이를테면, 이웃한 세포들이 암과 같은 행동을 억제하는지 아니면 촉진하는지)의 문제다.

암의 억제에서 종양 미세 환경이 중요하다는 생각은 암의 〈조직 형성장 학설tissue organization field theory〉의 핵심 개념이기도 하다.[2] 조직 형성장 학설은 체세포 돌연변이설(암이 유전적 돌연변이에서 비롯되었다는 가설)의 대안으로 제시되었지만, 이 두 학설은 서로 배치되지 않는다. 유전적 돌연변이와 종양 미세 환경은 암이 진행되는 내내 상호작용을 하면서 암을 억제하거나

나 촉진할 수 있다.

체내에서 발판을 확보하는 전암성 세포는 대개 그들의 성장에 도움이 되는 미세 환경 내에 있다. 종양-촉진 미세 환경이라고도 불리는 그런 미세 환경은 단순히 혈관 근처일 수도 있고, 호르몬이나 다른 성장 인자의 수치가 높은 기관의 조직일 수도 있다. 이런 환경이 제공하는 자원과 인자는 암세포에 활용될 가능성이 있다. 상처와 조직의 손상은 종양-촉진 환경의 또 다른 잠재적 촉매가 된다. 상처가 나거나 조직이 손상되면, 그 상처를 덮을 세포를 빨리 재생하기 위해서 주변 세포에 신호를 보내는 상처 치유 반응이 유발될 수 있다. 이전 장들에서 보았듯이, 이런 치유 반응은 암세포가 번성할 수 있는 환경을 만들 수 있다. 상처 치유 신호는 종양의 생태와 진화 역학 사이의 양성 되먹임 고리를 보여 주는 본보기다.

종양 미세 환경은 암이 진행하는 동안 변화한다. 초기에는 암세포는 종양 미세 환경에 존재하는 자원만 주로 이용한다. 암이 진행된 이후에는 사실상 암세포는 새로운 자원을 들여오는 것을 돕기 위해서 새로운 혈관을 만들기 위한 신호를 보내는 능력을 진화시킨다. 이런 혈관은 종양 성장의 연료가 되는 산소와 양분을 제공할 수 있다. 게다가 암세포는 성장과 생존 신호를 보낼 수 있는 주변의 기질 세포를 끌어들여서 자신의 증식에 유리한 생태적 틈새를 만들 수 있다.

암이 진행되는 동안 종양 미세 환경에서 일어나는 또 다른 중요한 변화는 면역 세포의 증가다. 종양은 건강한 조직에 비해서 면역 세포를 훨씬 더 많이 끌어들이는 경향이 있다. 우리는 면역 세포가 암세포를 막는 데 도움이 된다는 것을 알고 있지만, 때로는 면역 세포가 암세포에 탈취당해서 사실상 암세포를 도울 수도 있다. 만성 염증은 종양 미세 환경의 흔한 특징 중 하나다.[3] 암세포가 진화하여 면역 세포에 신호를 보내기도 한다. 자신을 위한 성장 인자와 생존 인자와 혈관 신생 인자 같은 것을 만들기 위해서, 앞서 내가 설명한 것과 같은 상처 치유 반응의 기반이 되는 신호 체계를 이용하려는 것이다. 또 암세포는 조절 T 세포라는 면역 세포를 끌어들일 수도 있다. 조절 T 세포는 위협이 제거되면 면역 반응을 중단시키는 일을 담당한다. 따라서 이 경우, 사실상 조절 T 세포는 암세포가 안전한 틈새를 만들 수 있도록 사실상 면역계의 공격으로부터 암세포를 보호해 준다. 이는 마치 암세포의 조종을 받는 조절 T 세포가 다른 면역 세포들에 〈여기에는 볼 게 없으니 그냥 가라〉고 하거나 〈이건 너희들이 찾고 있는 세포가 아니다〉라고 말하는 것과 같다.

종양 미세 환경의 이런 모든 측면은 생태학적 맥락에서 이해될 수 있다. 몸은 하나의 생태계이고, 그 안에서 암세포들은 생태학적 상호 작용을 하고 있다. 그리고 이런 생태학적 과정은 암세포가 몸속에서 진화하는 방식을 형성하고, 암세포에서 결국 어떤 유전자가 발현되는지를 결정한다. 자연 세계에서 일어나는 생태학적 과정과 암 미세 환경 속에서 일어나는 생태학적 과정 사이에는 수많은 공통점이 있다. 그런 공통점에는 생태적 틈새 구축, 분산 진화, 생활사 진화뿐 아니라, 공유 재산의 비극과 같은 사회적 딜레마도 포함된다. 암에서 일어나는 몸속 생태계의 변화와 암세포가 그 생태계 안에서 진화하는 방식을 이해하는 것은 암이 얌체 행동을 하기 위해서 어떻게 진화하는지 이해하는 것뿐만 아니라 종양 세포들이 그 신체를 더 잘 활용하기 위해서 서로 어떻게 협력하는지 이해하기 위해서도 매우 중요하다.

암세포가 몸속에서 살아남기 위해서는 어떤 자원이 필요할까? 그리고 암세포는 필요한 자원을 어떻게 얻을까? 암세포는 혈관을 통해 전달되는 산소와 포도당 같은 자원에 의존한다. 게다가 암세포가 뉴클레오타이드(우리의 DNA를 구성하는 아데닌, 티민, 구아닌, 시토신)를 만들고 자기 DNA를 복제하려면 질소와 인도 필요하다. 새로운 세포를 하나 만들기 위해서는 수십억 개의 뉴클레오타이드를 합성해야 하므로, 종양 부위에서는 질소와 인의 수요가 엄청나게 증가한다.[4]

이런 기본적인 자원과 함께, 암세포는 주위에서 만드는 성장 신호와 생존 신호도 필요하다. 적어도 암의 진행 초기에는 이런 신호가 필요하며, 그 이후에는 진화를 통해서 자체적인 생존 신호와 성장 인자를 만들 수 있게 된다. 진화한 암세포는 정상적인 지지 세포(섬유 아세포)가 그들의 환경에 자원을 보내도록 만들 수 있다. 이를 위한 한 가지 방법은 암세포가 지지 세포에 상처-치유 신호를 보낸 다음, 신호를 받은 지지 세포가 성장 인자와 생존 인자를 다시 보내게 하는 것이다.[5]

그러나 우리 몸은 암세포가 시키는 대로 하는 단순한 통로가 아니다. 다람쥐가 살고 있는 환경은 다람쥐가 거기에 있든지 없든지 신경 쓰지 않지만, 이와 달리 우리 몸은 암세포가 그곳에 있다는 것에 〈신경〉을 쓴다. 우리 몸은 암세포를 몰아내기 위해서 엄청난 노력을 기울이고, 암세포가 우리 몸속에서 살아남아 번성할 수 있는 능력을 제한하려고 애쓴다. 우리 몸에는 암세포를 억누르는 것을 돕는 암 억제 체계들이 있다. 이런 체계 중 다수는 암세포가 우리 몸속에서 그들에게 우호적인 틈새를 만드는 능력이나 그 틈새에서 확장하는 능력을 제한하는 방식으로 작동한다.

자연 세계에서 살아가는 유기체와 마찬가지로, 암세포도 위험을 만날 수 있다. 그 위험 중에는 우리의 진화된 암 억제 체계에서 비롯된 것이 많은데, 무엇보다 큰 위험은 면역계의 포식이다. 앞서 확인했듯이, 다층 구조로 이루어진 우리의 암 억제 체계에서 면역계는 중요한 요소다. 면역 세포는 우리 몸을 순찰하면서 과도한 증식을 하거나 돌연변이 단백질을 만들거나 발현돼서는 안 되는 유전자의 단백질을 만드는 세포를 찾아낸다. 이런 비정상적인 세포 덩어리를 찾아내면, 면역 세포는 증식을 중단시키고 세포 자살을 유도하고 종양으로 가는 자원을 끊기 위해서 혈관 동원을 차단하는 인자들을 생산한다.[6] 그래서 암세포는 면역 세포를 피하는 쪽으로 진화한다. 이는 먹이 동물이 그들의 포식자를 피하려고 진화하는 것과 매우 비슷하다.[7] 사실, 면역계를 피하기 위한 암세포의 은신(세포를 확인할 수 있는 세포 표면의 표지 제거)과 위장(면역 세포에게 더 〈정상적〉으로 보일 수 있는 유전자 발현) 전략은 자연에서 유기체가 쓰는 전략과 똑 닮았다.[8]

몸이라는 생태계를 착취하기 위해서 진화할 때, 암세포는 성장을 부추길 뿐 아니라 이후의 진화도 부추긴다. 암세포가 진화하는 동안 일어나는 환경의 변화는 종종 암세포 자신과 주위의 다른 세포들에 관한 선택 압력에 영향을 준다. 예를 들면, 암세포는 젖산과 같은 노폐물을 생산함으로써 강한 산성 환경에서 살아남을 수 있는 세포를 선호하는 환경을 만들 수 있다. 또 국지적인 환경에 있는 자원을 다 써버림으로써, 정착할 새로운 환경을 찾아 흩어질 수 있는 세포를 선호하는 조건을 만들어 침습과 전이를 일으킬 수도 있다.[9] 국지적인 자원이 고갈되면, 세포들은 다세포체의 자원 전달 기반 시설인 우리의 혈관을 탈취하라는 선택 압력을 받는다. 이 장의 후반부에서 확인하게 될 것처럼, 세포의 얌체 행동은 암세포가 혈관에 신호를 보내고 침투하고 전이하기 위해서 암세포끼리 서로 협력하게 만드는 선택 압력을 일으킬 수도 있다.

몸이라는 생태계 속에서, 암세포는 그들의 생존에 더 좋은 환경을 종양 주변에 만들기 위해서 진화할 수 있다. 자원의 유입을 증가시키기 위해서 혈관을 탈취하거나 기질 세포가 종양 내부로 더 많은 성장 인자와 생존 인자를 공급하도록 유도하는 것이다. 그러나 암세포의 진화는 그들이 의존하는 바로 그 환경을 파괴할 수도 있다. 몸의 조직에 정착하여 그 조직을 착취하는 동안, 암세포는 우리에게 모순적인 모습을 보여 준다. 암세포는 그들의 국지적인 환경을 파괴하고, 자원을 착취하고, 세포 외 환경을 젖산과 다른 노폐물로 오염시킨다. 그러나 다른 한편으로는 혈관에 자원을 요구하는 신호를 보내고 면역계를 피하면서 자신을 보호하고 먹여 살릴 국지적인 환경을 만들고 가꿔 나간다. 어떻게 암세포는 이렇게 극적인 파괴와 정교한 창조를 동시에 할 수 있을까?

모든 암세포가 똑같지는 않다. 어떤 암세포는 구할 수 있는 자원을 최대한 잘 활용하는 반면, 어떤 암세포는 더 달라는 신호를 보낸다. 그러나 창조 경향과 파괴 경향은 상황에 따라서 암세포에 둘 다 이로울 수 있다. 몸이라는 생태계 속에서 생태적 상황이 암세포의 전략을 형성할 수 있는 방식 몇 가지를 더 자세히 살펴보자.

세포도 유기체와 마찬가지로 다양한 맞교환을 위한 여러 가지 전략을 갖고 있다. 어떤 암세포는 빠른 성장과 세포 분열을 우선순위에 둘 것이고, 어떤 암세포는 생존을 더 중시할 것이다. 제4장에서 본 것처럼, 이런 종류의 맞교환은 생활사 맞교환이고, 유기체는 각자의 환경에 맞춰서 저마다 다른 생활사 전략을 갖도록 진화한다. 암세포에도 생활사 전략이 있다. 어떤 암세포는 빠른 복제를 우선시하고, 어떤 암세포는 세포의 생존에 더 많은 투자를 한다. 그리고 유기체와 마찬가지로, 암세포도 그들이 처한 환경에 따라서 서로 다른 생활사 전략을 갖도록 진화한다.[10]

자원이 안정적이고 위험이 적은 환경에서는 느린 생활사 전략을 갖고 있는 암세포가 선택받는다. 앞 장에서 다뤘던 느린 생활사 동물인 코끼리처럼, 느린 생활사 세포는 서둘러서 생식하지 않는 대신 생존에 더 많이 투자한다. 한편, 자원 변동이 심해서 위험 수준이 높은 환경에서는 빠른 생활사 전략의 암세포가 선택받을 것이다. 빠른 생활사 동물인 생쥐처럼, 빠른 생활사 세포는 빨리 생식을 하려고 하고 장기적인 생존에는 거의 투자하지 않는다. 우리가 보았듯이, 종양의 생태는 일반적으로 위험이 가득하다. 종양은 종종 혈액 공급이 불규칙적이고(혈관이 아무렇게나 발생하고 자라고 갈라지고, 언제든지 붕괴할 수 있기 때문이다), 암세포를 사냥할 수 있는 면역 세포의 침입을 받기도 한다. 불규칙한 혈액 공급과 암세포를 죽일 수 있는 면역 세포는 암세포의 환경을 더 위험하게 만들고, 더 빠른 생활사 전략의 진화를 선호하게 한다.

생활사 맞교환은 종양의 생태에 따라서 세포의 맞교환에 관한 선택이 얼마나 달라질 수 있는지 우리가 이해하는 데 도움이 된다. 그러나 이런 맞교환은 암이 많이 진행될 때까지 드러나

지 않을 수도 있다. 진행 초기의 암세포에서는 한정된 자원 문제를 해결하기 위한 전략이 진화한다. 이를테면, 물질대사를 바꾸고, 더 많은 자원을 요구하는 신호를 보내고, 주위의 자원을 독점한다. 대개 종양 진행 초기에는 암세포가 접근할 수 있는 자원이 많으므로, 맞교환(예를 들면 세포 증식과 생존 사이의 맞교환)을 하면서 애쓸 필요가 없다. 빠르게 증식하는 동안에도 생존과 같은 다른 〈목표〉에 할당할 수 있는 자원이 아직 넉넉히 남아 있다. 그러나 자원이 한정된 생태계에서 마구잡이로 복제하는 모든 유기체가 그렇듯이, 결국 암세포도 자원이 급속도로 고갈되어 더 이상 풍족하지 않은 환경에 자신을 몰아넣게 된다. 이런 자원의 한계에 부딪히면, 증식과 생존 사이의 맞교환이 더 중요해진다.[11]

생활사 맞교환은 암 치료에서도 매우 중요할 수 있다. 암 치료법은 종양의 생태를 바꿔서 암세포에 맞교환을 강요하는 환경을 조성한다. 화학 요법을 하는 동안, 암세포는 주위 환경에 화학 요법 약물이 가득 차면 배출 펌프(특수 분자 펌프)를 이용해서 스스로 독을 제거하게 할 수 있다. 그러나 이런 펌프를 운용하려면 다량의 세포 자원이 필요하다. 에너지를 써서 독소를 세포 바깥으로 퍼내는 작은 기계인 이런 펌프를 작동하려면 세포 전체 에너지의 약 절반이 필요하다.[12] 배출 펌프를 작동하려고 자원을 할당해야 하는 세포는 세포 분열에 할당할 자원이 더 적어질 수밖에 없다. 다음 장에서는 이와 같은 맞교환이 암 치료

의 새로운 접근법을 설계하는 데 어떻게 이용될 수 있는지 알아
볼 것이다.

다람쥐와 새는 둥지를 만들고, 토끼는 굴을 파고, 비버는 댐
을 만들고, 꿀벌은 벌집을 만든다. 자신의 편리를 위해서 자연
세계를 변화시키는 이런 유기체처럼, 암세포도 그들의 생존과
생식을 촉진하기 위해서 우리의 몸속 세계를 변화시킨다. 생태
학에서 틈새 구축은 유기체가 그들의 환경을 더 살기 좋고, 자원
이 풍성하고, 안전한 곳으로 바꾸는 과정이다. 암세포는 이런 틈
새 구축을 매우 잘한다. 암세포는 자원을 얻기 위한 신호를 보내
고, 면역계로부터 자신을 보호하고, 그 외에 내가 이 장에서 탐
구할 몇 가지 다른 전략을 통해서 그들의 생태적 틈새를 만든다.

암세포가 자신을 위한 틈새를 구축하기 위해서는 조직 구
조와 성장 조절이라는 여러 장벽을 넘어야 한다. 첫 단계는 기저
막 침투와 연관이 있다. 기저막은 기관의 외부와 내강 사이의 장
벽을 형성하는 막이다. 이 장벽과 다른 장벽을 뚫으려면, 종종
암세포끼리 협력하여 막을 분해하는 인자(기질 금속 단백질 분
해 효소)를 생산해야 한다.[13] 몸의 막과 다른 조직을 통과하기 위
해서도 암세포들 사이의 전기 신호 조정이 필요하다.[14] 또 암세
포는 기질 세포라고 하는 정상적인 지지 세포를 탈취하여, 이 기
질 세포가 암세포에 이득을 주도록 유도할 수도 있다. 이런 기질
세포는 암의 틈새를 구축하기 위해서 성장 인자를 생산하고, 조
직 구조를 개조하고(이를테면, 콜라겐을 형성하여 종양을 탄력

있는 조직 속에 들어 있는 결절처럼 느껴지게 한다),[15] 새로운 혈관을 위한 신호를 보낼 수 있다. 따라서 틈새 구축 과정은 암세포와 정상으로 보이는 세포 사이에 이루어지는 뒤틀린 세포 협력이라고 할 수 있고,[16] 이 과정에서 암세포는 〈기꺼이 도움을 주고자 하는〉 정상 세포의 〈선의〉를 이용한다. 암세포가 신체의 정상 세포를 탈취하여 자신의 생존과 증식을 촉진하는 이런 일들은 종양 미세 환경에서 발생하는 가장 기이하고 흥미로운 현상 중 하나다.

암의 틈새 구축에서 가장 중요한 일면 중 하나는 종양에 양분을 공급하는 혈관의 형성이다. 암세포가 그들의 국지적인 환경에서 자원을 다 써버리면, 새로운 세포를 만들 원료가 부족해져서 암의 성장이 제한될 수 있다. 혈류는 세포 형성을 위해 매우 훌륭한 원료 공급원이다. 그래서 암세포는 자원이 부족해지기 시작하면, 그들의 성장 촉진에 도움이 되는 혈관을 끌어들이기 위해 진화한다.

자원 부족은 경쟁을 일으키지만, 협력을 촉진하기도 한다. 착취를 유발하기도 하지만, 혁신도 일으킨다. 인간을 예로 들면, 자원을 추출하고 전달하기 위한 정교한 기반 시설 체계를 만들어 왔기에 우리는 날마다 자원 부족을 걱정하지는 않아도 된다.

놀라운 기반 시설의 사례 중 하나는 600년경에 호호캄족이 만들기 시작한 관개 시설이다. 호호캄족은 현재 내가 살고 있는 애리조나주에서 솔트강 줄기를 따라 살았던 미국 원주민 부족이다. 그들은 약 8세기에 걸쳐서 관개 시설을 만들었는데, 그 수로의 길이가 수백 킬로미터에 달했다. 호호캄족은 뒤지개를 이용해서 도랑을 팠고, 그중에는 깊이 3미터가 넘는 도랑도 있었다. 이 도랑 덕분에 강에서 아주 멀리 떨어진 곳까지 물을 댈 수 있어서 사람들이 가정과 농장을 일구며 살아갈 수 있었다. 이런 경이로운 토목 공사를 그들이 어떻게 해낼 수 있었는지, 완공 후에는 이런 자원 전달 체계를 어떻게 관리했는지에 대해서는 문자로 된 기록이 없는 탓에 대체로 미스터리로 남아 있다.

수로 체계의 효과적 관리는 그것의 건설 과정보다 더욱 큰 미스터리다. 호호캄족이 만든 것과 같은 관개 수로에는 사회적 딜레마가 가득하다. 그리고 사회적 딜레마는 그 체계 안에 있는 사람들의 효과적인 화합과 협력을 극히 어렵게 만들 수 있다. 그 체계 안에 있는 사람이라면 누구나 자신의 정당한 몫보다 더 많은 물을 얻고 싶은 유혹이 있다. 관개 체계의 상류에 있는 누군가가 자기 쪽으로 수문을 열어서 물을 독점하고, 하류로 내려가는 물을 거의 남기지 않을 수도 있다. 게다가 이 체계를 만들고 유지하는 누군가의 노력에 그냥 편승하려는 유혹도 존재한다. 이는 단순히 수문을 여는 얌체 행동과는 조금 다른 문제다. 관개 시설 체계를 만들고 유지하기 위해서는 일부 사람들이 시간과 에너지를 들여야 하지만, 관개 시설의 혜택은 그 체계에 속한 모두에게 돌아간다. 이는 관개 체계에는 이중의 사회적 딜레마가 있다는 것을 의미한다. 수문을 열고자 하는 유혹과 함께 이 기반 시설을 유지하는 다른 이들의 노고에 무임승차하려는 유혹도 존재한다. 그래서 호호캄족이 이런 수로 체계를 수 세기 동안 관리하고 유지할 수 있었던 것은 무척 경이로운 일이다.

물이 필요한 가정에 물을 전달하기 위해서 관개 수로를 만들듯이, 우리가 발생하는 동안 우리의 세포들은 몸 곳곳으로 피를 운반하기 위한 관개 체계를 반드시 만들어야 한다. 우리가 자궁에 있는 동안, 내피세포(우리의 혈관 벽을 형성하는 세포)라는 특별한 세포는 우리 몸속의 모든 조직에 침투하여 자원의 수송과 분배를 위한 혈관계를 만든다. 그러나 이런 혈관들은 고정되어 있지 않다. 주변 세포들에서 오는 신호를 기반으로 끊임없이 자라고 변한다. 이를테면, 치유 신호는 그 혈관의 혈류를 증가시킬 수 있고, 새로운 혈관을 자라게 하기도 한다. 이 체계는 몸속 자원을 역동적으로 관리하여 필요할 때 필요한 세포에 혈액이 공급되도록 할 수 있다.

우리 몸은 다세포체에 의해 만들어진 특별한 종류의 생태계다. 발생하는 동안에는 이 다세포체를 구성하는 모든 세포에 자원을 전달해야 한다. 우리 몸이 제대로 기능하고 있다면, 자원은 혈류를 따라 모든 말초 조직으로 운반되어 세포에 공급된다. 그러면 세포들은 제 할 일을 하는 데 필요한 에너지를 얻을 수 있고, 우리를 생존 가능한 다세포 유기체로 만들 수 있다. 세포가 생존하고 정상적으로 기능하기 위해서는 이런 자원 공급에 의존해야 한다. 모든 것이 제대로 작동하고 있을 때, 세포는 필요한 자원을 얻고 우리 몸은 건강하다. 이는 각 가정에 필요한 물을 수송하는 수로 체계와 다르지 않다. 우리 몸은 수조 개의 세포 가정에 물을 공급하는 수로 체계라고 할 수 있다. 그러나 이 해법은 불안정하다. 만약 몸속 세포들이 이 체계를 이용하여 이득을 취하면, 잘 짜여 있는 다세포 사회의 구조가 어그러지기 시작한다. 암세포는 국지적인 생태계와 그들이 자라고 있는 다세포 기반 구조를 위협할 수 있다. 암세포는 혈류에서 자원을 뽑아내어 가로채고, 결국에는 국지적인 자원을 고갈시켜서 주위의 기반 구조를 무너뜨린다.

물을 분배하는 수로 체계와 우리 몸속 곳곳으로 혈액을 분배하는 혈관 체계는 둘 다 얌체 행동이 문제가 될 수 있다. 관개 체계에 적용되는 모든 사회적 딜레마는 암세포에도 적용된다. 암세포는 혈관의 투과성을 높이는 신호를 내보냄으로써 〈수문을 연다〉. 그 결과 암세포로 더 많은 양분이 흘러 들어오고, 하류에 있는 다른 세포에 돌아가는 양분은 줄어든다. 게다가 암세포는 새로운 혈관을 만들기 위해서 서로 협력하기도 한다. 마치 여럿이 힘을 합쳐 도랑을 파서 다른 이들이 만들어 놓은 기반 구조에 새 수로를 연결하는 것과 비슷하다. 이런 협력은 암세포들이 몸을 더 효율적으로 착취할 수 있게 해줄 수 있다. 그러나 이런 암세포의 협력은 금세 끝이 나곤 한다. 새로운 혈관 형성이라는 비용을 떠안는 협력적인 암세포보다 공짜로 편승하는 암세포가 더 유리하기 때문이다.

암세포가 자신만을 위해서 자원을 빼돌리기 시작하면, 이 과정은 정상 세포로 가야 할 자원을 빼앗을 뿐 아니라 자원을 전달하는 기반 시설의 안정성까지도 위협한다. 즉 혈관의 붕괴로 이어질 수 있다. 수로 체계는 물이 없어도 완벽하게 안정적일 수 있다. 그러나 혈관은 비어 있으면 주위 조직으로부터 받는 압력 때문에 붕괴할 수 있다. 암세포가 더 많은 영양분을 얻기 위한 신호를 보내서 수문을 열면, 혈관의 압력을 유지하는 혈류가 줄어들면서 혈관이 붕괴된다. 혈관이 붕괴되면, 그 혈관에 의존하고 있던 세포들도 죽게 될 것이다. 만약 그 세포들이 더 많은 혈관을 만들기 위한 신호를 보내서 새로운 자원 전달 시설을 구축할 수 있더라도, 이 시설 역시 착취당하고 붕괴될 위험이 있다. 이는 종양 속의 혈액 공급이 그렇게 불규칙하고 가변적인 이유 중 하나다. 혈관종양vascularized tumor은 본질적으로 사회적 딜레마의 덩어리다. 혈관의 모든 부분에서 협력이 일어났다가 붕괴하기를 끊임없이 반복하는데, 이는 암세포에 의해 형성되어 착취당하는 혈관의 출현과 붕괴를 그대로 보여 준다.

생태 아포칼립스에서의 탈출

암세포의 행동은 세포 공유 재산의 비극으로 이어질 수 있다. 빠르게 자원을 소비하면서 복제하는 암세포는 단기적으로 볼 때는 더 절제하는 세포보다 유리하다. 주위 환경을 착취하는 세포들은 때로는 죽게 될 것이다. 그 이유는 이용할 자원이 동났기 때문일 수도 있고, 그들이 만들어 낸 엄청난 양의 노폐물을 해독할 능력이 없기 때문일 수도 있다. 그러나 때로는 이런 국지적인 생태적 재앙을 벗어날 방법을 찾기도 한다. 그 방법은 앞서 우리가 본 것처럼 더 많은 자원을 요구하는 신호를 보내는 것일 수도 있고, 더 진화하여 새로운 틈새에 정착하는 것일 수도 있다.

생태학에서 분산 이론의 핵심은 이렇다. 유기체가 그들의 국지적 환경을 착취할 때, 이는 분산에 관한 선택으로 이어질 수 있다. 다시 말해서, 정착할 만한 새로운 환경을 찾아서 이동할 능력이 있는 개체들이 선택받는 것이다. 암 진화에도 이와 똑같은 원리가 적용된다. 세포들이 그들의 국지적인 환경을 착취하면, 이는 이동 가능한 세포에 대한 선택으로 이어진다. 그리고 열악한 생태적 조건에 더 빠르게 반응하여 움직일 수 있는 세포일수록 유리하다.

내 동료와 나는 이런 생태적 원리에서 영감을 얻어, 자원의 남용이 세포의 이동성 진화에 어떤 영향을 줄 수 있는지를 탐구하기 위한 암세포 컴퓨터 모형을 만들었다. 우리의 컴퓨터 모형은 자원을 전달하는 혈관이 연결된 가상의 조직에 살고 있는 암세포들을 나타냈다. 이 모형에는 자원을 빠르게 소비하는 세포들(암세포)과 유입되는 혈액의 공급 속도에 맞춰서 자원을 소비하는 세포들(정상 세포)이 있었다. 우리는 이렇게 다른 조건에서 세포의 이동성이 어떻게 진화하는지 비교하고자 했다. 또 자원을 빨리 소모하는 세포들이 이후에 더 높은 이동성과 분산을 선호하는 생태적 조건을 만드는지도 알고 싶었다. 우리의 예상대로, 신생 세포neoplastic cell에 의한 빠른 자원 소비와 환경 파괴가 세포의 운동성 진화를 일으킨다는 것이 발견되었다. 분산 이론에 따라, 암세포의 높은 자원 소비는 이동하는 세포에 관한 선택으로 이어진다.[17]

생태학적 분산 이론은 우리가 암의 침습과 전이를 이해하는 데 중요한 역할을 한다. 침습, 특히 전이된 후에 일어난 침습은 암의 치료를 훨씬 더 어렵게 만든다. 우리의 모형은 세포의 이동이 지금까지 생각했던 것보다 암의 진행에서 훨씬 더 초기에, 즉 침습과 전이가 뚜렷하게 나타나기 한참 전에 진화할지도 모른다는 것을 암시한다. 이 모형은 암세포가 이동하도록 진화한 이유가 단순히 자원을 빨리 소비하고 주위 환경을 파괴하기 때문이었을 수도 있다는 것을 보여 준다. 이는 전이에 관한 몇 가지 흥미로운 사실과도 일치한다. 그중 하나는 암의 진행 초기에 종양을 떠난 암세포가 종종 전이를 일으킨다는 사실이다. 〈초기 파종early dissemination〉이라고 불리는 이 과정은 세포의 이동성 진화가 암의 진행 초기에 일어날지 모른다는 것을 암시한다.[18] 다만 그 이동성의 결과는 종양의 침습과 전이가 일어나기 전까지는 명확히 드러나지 않을 수도 있다.

분산 진화와 틈새 구축은 정반대의 과정처럼 보일 수도 있다. 분산 진화는 환경 파괴의 결과로 일어나고, 틈새 구축은 환경을 만드는 과정이기 때문이다. 그러나 이 둘은 사실 서로 연관이 있다. 환경 파괴는 분산에 관한 선택으로 이어지지만, 새로운 환경에 효과적으로 침습하고 정착하기 위해서는 능동적인 틈새 구축과 암세포들 사이의 협력이 필요하다. 암세포가 침습하여 기저막을 통과하려면, 서로 협력하여 몸의 장벽을 뚫고 들어갈 수 있게 해주는 침습의 최전선에 틈새를 구축해야 한다. 침습을 하려면 기저막을 분해하는 기질 금속 단백질 분해 효소를 생산하기 위해서 종종 암세포들 사이의 협력이 필요하다.[19] 게다가 암세포들은 전기 신호를 조정함으로써 혈관계를 〈속이고〉 내피(혈관을 둘러싸고 있는 막)를 통과할 수 있다.[20] 일단 혈관을 드나들 수 있게 되면, 혈류를 타고 몸 전체를 돌아다니면서 새로운 조직과 기관계에 정착할 수 있다.

협력의 혁명

암세포는 다세포체의 생태계를 착취할 수 있고, 때로는 그렇게 하기 위해서 서로 행동을 조절하면서 협력할 수 있다. 우리는 암세포가 그들을 보호하고 먹여 살릴 틈새를 구축하기 위해서 협력을 어떻게 이용할 수 있는지를 알아보았다. 암세포들은 그들을 새로운 조직에 정착하게 해줄 더 효과적인 침습과 전이를 위해서 서로 협력하기도 한다. 암세포들 사이의 협력은 어떻게 진화할까? 만약 얌체 행동이 있더라도 뭔가 협력을 안정적으로 유지해 주는 것이 있다면, 그것은 무엇일까?

　암 생물학자들은 이런 질문들에 관한 답을 내놓고 있으며,

우리는 협력 이론을 길잡이 삼아서 암세포의 협력을 이해할 수 있다. 협력은 모든 체계에서 동일한 기본 원리를 토대로 진화한다. 따라서 우리는 협력의 진화에 관한 이론적 사고 틀과 모형을 암에서 일어나는 협력의 진화에도 적용할 수 있다. 이것을 시작점으로 삼아, 우리는 암세포가 서로 협력하기 위해서 진화할 수 있는 방식에 관한 몇 가지 가능성을 논의할 것이다.

암세포들 사이에서 협력이 어떻게 진화할 수 있는지에 관한 몇 가지 가능성을 살펴보자. 진화 생물학에서 특정 형질을 볼 때(이 경우에는 협력) 우리가 공통으로 묻는 것이 있다. 그것이 적응(그 형질을 선호하는 자연 선택의 결과로 인한 것)인지, 부산물(적응의 부수적 효과)인지, 아니면 그저 잡음 같은 현상인지를 묻는 것이다. 암에서는 이런 설명들이 모두 타당할지도 모른다. 우리가 암세포에서 관찰한 협력 중 일부는 진화적 우연일 가능성이 있다. 어떤 협력 사례는 정착을 위한 적응처럼 개개의 세포가 지닌 능력의 부산물일지도 모른다. 또 어떤 사례는 협력을 선호하는 자연 선택의 결과일 수 있다. 내가 이제부터 다루고자 하는 것이 바로 이런 가능성이다. 이 장의 후반부에서는 잡음과 부산물이 암세포 협력을 설명할 수 있는지에 관한 질문으로 다시 돌아갈 것이다. 그러나 지금은 자연 선택이 암세포들 사이 협력의 진화를 언제 선호하는지에 관한 의문을 더 깊이 살펴보자. 자연 선택이 암세포의 협력을 선호하게 할 수 있는 메커니즘은 무엇일까? 암세포 클론들 사이의 유전적 연관성일까? 암세포들 사이의 호혜적 이타주의와 반복적인 상호 작용일까? 아니면 몸속에서 일어나는 다수준 선택과 적합도 상호 의존성일까?

암세포들 사이의 반복적인 상호 작용이 암세포들 사이 협력의 진화에 기여할 수 있는지 생각해 보자. 제2장에서 보았듯이, 개체들이 서로 이득을 주고받는 호혜적인 상호 작용은 친족이 아닌 개체들 사이에 일어나는 협력의 진화에 관한 설명으로 가장 널리 받아들여지고 있다. 반복적인 상호 작용은 협력의 이득이 협력자에게 돌아오게 함으로써, 협력 전략이 얌체 행동보다 생존에 더 도움이 되게 할 수 있다. 서로 다른 암세포 클론들이 호혜 전략을 이용해서 상호 작용을 통한 이득을 얻을 수 있을까?

암세포는 정말로 호혜(적어도 상리 공생)와 매우 비슷한 상호 작용을 하고 있었다. 어떨 때는 성장 인자를 생산하는 세포가 면역계를 막는 데 도움이 되는 인자를 생산하는 다른 종류의 세포에 이득을 준다. 서로 협력을 하면, 이 두 종류의 세포는 그 인자들을 모두 생산하는 수고를 분담함으로써 이득을 얻을 수 있다.[21] 이것을 부산물 공생으로 봐야 할지, 〈세포 호혜〉의 사례로 봐야 할지 아직 결론이 나지 않았다. 호혜에 관한 우리의 전형적인 생각은 조건부 전략이라는 것이다. 우리는 암에서 세포들이 서로 어떻게 반응할 수 있는지에 관한 지식이 아직은 많지 않다. 그러나 암세포들이 조건부로 협력하도록 진화할 가능성은 분명히 존재한다. 예를 들면, 공공재의 생산은 근처에 있는 세포도 함께 공공재를 생산하고 있을 때만 일어난다.

암세포 협력이 호혜로서 자격이 있는지에 대해서는 의문의 여지가 있지만, 암세포들 사이의 반복적인 상호 작용이 암세포 협력을 선호할 수 있는 조건을 제공하는 것은 분명하다. 그리고 이것이 부수적인 상리 공생이든지 조건부 호혜든지 상관없이, 긍정적 결속의 사례인 것은 분명하다. 긍정적 결속은 협력자들이 개체군 내의 무작위적 개체들보다는 그들끼리만 상호 작용을 할 가능성이 클 때 나타난다.[22] 긍정적 결속은 협력의 대상이 친척인지, 반복적인 상호 작용을 하는 파트너인지, 서로 이득을 제공하는 다른 종인지와 관계없이 협력의 진화를 선호할 수 있다.[23] 따라서 암세포들 사이의 반복적인 상호 작용은 암세포 협력의 진화를 분업이라는 맥락에서 설명할 수 있다.

진화 생물학자들 사이에서 호혜는 협력의 진화에 관한 전통적 설명 중 하나다. 다른 설명으로는 유전적 연관성을 통한 친족 선택이 있다. 친족 선택은 (적합도를 측정할 때 연관성 정도에 따라 줄어드는 친족의 적합도를 포함하기 때문에) 포괄 적합도inclusive fitness라고도 불린다. 일부 암 생물학자들은 암세포들 사이의 협력에 관한 설명으로서 친족 선택의 중요성에 대해 회의적이지만,[24] 그 가능성은 진지하게 고려해 볼 가치가 있다. 암세포는 대단히 연관성이 높은 집단으로 존재하는 경우가 많은데, 그 이유는 진화적 이득을 제공하는 어떤 돌연변이의 결과가 종종 클론 확장으로 나타나기 때문이다. 즉, 그 돌연변이를 공통으로 가지고 있는 세포 집단이 되는 것이다. 만약 확장된 클론에 속하는 세포들이 성장 인자의 생산과 같은 것의 돌연변이를 공유하고 있다면, 그런 인자는 이웃한 세포들에도 이득을 주는 공공재로 작용할 수 있다. 만약 이웃한 세포들이 같은 클론에 속한다면, 그래서 그 성장 인자를 생산하는 유전자를 똑같이 가지고 있다면, 클론들 사이의 이런 유전적 연관성은 성장 인자를 생산하는 유전자의 진화를 촉진하는 추가적인 힘으로 작용할 것이다. 이런 성장 인자의 생산에 비용이 든다고 해도, 그 인자의 생산이 암호화된 유전자는 그 세포 개체군에서 여전히 선호받을 것이다.

제1장에서 보았듯이, 자연 선택의 선호를 받는 유전자는 그 유전자의 복사본을 공유하는 다른 개체들의 생존과 생식을 증가시키는 유전자다. 만약 어떤 세포가 성장 인자의 생산을 위한 유전자를 갖고 있고 주위의 세포들도 같은 유전자를 공유하고 있다면, 그 유전자는 이로울 것이고 개체군 내에 널리 퍼질 것이다. 이는 암세포들 사이의 유전적 연관성이 협력처럼 보이는 일부 사례를 설명하는 데 도움이 될지도 모른다는 것을 의미한다. 그러나 다른 유전자에서 만들어지는 다른 성장 인자를 생산하는 세포들 사이에서도 내가 앞서 설명한 긍정적 결속과 동일한 과정을 통해서 진화를 위한 협력이 일어날 수 있다.[25] 협력이 선택받기 위해서 협력의 기반이 되는 유전자가 반드시 같아야 하는 것은 아니다. 협력하는 세포끼리 우선적으로 상호 작용을 하

기만 한다면, 협력은 진화할 수 있다.[26]

　친척들 사이의 협력은 자연에서 셀 수 없이 많이 진화했다. 때로는 이런 친족 간 협력이 친족을 식별하는 능력과 함께 진화하기도 한다. 이런 현상은 아주 오랜 시간을 투자해서 자손을 돌보는(종종 다른 친척도 함께 돌본다) 인간과 같은 유기체에서 볼 수 있다. 그러나 친족 간 협력의 진화를 위해서 친족 식별이 필요한 것은 아니다. 부모의 투자 기간이 짧고, 이동성과 사회성이 비교적 낮은 유기체에서는 친족 간의 효과적인 투자를 위해서 누가 친족이고 누가 아닌지 확인할 필요가 없다.[27] 예를 들어 자손들이 곁에 붙어 있다면, 부모는 주위의 아무에게나 이득을 제공해도 자손들이 근처에 있기 때문에 결국에는 자손들에게 투자하는 것이 된다. 친척들 사이의 협력은 친족 선택을 통해서 진화할 수 있는데, 친족 구조(예를 들면 부모 근처에 머무르는 자손들)일 때에는 이득의 수혜자가 친척일 가능성이 높다.[28]

　암세포들이 서로를 확인할 능력은 없더라도, 친족 구조는 더 연관성이 있는 암세포들 사이에서 협력이 진화할 방법일 가능성이 있다. 유전적으로 연관된 클론 집단에서 자라고 있는 세포들은 덜 연관된 세포보다는 더 많이 연관된 세포와 상호 작용을 할 가능성이 더 크다. 이는 친족 선택을 통해서 협력 능력이 선택될 수 있는 조건을 형성한다.

　나와 내 동료 연구진은 유전적으로 연관된 암세포들 사이의 협력이 암 진화에서 중요한 역할을 할지도 모른다고 제안했다. 그리고 우리는 컴퓨터 모형을 활용하여 생물학의 또 다른 수수께끼인 〈암 비줄기세포cancer nonstem cell〉(다시 말해서, 생식 잠재력이 제한된 암세포)의 존재를 설명하는 데 도움을 주고자 했다. 종양에는 이렇게 분열 가능성이 제한된 암 비줄기세포의 비율이 대단히 높은 경우가 종종 있다. 암 비줄기세포는 복제적으로 막다른 길에 도달했기 때문에 종양을 증식할 수 없다. 암 비줄기세포들의 이런 제한적인 잠재력은 진화적 관점에서 볼 때 수수께끼다. 암세포는 무제한적인 분열 잠재력을 갖기 위해서 진화해야 한다. 다른 모든 존재와 마찬가지로, 자신의 복사본을 가장 많이 만들 수 있는 세포가 가장 많은 세포 자손을 남길 수 있기 때문이다. 그러나 우리가 종양에서 본 것은 그렇지 않았다. 종양 속에 있는 세포의 75~99.999퍼센트는 암 비줄기세포이며, 이 세포들은 종양을 증식시킬 수 없다.[29] 세포 자손을 남길 수 없다면, 어떻게 이 세포들이 암세포 개체군에서 유지될 수 있을까?

우리는 암 비줄기세포를 포함시켜서 컴퓨터 모형을 만들었다. 암 비줄기세포는 분열 잠재력이 제한적이지만 유전적으로 연관된 세포들의 적합도를 높여 줄 수 있다. 이런 세포들을 우리의 모형에 포함시켰을 때, 이 세포들은 분열 잠재력이 제한적임에도 세포 개체군 내에서 유지되는 것으로 밝혀졌다.[30] 만약 이런 과정이 정말로 종양 속에서 일어나고 있다면, 이것이 암시하는 역학적 관계는 일부 종에서 나타나는 공동 양육과 비슷할지도 모른다. 공동 양육을 하면 어떤 개체는 생식하고, 어떤 개체는 조력자 역할을 한다(이 현상은 많은 조류에서 일어나고 있으며, 공동 양육을 하는 조류의 둥지에는 친척 조력자들이 있다).[31] 이런 종류의 체계가 가능한 이유는 번식 집단 내 개체들 사이의 유전적 연관성이 높기 때문이다.

암세포 집단과 유사점을 보이는 또 다른 사례로는 사회성 곤충 집단이 있다. 곤충 사회에서는 일부 개체만 생식을 할 수 있고 다른 개체들은 그렇지 않다. 사회성 곤충에서는 생식 능력이 없는 일꾼 계급과 생식을 전담하는 여왕이 있는 경우가 많다. 암세포 집단에서도 집단 구성원 간의 이런 생식 능력 차이가 어느 정도 나타날 가능성이 있다. 흥미롭게도, 사회성 곤충 집단은 종종 가혹한 환경에서 번성할 수 있다. 자원이 예측하기 어려울 때는 사회를 형성하는 것이 이해된다. 변동이 심한 환경이라는 어려움에 대해 사회가 완충 역할을 해주기 때문이다.[32] 사회성 곤충 집단도 암세포 집단처럼 새로운 영역에 침투하고 새로운 환경에 정착하는 것을 매우 잘한다. 사실, 특정 종의 개미를 포함한 일부 사회성 곤충은 침투와 정착을 너무 잘해서 문제를 일으키는 해충이 되기도 한다. 심지어 종종 토착종을 밀어내고 주변 생태적 공동체의 구조를 심하게 바꿔 놓아서 환경 보존 노력을 위협할 수도 있다.[33] 암세포도 몸속 생태계의 구조를 바꿔 놓고 정상적인 〈토착〉 세포를 밀어낸다는 점에서 이와 비슷할지도 모른다. 암의 진행이 후기 단계에 이르면, 암세포는 몸속의 새로운 환경에 침투와 정착을 매우 잘할 수 있게 진화한다. 정착하여 콜로니를 형성한 암세포 집단이 사회성 곤충 군집과 비슷한 구조와 기능을 갖도록 진화할 수 있는지에 대해서는 아직 의문의 여지가 많지만, 그 연관성은 흥미로우며 추가적인 연구를 할 만한 가치가 있다.

환경 조건은 인간에서 꿀벌, 암세포를 망라하는 모든 체계에서 협력에 큰 영향을 준다. 협력하지 않으면 생존이 불가능한 가혹하고 힘겨운 환경에서는 협력하는 것이 이해된다. 암이 진행되는 동안, 암세포는 협력하지 않으면 생존할 수 없는 여러 몸 속 환경에 직면한다. 예를 들어 국지적으로 혈액 공급이 고갈되었을 때, 서로 협력하여 혈관을 만들기 위한 신호를 보내지 않으면 그 세포들은 최후를 맞을 수도 있다. 또 협력은 암세포들이 주변 조직에 침습하고 전이하는 것을 도울 수도 있다.

암의 진행에서 협력이 중요하다는 것을 보여 주는 최고의 증거 중 하나는 암세포들이 종종 집단을 이루어 전이되며 덩어리, 즉 클러스터cluster가 더 클수록 전이에 성공할 확률이 더 크다는 연구 결과에서 찾을 수 있다. 암세포 클러스터는 암의 후기 단계에 혈액 속을 돌아다니므로, 혈액 표본을 채취하여 측정할 수 있다(그림 12). 이 암세포 클러스터의 크기는 환자의 생존에 큰 영향을 끼친다. 혈관 속에 종양 세포 클러스터가 돌아다니는 유방암이나 전립샘암 환자는 종양 세포가 한 개씩만 돌아다니는 환자만큼 오래 생존하지 못한다. 클러스터를 이룬 암세포는

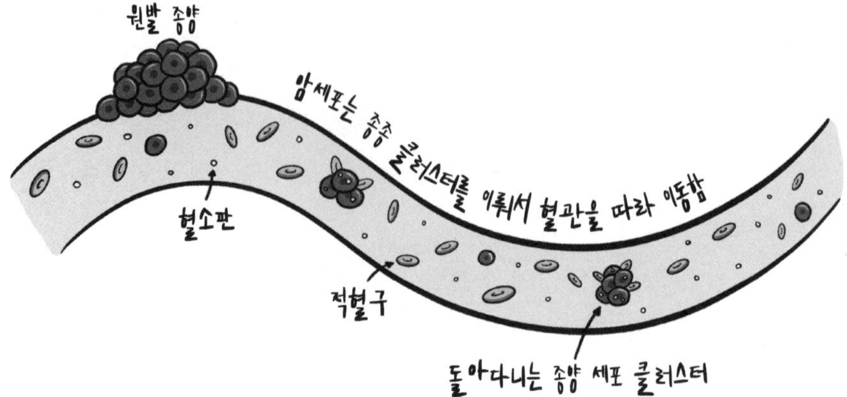

그림 12. 혈액 속 암세포 덩어리

암세포는 클러스터를 이루거나 하나의 세포로 혈액을 통해 이동한다. 연구를 통해 밝혀진 바에 따르면, 세포 클러스터는 하나의 세포로 혈액 속을 돌아다닐 때보다 더 효과적으로 전이된다.

낱개의 암세포보다 몸속에 더 잘 정착할 수 있는 것으로 보인다. 생쥐의 유선 종양 모형에서, 혈관을 돌아다니는 종양 세포 클러스터가 전이에 성공할 확률은 낱개의 종양 세포보다 23~50배 더 높았다.[34] 게다가 어떤 다클론 종양(서로 다른 여러 클론을 포함하는 종양)은 새로운 환경에 집합적으로 정착하여 암의 생태적 틈새를 유지할 수 있는 클론들을 포함하므로 증식에 유리할 수 있다는 증거도 있다.[35]

이런 발견들이 종합적으로 암시하는 것은, 암세포가 전이하여 새로운 환경에 정착할 때는 개개의 세포가 단독으로 행동하는 것보다 콜로니를 이루는 편이 훨씬 더 쉬울 수 있다는 것이다. 어떤 경우에는 암세포 콜로니가 새로운 환경에 정착하기 위

해서 능동적으로 협력할 수도 있지만, 어떤 경우에는 집단의 일
원으로서 수동적으로 이득을 취하기만 할 수도 있다. 일단 새로
운 환경에 당도하면 이런 클러스터는 틈새 구축에 유리할 수 있
다. 서로를 위해서 성장 인자를 생산할 수도 있고, 혈관을 새로
만들라는 신호를 보낼 수도 있고, 어쩌면 면역계를 더 효과적으
로 피할 수도 있을지 모른다. 암세포 클러스터가 낱개의 세포보
다 왜 유리한지 밝혀내기 위해서는 더 많은 연구가 필요하다. 큰
클러스터일수록 작은 클러스터보다 생존과 성장을 더 잘하기
때문일 수도 있다. 어떤 연구에서는 특정 〈조력자〉 클론이 암세
포 콜로니를 돕고 있을지도 모른다는 주장을 내놓기도 했다.[36]

우리는 혹독한 환경에서 개체보다 더 효과적인 집단 생존
유형을 다양한 체계에서 두루 볼 수 있다. 최저 수준에 미치지
못하는 생활 조건에서 살아야 하는 여러 인간 사회에서도 이런
양상을 볼 수 있다. 이런 사회에서는 혼자서는 살기 어렵기에 무
리를 지어서 살아간다. 수렵 채집의 성공, 질병이나 부상의 가능
성, 자연재해가 일어날 확률, 극단적인 날씨 등으로 인해서 언제
어떻게 변할지 모르는 환경은 인간이 한 개체로서 살아남기 어
렵게 만든다.[37] 마찬가지로, 꿀벌과 개미 같은 사회성 곤충은 큰
군집을 이루어 살아가도록 진화해 왔다. 군집이 크면 혹독한 환
경으로부터 그들을 보호하는 데 도움이 되고, 덤으로 대규모 분
업도 가능해진다.[38] 암세포 콜로니와 인간 집단과 꿀벌 군집 사
이의 유사성은 매우 인상적이다. 또한 우리는 이 유사성을 통해

서 다른 종의 몸속에서 콜로니를 형성하게 만드는 압력을 감안
하여 암세포 콜로니의 기반이 되는 진화 역학에 대한 더 깊이 있
는 통찰을 얻을 수 있을지도 모른다.

일반적으로 말해서, 큰 집단의 일원으로 살면 위험을 공동
으로 관리할 수 있으므로 어려운 조건에서 생존 확률이 높아진
다. 이런 환경에서는 개체들이 생존과 생식을 서로에게 더 의지
하게 되기에 적합도 상호 의존이 더 커지게 된다. 적합도 상호
의존이란 개체들이 다음 세대로 유전자를 전달하기 위해서 서
로 의존하는 것을 말한다. 인간에게 적합도 상호 의존은 개체의
생존이나 생식의 성공이 서로 얽혀 있는 상황(이를테면 공통 자
손의 생존과 성공을 위해 함께 노력해야 하는 혼인 관계), 전쟁
기간(생존을 위해서 군인들이 서로 의지해야 하는 시기), 혹독하
고 예측하기 어려운 환경(혼자서는 살아남기가 거의 불가능한
곳)에 있을 때 종종 나타난다.[39] 암세포들도 협력하지 않고는 살
아남을 수 없는 낯설고 혹독한 환경에 당도한 상황에서는 어쩌
면 적합도 상호 의존이 나타날지도 모른다.

만약 상호 협력이 생존을 위한 유일한 방법이라면, 얌체 세
포들은 착취할 협력자를 빨리 찾지 못할 시에는 결국 자신을 파
괴하게 될 것이다. 혹독한 환경에서는 협력이 이득이라는 점을
생각하면, 침습과 전이가 일어나는 종양의 최전선에서는 암세
포의 협력이 선택받을 가능성이 있다. 다음 단락에서는 바로 이
런 의문에 대해서, 즉 전이가 일어나는 동안 암세포들 사이의 협

력이 자연 선택의 선호를 받을 수 있는지 살펴볼 것이다.

메타 개체군과 전이

사회성 곤충 군집에서는 생식 능력이 없는 계급을 포함하는 고도의 협력이 진화해 왔는데, 여기에는 몇 가지 이유가 있다. 사회성 곤충 군집은 유전적으로 연관성이 대단히 높은 개체들로 이루어져 있어서 일꾼 계급이 여왕의 생식에 헌신하도록 암호화된 유전자가 전달되는 것이 가능하다. (많은 사회성 곤충이 반수 배수체haplodiploid다. 수컷은 아버지가 없어서 암컷이 갖고 있는 유전 물질의 절반만 갖고 있다. 만약 모든 일꾼이 한 여왕에서 나오고 여왕만 짝짓기한다면, 일꾼들 사이의 유전적 연관성은 4분의 3이 된다. 이에 비해서 일반적인 형제자매는 유전적 연관성이 2분의 1에 불과하다.) 사회성 곤충 군집은 유전적 연관성이 높아서 협력이 더 잘 이루어질 뿐 아니라, 개체군 구조 역시 더 협력적인 군집이 그렇지 않은 군집보다 훨씬 뛰어난 성과를 내도록 만들어져 있다. 이 군집들은 집단의 집단, 즉 메타 개체군을 형성할 수 있다. 따라서 각각의 집단 내에서는 얌체들이 더 높은 보상을 받더라도, 메타 개체군 전체에서는 협력적인 행동이 증가할 수 있다. 이는 우리가 제2장에서 다뤘던 다수준 선택의 과정이다. 다수준 선택에서는 여러 다른 수준에서 동시에 선택이 작용할 수 있다(개체 수준에서는 얌체 행동을 선호하는 선택이 작용하면서 군집 수준에서는 협력을 선호하는 선택이 작용할 수 있는 것이다).

　　일부 협력 이론가들은 암세포 클러스터 속에 있는 암세포를 포함하여, 그 어떤 것도 〈집단의 이익을 위해서〉 진화할 수 없다고 단언한다.[40] 진화는 항상 집단 내에 있는 얌체를 선호하기 때문이라는 것이다. 그러나 집단 내에서는 얌체가 진화적으로 유리하더라도, 때로는 집단끼리의 협력이 진화할 수 있는 것도 사실이다. 성공의 정도는 집단마다 다르다. 어떤 집단은 빠르게 소멸하는 반면, 어떤 집단은 번성하여 새로운 집단의 〈싹〉을 틔울 수도 있다(암의 경우에는 전이 연쇄 반응metastatic cascade이라고 불리는 것이 일어난다). 협력자 집단은 얌체 집단보다 더 잘 지내기 때문에, 전체적으로 협력이 증가할 수도 있다. 적어도 일시적으로는 그렇다.

　　전이 과정이 암세포 콜로니들 안에서 협력을 선택할 수 있는지 알아보기 위해서는, 먼저 전이의 진화에 관한 전통적인 모형을 살펴보고 그 한계를 검토해야 한다. 그런 다음 전이가 일어나는 동안 다수준 선택이 암세포 콜로니 내의 협력을 선호하는 쪽으로 작동할 수 있는지에 관한 의문으로 다시 돌아갈 것이다.

　　시간의 흐름에 따른 전이 과정을 설명하는 모형은 일반적으로 두 가지가 있다(그림 13). 안타깝게도 두 모형 모두 실제 전이를 보여 주는 현재의 자료와는 일치하지 않는다.[41] 두 모형 중 하나는 선형 모형linear model이다. 선형 모형의 가정에 따르면, 전이는 종양 진화 게임의 후기에 일어나고 가장 〈발달한〉 클론

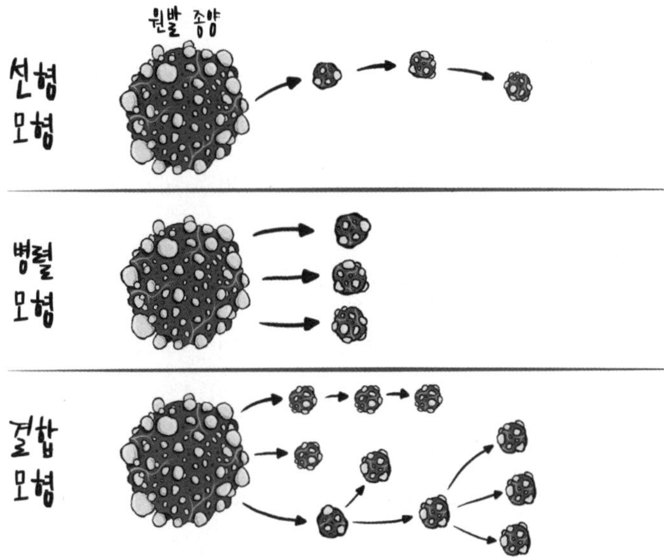

그림 13. 전이의 선형 모형과 병렬 모형

전이의 선형 모형은 전이가 종양 진화의 후기에 일어나며, 〈가장 발달한〉 클론이 1차 전이(그리고 그 이후의 전이)를 주도한다고 가정한다. 전이의 병렬 모형은 종양 파종이라고 불리는 과정을 통해서 초기에 종양의 〈씨앗〉이 뿌려지고, 모든 전이가 원발 종양에서 유래한다고 가정한다. 실제로는 선형 과정과 병렬 과정이라는 이 두 모형이 결합되어 있을 가능성이 크다.

에 의해서 주도된다. 선형 모형에서는 각각의 전이가 일직선 순으로 놓일 수 있다. 원발 종양에서 1차 전이가 유래하고, 1차 전이에서 2차 전이가 유래하고, 2차 전이에서 3차 전이가 유래하는 식이다. 이 모형은 체세포 진화의 초기 모형을 확장한 것으로, 각각의 돌연변이가 그 직전의 돌연변이로부터 만들어지면서 암이 한 단계씩 차근차근 진행된다고 가정한다.[42]

현재 받아들여지고 있는 다른 모형은 병렬 모형parallel model

이다. 이 모형은 종양 파종 초기에 전이의 〈씨앗〉이 뿌려지는 환경을 상상한다는 점에서 선형 모형보다는 더 생태학적이라고 할 수 있다. 병렬 모형은 모든 전이가 원발 종양에서 기원한다고 추정한다. 번식을 위해서 수백 개의 씨앗을 내보내는 변경주선인장처럼, 병렬 모형에서는 원발 종양도 암 진화 초기에 전이를 위한 씨앗을 내보낸다고 가정한다. 이런 씨앗 중 일부가 자원이 풍부한 곳에 떨어지거나, 운 좋게 돌연변이가 일어나서 혈관을 얻기 위한 신호를 더 잘 보낼 수 있게 되거나, 면역계를 더 잘 피할 수 있게 되면서 번성한다는 것이다.

이 두 모형은 단순한 매력이 있지만, 둘 다 현재의 자료와는 맞지 않는다. 자료에는 두 모형의 요소들이 모두 들어 있다.[43] 심지어 하나의 암에서 나온 하나의 표본조차도 그렇다. 이를테면, 전이 연쇄 반응에는 선형 모형과 병렬 모형의 요소가 둘 다 포함된다. 전이 연쇄 반응에서 원발 종양은 여러 번의 전이를 일으키지만 그중 추가적인 전이를 할 수 있는 것은 일부에 불과하다. 다시 말해서, 어떤 전이는 다른 전이보다 (전이 세포 집단의 수준에서 볼 때) 진화적으로 더 성공을 거둔다. 그래서 새로운 싹이 자라고, 그 싹이 집단에서 떨어져 나와서 몸의 다른 곳에 성공적으로 정착할 수도 있는 것이다.

두 모형과 맞지 않는 또 다른 현상으로는 전이로 나온 세포가 원발 종양에 다시 나타나는 종양 재파종이 있다. 자료가 암시하는 바에 따르면, 종양 세포는 한 종양에서 다른 종양으로 이동했다가 다시 원래의 종양으로 돌아갈 수도 있고, 암이 진행되는 동안 여러 번의 다른 전이를 일으킬 수도 있다.[44] 이 개념은 건초 더미 모형haystack model과 비슷하다. 건초 더미 모형은 집단 간 이동이 가능한 개체들 사이에 일어나는 다수준 선택을 통해서 협력이 진화한다는 고전적 진화 모형이다.[45]

종양 재파종과 전이 연쇄 반응 모두 선형 모형이나 병렬 모형 중 어느 쪽과도 맞지 않는다. 또한 두 현상 모두 암세포 콜로니 내에서 협력이 진화할 수 있다는 것을 암시한다. 전이 연쇄 반응은 일부 전이가 다른 전이에 비해서 새로운 전이를 월등히 잘 만든다는 것이 보여 주고, 종양 재파종은 암세포 콜로니의 개체군 구조가 콜로니들 사이의 낮은 (그러나 전혀 없지는 않은) 이동 수준과 연관이 있다는 것을 증명한다. 게다가 우리는 암세포가 조건부 이동을 할 수 있다는 것을 알고 있다. 이 점도 암세포 집단 내에서 협력을 선호하는 선택이 일어날 가능성을 더 커지게 한다.[46]

만약 암세포가 종양 내에서 협력하도록 진화하고 있다면, 이는 전이에 관한 우리의 이해에 엄청나게 큰 영향을 미칠 것이다. 현재 우리의 기술로는 감지할 수 없는 미세한 전이 콜로니의 모든 세대가 콜로니 수준의 협력 특성 때문에 진화적으로 선택되었을 수 있다. 이 시나리오에서는 새로운 혈관을 자라게 하고, 면역계를 회피하고, 〈생식〉을 해서 새로운 전이의 싹을 틔우도록 가장 잘 협력할 수 있는 콜로니가 다음 세대의 암세포 콜로니에 기여할 가능성이 가장 클 것이다. 이 시나리오의 직접적인 증거를 아직 얻지는 못했지만, 콜로니 수준에서 협력 형질의 진화가 가능한지를 더 면밀하게 살펴볼 수는 있다. 그러기 위해서, 우리는 전이하는 동안 암세포 콜로니에서 다수준 선택이 작동할 수 있는지에 관한 의문으로 다시 돌아갈 것이다.

다수준 선택은 자연 선택이 둘 이상의 수준(예: 개체 수준과 집단 수준)에서 동시에 작동하고 있는 사례일 뿐이라는 점을 떠올리자. 만약 콜로니 수준에서 협력이 진화할 수 있는지 알고 싶다면, 자연 선택을 위한 조건이 암세포 콜로니 수준에서 충족되는지 조사해야 한다. 자연 선택을 위한 조건은 콜로니들 사이의 변이, 콜로니들 사이의 적합도 차이(예: 생존율 그리고/또는 새로운 세포 집단의 싹이 떨어져 나오는 비율의 차이), 콜로니들 사이의 유전력 차이다.

자연 선택의 첫 번째 기준인 변이를 살펴보자. 암세포 콜로니는 다양한가? 확실히 그렇다. 전이가 일어나는 동안, 암세포 콜로니는 유전적으로 매우 다양하다.[47] 두 번째 조건은 어떨까? 암세포 콜로니 사이의 적합도 차이가 있다는 증거가 있는가? 있다. 현재의 암 전이 계통수에 따르면, 암세포 콜로니는 생존율과 새로운 콜로니의 형성 속도가 집단에 따라 다르다.[48] 이는 내가 앞서 설명했던 전이 연쇄 반응 개념의 한 부분으로, 어떤 세포 콜로니는 새로운 콜로니를 많이 만드는 반면 어떤 콜로니는 새로운 콜로니를 만들지 않는 것처럼 보인다는 것이다.[49] 이는 적합도 차이의 증거일 뿐 아니라 숙주 내에서 암세포 콜로니들 사이의 직접적인 경쟁의 증거이기도 하다. 예를 들면, 때로는 큰 원발 종양이 제거되면 작은 전이들이 빠르게 퍼지기도 한다. 원발 종양이 더 이상 양분을 독점하면서 저해 인자를 생산하지 않기 때문이다.[50] 원발 종양이 전이를 억제하는 이런 현상은 〈동반 종양 저항성concomitant tumor resistance〉이라고 알려져 있으며, 동물 실험과 인간 환자에서 모두 널리 관찰됐다.[51] 요약하자면, 암세포 콜로니가 세포 집단 수준에서 작동하는 자연 선택의 기준 중 두 가지를 만족한다는 사실은 분명하다. 세포 집단들 사이에는 변이가 나타나고, 적합도 차이가 있어서 어떤 집단은 다른 집단보다 더 잘 〈번식〉한다.

자연 선택의 세 번째 조건인 유전력은 어떨까? 암세포 콜로니는 그들의 〈부모〉 집단으로부터 형질을 물려받을까? 이 문제의 답은 아직 확실치 않다. 현재의 방법으로는 딸 콜로니가 성장률이나 생존이나 다른 관련 형질 면에서 그들의 부모 콜로니와 비슷한지 결정할 수 있을 정도로 여러 세대에 걸친 전이를 아주 상세하게 추적하는 것이 불가능하다. 만약 암세포 콜로니에서 유전력의 증거가 발견된다면, 암세포 집단이 선택의 단위로서 작용할 수 있다는 것과 이런 집단 내의 세포들이 더 효과적으로 전이할 수 있는 암세포 콜로니를 만드는 방식으로 협력하도록 진화적 압력을 받는다는 것이 밝혀지는 것이다.

이미 몇몇 자료에서는 암세포 콜로니 내의 협력이 전이의 중요한 동력일 수 있다는 것을 암시하고 있지만, 해결해야 할 문제도 많이 남아 있다. 우리는 암세포 클러스터들이 종종 함께 정착하여 콜로니를 이루고, 개개의 세포보다 더 큰 성공을 거둔다는 것을 안다.[52] 그러나 이런 세포 클러스터가 왜 낱개의 세포보다 전이를 더 잘하는지는 알지 못한다. 새로운 조직으로 성공적으로 이동하여 정착하는 어려운 생태적 도전이 전이를 더 잘하는 암세포 클러스터를 선택하는 것일지도 모른다. 어쩌면 암세포 클러스터에서 생식을 위한 분업이 진화한 것일 수도 있다. 어떤 세포는 증식하고 다른 세포는 증식하는 세포를 보조하면서, 거의 원시 다세포 유기체와 비슷한 상태가 되는 것이다.[53] 암세포가 성장 인자와 생존 인자의 생산, 면역계를 피하기 위한 상호 부조와 같은 다양한 방식으로 서로서로 적합도를 증진할 수 있는 것은 분명하다. 그러나 우리는 암세포들 사이의 이런 협력 능력이 전이에 어떻게 기여할 수 있는지는 잘 알지 못한다.

이런 가능성과 미해결 문제들을 탐구하고자, 나는 몇몇 동료와 함께 「운동성과 전이의 다윈 역학The Darwinian Dynamics of Motility and Metastasis」이라는 논문을 쓰게 되었다. 이 논문에서 우리는 암 전이에 진화, 생태, 협력 이론의 원리를 적용하여 전이가 진행되는 동안에 일어날 수 있는 일에 관한 몇 가지 가설을 발전시켰다. 현재의 자료를 기반으로, 우리는 유기체와 같은 특성을 일부 지니고 있는 암세포 콜로니들이 전이 과정에서 선택될 수 있다는 결론을 내렸다. 이런 유기체의 특성으로는 생장 단계와 생식 단계가 뚜렷하게 구분되는 생활 주기와 생활사 전략을 들 수 있다.[54] 어떤 세포 콜로니는 짧은 기간에 많은 수의 새로운 콜로니를 만드는 빠른 생활사 전략을 택하고, 어떤 콜로니는 느린 생활사 전략을 통해서 수는 적지만 생존력이 더 뛰어난 싹을 틔운다.

다수준 선택이 전이에서 암세포 콜로니 내의 협력을 선호하는 쪽으로 작동할 수 있다고 제안한 사람은 우리 연구진만이 아니다. 생명 과학 철학자인 애냐 플루틴스키는 전이가 종양 세포들 사이의 협력을 필요로 하는 복잡한 과정이라는 점에 주목한다. 그는 가장 초기에 시작되는 전이는 자리를 잡을 기회도 얻기 전에 순환계에 의해 파괴되거나 그냥 정착에 실패한다는 것을 정확히 지적한다.[55] 플루틴스키의 주장에 따르면, 〈어떤 전이 개체군은 다른 개체군보다 더 효과적으로 정착〉하고 어떤 전이는 〈2차 전이의 전파에 어느 정도 성공〉할 것이다. 다시 말해서, 정착을 잘하고 2차 전이를 잘 퍼뜨리는 전이 암 콜로니는 다른 암세포 콜로니보다 (그리고 이 문제에서는 개개의 암세포보다) 유리할 것이고, 이는 새로운 환경에 빠르게 효과적으로 정착하여 새로운 전이를 일으키는 콜로니를 선호하는 선택으로 이어질 것이다.

그러나 모든 과학 철학자가 이 주장에 동의하는 것은 아니다. 어떤 이들은 다수준 선택이 말기 암과는 연관이 없다고 주장한다. 전이에서는 암세포 집단들 사이의 변이가 확실히 유전되는 방식으로 〈생식〉이 일어날 가능성이 거의 없기 때문이라는 것이다.[56] 내가 앞서 언급했던 것처럼, 암세포 콜로니들 사이의 유전력 문제는 아직 결론이 나지 않은 문제다. 이는 우리가 아직 암세포 콜로니들 사이에서 증거를 찾지 못한 마지막 자연 선택의 조건이다. 공평하게 말하자면, 콜로니 수준에서 유전력이 없다는 증거도 없다.[57] 게다가 사회성 곤충처럼 군집을 형성하는 다른 개체군을 살펴보면, 군집 수준에서도 형질이 유전된다는 증거가 존재한다. 이는 암세포의 군집, 즉 암세포 콜로니에서도 형질의 유전이 일어날 수 있다는 가능성을 진지하게 검토해야 한다는 것을 암시하며, 연구자들은 이 수준에서 형질의 유전력을 측정할 수 있는 방법을 찾아야 할 것이다.

암이 전이되는 동안 정확히 무슨 일이 일어나는지 아직 답이 확실치 않은 문제들이 여전히 많다. 현재의 기술로는 종양이 전이될 때 암세포 콜로니들의 개체군 구조가 어떻게 변하는지 알 수 없기 때문이다. 전이는 아주 미세할 수 있으며, 현재 우리의 방법으로는 약 100만 개의 세포로 이루어진 전이만 감지할 수 있다. 우리가 전이를 감지하기 이전에 얼마나 많은 단계의 전이 연쇄 반응이 있었는지, 우리는 아직 알지 못한다. 어쩌면 우리의 현재 영상 기술로 감지할 수 있는 것보다 훨씬 많아서, 미세한 전이 암세포 콜로니들 사이에서는 수십, 수백, 어쩌면 수천 배 많은 세대의 진화가 일어나고 있었을 수도 있다. 암세포 콜로니들은 몸에서 자원을 효과적으로 추출하기 위해서 여러 세대에 걸쳐 선택될지도 모른다. 그리고 이런 선택은 전이된 암이 현대의 영상 기술로 감지될 수 있는 크기로 자라기도 전에 일어나고 있을 수도 있다. 만약 정말로 암세포 콜로니들이 몸을 효과적으로 착취하기 위해서 여러 세대에 걸쳐 경쟁을 하고 있다면, 이는 정교한 콜로니 수준의 표현형이 여러 세대에 걸쳐서 진화할 가능성을 열어 두는 것이다. 콜로니들은 지속적인 선택 압력을 받아서, 조직적인 면역계 회피, 자원을 얻기 위한 효과적인 혈관 신생, 협력을 통한 성장 신호 보내기, 전이 연쇄 반응을 이어 갈 수 있는 새로운 전이의 싹을 내보내는 능력을 진화시키고 있는 것일 수도 있다.

전이 초기에 얼마나 많은 미세한 전이들이 서로 경쟁하는지도 알기 어렵다. 앞서 나는 암의 진행 초기에 종양에서 떨어져 나간 암세포가 훨씬 나중에 전이를 일으키는 과정인 초기 파종에 대해서도 논의했다.[58] 우리는 큰 종양이 더 작은 종양들의 성장을 효과적으로 억제할 수 있다는 것도 안다.[59] 그러나 숙주의 몸에서 영양분을 독차지하고 억제 인자를 생산해서 다른 종양들을 효과적으로 압도하려면 종양이 얼마나 커야 하는지는 수수께끼로 남아 있다. 이런 의문 중 일부는 (생쥐와 같은) 동물 실험을 통한 앞으로의 연구에서 답을 얻을 수도 있을 것이다. 유전자 발현 자료의 도움을 받으면, 암세포 콜로니들이 어떤 인자들을 만들어 서로 경쟁하고 있는지에 대해 더 많이 알 수 있을 것이다. 또 유전자 발현 자료는 암에서 나타날 수 있는 집단 표현형의 종류에 대해 약간의 실마리를 줄 수도 있다. 그러나 유전자 발현 자료로는 암세포 콜로니가 어떤 종류의 집단 표현형을 나타낼지 알 수는 없다. 몸이라는 생태적 맥락에서 다른 세포들이나 종양 미세 환경과 온갖 복잡한 상호 작용을 하기 때문이다. 세포 콜로니의 수와 그 세포 콜로니의 집단 표현형이라는 두 요소 모두 암세포 콜로니가 더 효과적으로 전이를 할 수 있도록 선택의 강도에 영향을 미칠 것이다.

전이의 진화와 유전적 특성에 대해 알면 알수록, 매혹적이고 어쩌면 우려스러운 그림이 드러나고 있다. 전이 세포 콜로니들은 그 나름의 진화를 하고 있는지도 모른다. 전이가 일어나는 동안에는 메타 개체군 구조가 나타난다는 징후가 있는데, 이는 전이를 잘하는 세포 콜로니들에 대한 선택이 일어날 수도 있다는 뜻이다.[60] 그런 세포 콜로니가 전이 연쇄 반응을 일으켜서 숙주를 가장 성공적으로 착취하는 세포 콜로니의 수를 불릴지도 모른다. 그러면 세포 콜로니를 선택의 단위로 하는 다수준 선택이 작동할 수 있고, 암이 진행되는 동안 콜로니 수준에서 전이 능력이 점점 더 향상되는 쪽을 선호할 가능성이 있다.

만약 암이 진행되는 동안 협력하는 세포 콜로니를 선호하는 다수준 선택이 일어나고 있다면, 암이 진행될수록 치료가 점점 더 어려워지는 이유가 설명될지도 모른다. 만약 암세포가 세포 협력을 활용하여 우리의 몸속에서 자신의 생존과 번성에 도움이 되는 콜로니 수준의 표현형을 진화시킬 수 있다면, 암의 제거는 극히 어려워질 수 있다. 만약 전이가 협력하는 암세포 콜로니들의 결과라면, 전이를 위한 유전자가 발견되지 않는 이유와 전이와 관련된 특별한 유전자 경로가 없는 이유를 설명하는 데에도 도움이 될 수 있다. 전이가 암세포 콜로니들 사이의 협력에 의해 일어난다는 생각은 추측에 불과하다. 그러나 기술이 발전하면, 암세포 콜로니들이 다세포 협력을 이용하도록 진화하고 있는지 검증할 우리의 능력도 함께 발전하고, 그것이 우리의 암 치료가 나아가야 하는 길에 어떤 의미를 내포하는지도 확인할 수 있다.

전이암을 효과적으로 치료하기 위해서는 전이 자체를 더 잘 이해해야 한다. 우리가 치료에 접근하는 방식은 암에 관한 우리의 이해에 달려 있고, 암에 관한 우리의 지식에는 아직 몇 가지 큰 구멍이 있는 것은 분명하다. 우리는 암이 진행되는 동안 (콜로니 수준에서 유전력이 충분히 높다면) 다수준 선택이 어떻게 작동할 수 있는지를 보았다. 여기에는 한 가지 중요한 의미가 있다. 만약 전이 콜로니들 사이의 선택이 암을 계속 진행시키는 메커니즘이라면, 원발 종양을 제거한다고 전이 연쇄 반응이 멈추지는 않을 것이라는 점이다(실제로 원발 종양의 제거가 때로는 환자에게 해로울 수 있다는 증거도 있다).[61] 만약 전이가 암세포 협력으로 일어난다면, 전이에서 협력/조직화를 방해하는 데 우리의 노력을 집중시키는 것이 현명할지도 모른다. 나는 이 책의 마지막 장에서 이와 관련된 생각들을 다시 다룰 것이다.

부산물, 우연, 그 외 협력의 이유

지금까지 우리는 암세포 콜로니에서 암세포들 사이에 일어나는 협력이 세포 협력을 선호하는 자연 선택의 결과일 수 있다는 가능성에 초점을 맞췄다. 그러나 우리는 다른 두 가지 가능성도 살펴보아야 한다. 우선, 암세포들 사이의 협력이 세포들이 하는 다른 일의 부산물로서 나타날 수 있다는 것, 그리고 암세포들 사이의 협력이 우연에 불과할 수도 있다는 것이다.

만약 협력이 다른 이유로 진화한 적응의 결과라면 협력은 부산물로 취급될 것이다. 암세포의 경우, 협력은 암세포가 세포 수준에서 선택된 다른 능력들, 이를테면 이동이나 정착이나 면역계 회피와 같은 것들의 부산물일 수 있다. 세포가 생존과 정착을 잘하기 위해서 해야 하는 일 중에 어떤 일들은 자연스럽게 주변의 다른 세포들에 이득이 되기도 한다. 이를테면, 환경의 틈새 구축/개선은 어떤 종류가 되었든지 주변 세포들이 활용할 수 있는 공공재를 만들 수 있다. 만약 어떤 세포가 세포 외 기질을 분해할 인자를 만들어서 더 효과적으로 침습한다면, 그 뒤를 따르는 세포들은 (앞서 지나간 사람들이 닦아 놓은 숲길을 따라가는 사람처럼) 더 확실한 통로라는 이득을 얻을 수 있다. 혈관을 얻기 위한 신호를 보낼 수 있는 세포들은 그곳으로 자원을 끌어들여서 주변의 모든 세포까지도 이득을 보게 할 수도 있다. 암세포들 사이의 협력처럼 보이는 일부 사례들은 세포들이 자신에게 가장 이로운 일을 하는 과정에서 생긴 부산물일 수도 있다.

때로는 부산물의 이득이 동시에 두 방향으로 흘러 들어가면서 조직화된 협력처럼 보이는 현상이 나타날 수도 있지만, 어쩌면 우연일지도 모른다. 서로 다른 돌연변이가 있는 두 암세포 개체군(한 개체군은 성장 인자를 만들 수 있고, 한 개체군은 침습을 가능하게 해주는 인자를 만들 수 있다고 해보자)이 우연히 근처에 있었다면, 두 개체군은 어떤 적극적인 조정이나 조건부 〈호혜〉가 없이도 서로에게 이득이 될 것이다.[62] 이런 상황을 부산물 상리 공생이라고 한다. 이런 종류의 인자들을 생산하지 않으면 생존이 어려운 가혹한 환경에서는 〈얌체 행동〉을 선택해도 성공하기가 정말로 어렵기 때문에 부산물 상리 공생이 일어날 가능성이 더 커진다.[63] 이런 종류의 부산물 이득은 우리가 종양 속에서 협력하는 암세포를 볼 수 있는 이유를 부분적으로 설명해 줄 가능성이 크다.[64] 그러나 이런 부산물 이득에 관한 설명은 자연 선택에 관한 설명으로 바뀔 수 있다. 이런 이득을 서로 주고받는 세포들이 공간적으로 가깝다거나 여러 긍정적 결속을 촉진하는 요인들로 인해서 먼저 상호 작용을 하는 것이라고 해도,[65] 이런 협력하는 세포들은 협력하지 않는 세포들보다 결국 진화적으로 유리해진다.

협력자 집단에서는 얌체들이 항상 유리하므로, 만약 암세포들 사이에 협력이 나타난다면 그 협력도 얌체 행동 때문에 취약해질 것이다. 우리가 애초에 암에 민감한 이유도 바로 이것 때문이다. 우리 몸속의 세포들이 얌체 행동을 함으로써 다세포 협력의 이점을 악용하도록 진화한 것이 암이다. 그러나 암체 세포들이 협력하는 세포들보다 유리하다는 점은 암세포들 **사이에서도** 협력의 기반을 약화할 가능성이 있다.

이는 협력하는 암세포들로 이루어진 클러스터는 그 협력을 강화하는 메커니즘이 없으면 쉽게 깨지고 단기간에 없어질 수 있다는 것을 암시한다. 어떤 강제적인 메커니즘이 없다면, 암세포 협력은 일시적 상태로만 존재할 것이다. 그러면 암세포 사이 협력의 진화에 관한 가설은 무의미하다고 보는 것이 합리적이다. 암세포들 사이의 협력은 유전적 부동처럼 무작위적 과정의 결과로 나타났을지도 모른다. 그 이후로는 협력이 암세포 개체군에서 불리하게 작용할 수도 있다. 다른 증거가 없는 한, 암세포 협력이 우연히 나타났고 단기적일 것이라는 가능성은 암세포들 사이의 협력의 진화를 설명하기 위한 합리적인 출발점이다.

그러나 아무리 우연이고 일시적일 뿐이라고 해도, 암세포들 사이의 협력은 암의 진행에 매우 큰 영향을 줄 가능성이 여전히 존재한다. 우리는 암세포가 정착하기 위한 새로운 환경을 개척하는 과정인 침습과 전이가 성공을 거두기 위해서는 암세포들 사이의 협력이 얼마나 중요한지 알고 있다. 만약 암세포들 사이의 협력을 통해서 침습과 전이가 더 쉬워진다면, 새로운 환경에 침습하여 정착하면 끝나는 단기적인 협력이라고 해도 그 협력은 암의 진행에 중대한 영향을 미칠 수 있다.

암세포 협력은 덧없는 것일지도 모르지만, 만약 결정적 시점에 일어난다면 암세포가 새로운 조직에 침습하여 몸 곳곳으로 전이가 일어나게 할 수도 있다. 우리는 암세포가 새로운 조직에 침습하기 위해서 협력하고 조직화할 수 있다는 것을 알고 있다. 이를테면, 암세포들은 전기적 신호와 화학적 신호를 활용하여 작은 집단을 이루거나 하나의 긴 줄을 만들어 함께 움직이면서 조직이나 막을 통과할 수 있다.[66] 게다가 암세포 클러스터들이 무리를 지어 정착하면 홀로 있을 때보다 더 성공을 거두기 쉽다.[67] 이런 정보들을 고려하면, 비록 일시적이라도 협력하는 암세포들의 집단은 종양 진행에 박차를 가함으로써 그들이 살고 있는 다세포 유기체의 건강과 몸속 생태계에 큰 영향을 줄 수 있다.

그렇다고 해도, 암세포 협력이 단순히 일시적이거나 우연한 현상이 아닐 수 있다고 생각할 만한 이유는 있다. 우리는 협력을 선택하고 그 유지를 돕는 메커니즘(유전적 연관성과 반복적인 상호 작용 따위)이 암세포들 사이에서 어떻게 작동할 수 있는지를 보았다. 다수준 선택은 전이들 사이에도 작동할 가능성이 있다. 그래서 다른 전이들보다 더 효과적으로 성장하고 생존하고 경쟁하는 암세포 콜로니를 선택한다.

미생물 중재자

지금까지 우리는 암세포들 사이의 협력이 몸이라는 생태계 내에서 어떻게 진화적으로 장점이 될 수 있는지를 알아보았다. 그러나 몸의 생태계에는 아직 우리가 살펴보지 않은 또 다른 중요한 부분이 있다. 바로 미생물상microbiome이다. 미생물상은 세균, 곰팡이, 바이러스를 포함하여, 우리 몸의 내부와 표면에 살고 있는 미생물을 통틀어 이르는 용어다. 미생물은 종양 안팎에서도 발견된다. 증거에 따르면, 어떤 미생물은 암에 기여하기도 하고, 어떤 미생물은 암으로부터 몸을 보호하는 것을 돕기도 한다.

대체로 볼 때, 미생물은 다세포 협력과 암체 행동이 얽히고 설킨 몸속 드라마의 또 다른 등장인물일 가능성이 있다. 미생물은 몸속 다세포 협력에 기여할 수도 있고, 그 협력의 붕괴를 도울 수도 있다. 어떤 미생물은 인간에게 이롭고 우리의 건강과 안녕에 기여한다. 질병을 예방하고, 영양분의 처리를 돕고, 심지어 염증성 질환과 우울증의 위험까지도 낮춰 준다. 이런 미생물은 우리와 그들에게 모두 이로운 방식으로, 그들의 다세포 숙주인 우리에게 협력한다고 생각할 수 있다.[68] 그러나 감염성 질환과 관련된 미생물의 이익은 우리의 이익과 대체로 방향이 맞지 않는다. 그런 미생물은 우리를 착취하는 방식으로 번성하고, 우리의 자원을 그들의 생존과 증식을 위해서 이용하기만 한다.[69]

병원성 미생물은 다양한 방법으로 우리를 아프게 할 수 있다. 암 위험을 높이는 것도 그중 하나다.

인간 암의 10~20퍼센트는 특정 미생물종과 연관이 있고,[70] (다세포 기생충을 포함한) 여러 미생물이 암 발병 위험에 간접적인 역할을 하는 것으로 의심되고 있다.[71] 이는 인간에게만 국한되지 않는다. 야생 동물에게서도 미생물 감염과 연관된 암이 많다.[72] 만약 암세포가 미생물에 어떤 이득을 제공한다면, 때로 그 미생물은 암세포의 증식에서 직접적으로 이득을 얻을 수도 있다. 이상적인 상황은 우리의 미생물이 우리의 정상적인 세포와 협력해서 우리가 건강하고 암이 없는 상태를 유지하도록 돕는 것이다. 그런데 만약 미생물이 우리 몸의 정상적인 세포 대신 암세포와 협력하면 어떻게 될까?

암세포와 미생물은 다세포체를 더 잘 착취하기 위해서 한편이 되어 서로 협력할 수 있다.[73] 미생물은 암세포에 이득을 제공할 수 있고, 암세포도 미생물에 이득을 되돌려줄 수 있다. 다양한 종 간의 이런 협력이 진화할 수 있는 이유는 간단하다. 내가 이 장의 초반부에서 이야기한 결속, 즉 협력자들 사이의 우선적 상호 작용 때문이다.[74] 암은 단순히 얌체 행동을 하는 암세포의 문제나 다세포체를 더 잘 착취하기 위해서 협력하는 암세포의 문제만은 아닐 수도 있다. 어쩌면 암세포의 번성을 돕는 미생물과 암세포의 협력으로 인한 결과일 수도 있다.

미생물은 암세포와 정확히 어떤 방식으로 협력하여 암 위험에 영향을 줄까? 사람 유두종 바이러스 HPVhuman papillomavirus virus 같은 일부 미생물의 방식은 꽤 직접적이다. 세포의 핵으로 들어가서 p53 단백질의 작용을 방해하는 방식으로 세포 증식을 증가시켜서 암 위험을 높인다.[75] 이런 추가적인 증식은 사람 유두종 바이러스에도 이득이고, 그 바이러스를 옮기는 세포의 적합도도 증가시킨다. 바이러스와 세포 모두 자신의 복사본을 더 많이 만들 수 있는 것이다. 더 미묘한 방식으로 암 위험을 증가시키는 미생물도 있다. 여기에는 DNA를 손상하는 유전 독소genotoxin나 세포 증식을 증가시키는 독성 인자를 생산하는 미생물이 포함된다.[76] 미생물과 암세포는 서로를 위해서 성장 인자를 생산할 수도 있고,[77] 면역계로부터 서로를 보호할 능력도 있다.[78] 여기서 끝이 아니다. 미생물은 암세포가 더 이동을 잘하도록 변형된 독소를 만들어 암세포의 침습과 전이를 도울 수도 있고,[79] 세포 집단의 밀도를 감지하는 정족수 감지quorum sensing 분자를 생산하여 전이에 기여할 수도 있다.[80]

그러나 어떤 미생물은 우리를 암으로부터 보호하고, 심지어 암 치료에 이용되기도 한다. 미생물과 미생물의 산물이 암 치료에 이용된 지는 100년이 넘었고, 오늘날에도 여전히 이용되고 있다. 예를 들면, 의사들은 우형 결핵균 백신을 이용해서 방광암을 치료한다.[81] 미생물과 미생물의 산물이 암 치료를 도울 방법은 다양하다. 면역계를 활성화하기도 하고, 세포 죽음을 유발하기도 하고, 새로운 혈관의 성장을 억제하기도 한다.[82] 미생물은 암 치료의 성공에도 영향을 줄 수 있다. 실험을 통해서 밝혀진 바에 따르면, 온전한 미생물상을 갖고 있는 생쥐는 항생제를 투여한 생쥐보다 치료에 더 좋은 반응을 보였다.[83]

미생물은 장내 방어벽의 기능을 강화하고, 면역계의 기능을 개선하고, 세포 증식을 억제하고, 물질대사의 조절을 도울 수

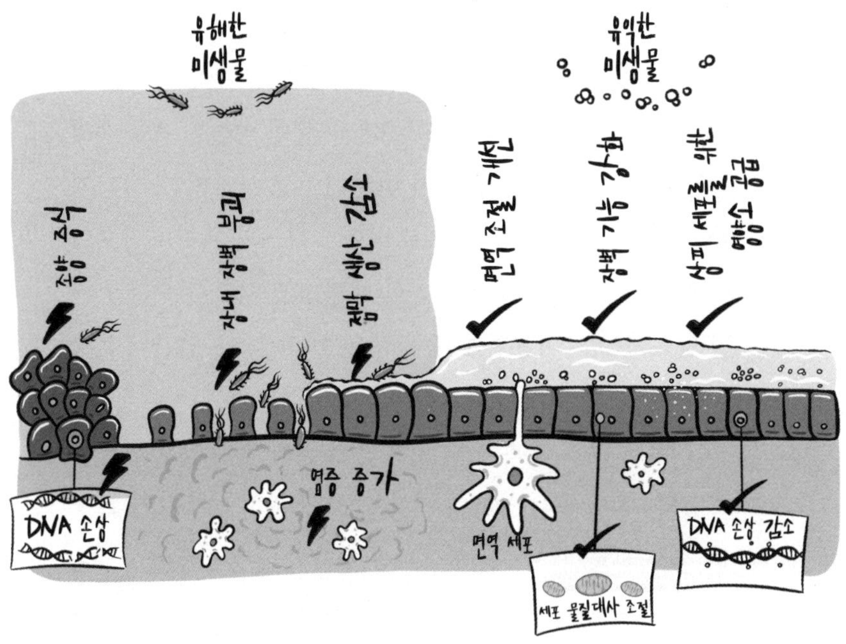

그림 14. 유익한 미생물과 유해한 미생물

미생물은 암 진행의 여러 측면에 영향을 줄 수 있다. 때로는 암을 촉진하기도 하고(왼쪽), 때로는 암을 예방하기도 한다(오른쪽). 유해한 미생물은 DNA 손상과 염기쌍 변화를 유발하고, 종양에서 세포 증식을 증가시키고, 염증을 증가시키고, 장에서 적절한 방어벽 기능을 방해할 수 있다. 반면 유익한 미생물은 장에서 방어벽의 기능을 강화하고, 면역 조절을 개선하며, 세포의 물질대사 조절을 도울 수 있다. 또 유익한 미생물은 상피 세포가 더 잘 기능하게 해주는 중요한 영양소와 인자들을 제공함으로써, DNA 손상을 줄이고 메틸화methylation를 온전하게 유지하는 것을 도울 수 있다.

있다(그림 14).[84] 일부 연구에서는 숙주에 유익한 미생물인 프로바이오틱스와 프로바이오틱스의 양분이 되는 물질인 프리바이오틱스가 인간의 암을 예방하는 효과가 있을 가능성이 암시되었다. 한 메타 분석에서는 다량의 섬유질(유익한 미생물의 먹이가 되므로 프리바이오틱스다) 섭취가 대장암 위험을 낮출 수도 있다는 것이 밝혀지기도 했다.[85] 아직 신생 분야이고, 모든 연구에서 예방 효과가 발견된 것은 아니지만, 이 발견은 매우 흥미롭다.[86] 이 분야는 활발한 연구가 이루어지고 있으며 꽤 성과가 기대되고 있다. 만약 우리가 프로바이오틱스와 프리바이오틱스를 활용해서 더 효과적으로 암을 예방하고 치료할 수만 있다면, 암 치료에 드는 비용과 그 유독성을 줄이면서도 인간의 건강을 개선할지도 모른다.

미생물은 우리 몸속에 있는 동안 조건에 따라 정보에 반응할 수 있다. 예를 들어 양분이 적으면 그에 관한 반응으로 독성 유전자를 활성화한다.[87] 인체 세포와 우리의 미생물상을 이루는 세포들이 협력을 형성하고 안정화할 때 정보 처리가 어떤 역할을 하는지, 다시 말해서 인체 세포와 미생물상의 세포가 일종의 호혜 협약을 맺고 있는지 이해하려면 더 많은 연구가 필요하다. 그러나 분명한 것은 우리의 정상 세포와 우리의 미생물상 세포 사이의 협력은 우리의 건강을 위해서 꼭 필요하며, 일부 사례에서만 암이 진행되는 동안 암세포와 미생물 사이에 협력이 일어난다는 것이다.[88]

어떤 클론 확장은 암을 멈출 수 있다

지금까지 이 책에서는 세포의 얌체 행동이 어떻게 암세포를 정상 세포보다 진화적으로 유리하게 만들 수 있고, 그것이 어떻게 클론 확장으로 이어질 수 있는지에 초점을 맞춰 왔다. 그러나 어떤 클론 확장은 다른 이유에서 일어날 수도 있다는 것을 암시하는 새로운 연구도 있다. 때로는 클론 확장이 실제로 우리를 암으로부터 보호해 줄지도 모른다.

우리는 일생에 걸쳐서 우리 몸에 돌연변이가 어떻게 축적되는지 확인했고, 그 돌연변이 중 일부는 암 위험을 증가시킬 수도 있다. 사실 우리의 피부에는 TP53 돌연변이와 같은 암 돌연변이를 갖고 있는 세포의 클론이 확장된 부분이 누구에게나 있다. 최근까지도 연구자들은 클론 확장에서 발견된 돌연변이가 암을 일으키는 원인일 가능성이 크다고 추측했다. 이를테면, 식도암의 약 10퍼센트에서는 NOTCH1 수용체(다양한 세포 기능에 관여하는 세포 간 신호 단백질)가 암호화된 유전자에 돌연변이가 나타난다. 따라서 연구자들은 이 돌연변이가 식도암의 원인을 제공할 것으로 추측해 왔다.[89] 그러나 생물 정보학자이자 진화 유전학자인 이니고 마르틴코레나는 이 분석에 중요한 것이 빠져 있다는 것을 깨달았다. 바로 암이 아닌 정상 세포에 있는 돌연변이의 측정이었다. 돌연변이가 정말로 암을 일으키는지 알기 위해서는 그 돌연변이가 정상 조직보다 암 조직에서 더 흔하다는 것을 반드시 밝혀야 했다.

그래서 마르틴코레나와 그의 연구 팀은 사망한 장기 기증자로부터 얻은 844개의 식도 조직 표본의 유전자 서열을 분석했다. 기증자들은 식도암 병력이 없었기 때문에, 이 연구는 암이 아닌 정상 조직에서 돌연변이가 얼마나 자주 나타나는지 알아보기 위한 것이었다. 놀랍게도, NOTCH1의 돌연변이는 훨씬 **더 흔했다.** 이전 연구에서는 식도 조직의 10퍼센트에서만 나타난 것에 비해서, 마르틴코레나의 연구에서는 정상적인 식도 조직의 30~80퍼센트에 돌연변이가 존재하는 것으로 발견되었다.[90] NOTCH1 돌연변이가 식도암보다는 정상적인 식도 조직과 더 강한 연관성이 있다는 이 결과는 다른 연구를 통해서도 재확인되었다.[91] 이런 연구 결과들은 NOTCH1 돌연변이의 클론 확장이 오히려 식도암을 예방할지도 모른다는 것을 암시한다. 같은 연구에서 마르틴코레나와 그의 동료 연구진이 발견한 바에 따르면, TP53 돌연변이는 암이 있는 식도 조직에는 대단히 흔하지만(약 90퍼센트) 정상적인 식도 조직에는 흔하지 않았다. NOTCH1 돌연변이의 클론 확장이 말 그대로 식도 조직의 공간을 차지해서 TP53 돌연변이의 클론 확장을 어렵게 만들었을 가능성이 있는 것이다.

이 결과는 몇 가지 이유에서 중요하다. 첫째, 클론 확장과 암에 관한 우리의 생각에 이의를 제기한다. 클론 확장이 무조건 나쁘다고 가정해서도 안 되며, 암에서 공통으로 나타나는 돌연변이가 반드시 암을 유발한다고 가정해서도 안 된다. 마르틴코레나의 연구는 실제로 이로운 클론 확장도 있을 수 있고, 암을 막아 주는 돌연변이도 있을 수 있다는 것을 암시한다.

여기서 흥미로운 가능성이 하나 생긴다. 많은 세포로 이루어진 우리 몸은 암세포의 확장을 방지하기 위해서 〈전략적으로〉 클론 확장이 일어나도록 진화했을 수도 있다. 이는 암 생물학자인 제임스 데그레고리와 그의 동료인 켈리 히가가 내놓은 발상이다. 두 사람은 NOTCH1 돌연변이가 적합도 경관에서 한 자리를 차지하고 세포 개체군이 더 해로운 방향으로 진화하는 것을 방지하는 〈미끼 적합도 봉우리decoy fitness peak〉일지도 모른다고 제안했다. 그들은 이것이 다세포체의 암 위험을 최소화하기 위해서 진화된 〈프로그램〉의 일부일 것이라고 주장한다.[92] 다른 어느 누구도 차지하지 못하도록 영토를 선제적으로 점령한 군대를 생각해 보자. 데그레고리와 히가는 NOTCH1에서 이런 일이 일어나고 있을지도 모른다고 제안한다. 게다가 이는 클론 확장을 이용해서 위협으로부터 우리를 보호하는 유일한 사례도 아니다. 제2장에서 확인한 것처럼, 우리의 면역계는 체세포 진화를 이용해서 감염이나 암과의 싸움을 돕는 면역 세포의 클론을 확장한다.

만약 클론 확장이 때로는 암으로부터 우리를 보호하는 데 도움이 될 수 있다면, 이는 암 예방과 위험도 분류와 치료를 위한 새로운 접근법을 제시하는 것이다. 이를테면, 암 예방이나 치료 후 재발 방지를 위해서 비암성 클론 확장을 일으킬 수도 있다. 또는 기존의 비암성 클론 확장을 측정함으로써 암의 진행 위험을 평가하고 전암성 상태에 관한 감시를 개선할 수도 있을지 모른다.

　만약 우리의 몸이 예방 차원에서 클론 확장을 하도록 진화했다면, 이런 능력의 기반이 될 만한 메커니즘은 무엇일까? 한 가지 가능성 있는 메커니즘은 돌연변이 〈열점hotspot〉이다.[93] DNA에서 손상에 취약한 부분인 돌연변이 열점은 세포가 스트레스받으면 유전체에서 가장 먼저 돌연변이가 일어나는 경향이 있는 영역이다. 어쩌면 다세포체는 특정 돌연변이 열점을 갖도록 진화해 왔을지도 모른다. 그렇게 클론 확장을 위한 공간을 선점함으로써 더 위험한 돌연변이가 자리를 잡지 못하게 하는 것이다. 돌연변이는 DNA 손상과 같은 세포 수준의 스트레스에 의해서도 유발될 수 있다.[94] 일부 클론 확장은 적응적 암 억제 체계의 결과일 수 있고, 실제로 이런 과정을 이용해서 암으로부터 우리를 보호한다.

　세포가 더 위험한 세포를 몰아내고 생태적 공간을 차지할 수도 있다는 생각은 우리의 건강 유지에 도움이 되는 유익한 미생물의 역할에 관한 우리의 생각과 비슷하다. 일부 미생물이 인간에게 이로울 수 있는 이유는 그 미생물들이 우리 몸의 내부와 표면에서 생태적 공간을 차지해서 질병을 일으키는 미생물이 끼어들 여지가 없기 때문일 뿐이다.[95]

암 진화에서 이기적 유전자

암이라는 드라마의 또 다른 주요 등장인물은 세포 속 유전자, 특히 전이 인자transposon와 같은 이기적인 유전 인자들이다. 이 책

전반에 걸쳐서, 체내의 암 진화에 관한 선택의 단위로서 내가 주로 초점을 맞춘 것은 세포였다. 이 장의 초반부에서는 암세포 집단이 때때로 어떻게 선택의 단위가 될 수 있는지를 다뤘다. 이제 범위를 크게 좁혀서 세포 속으로 들어가보자. 유전자 자체가 어떻게 선택의 단위가 될 수 있는지, 유전자가 암 진화에서 어떻게 중요한 역할을 할 수 있는지 살펴보자.

제2장에서 우리는 모계와 부계의 서로 다른 유전적 이득이 후생 유전학적으로 어떻게 나타나는지를 알아보았다. 부계에서 발현된 유전자는 성장을 상향 조정하고, 모계에서 발현된 유전자는 성장을 제한했다. 유전체 내에서 일어나는 모계와 부계 유전자의 이런 충돌(유전체 간 충돌intragenomic conflict이라고 알려져 있다)은 우리의 암 발병 위험에 영향을 줄 수 있다. 그러나 이 충돌은 유전체 내의 충돌이 어떻게 암으로 나타날 수 있는지를 보여 주는 사례의 하나일 뿐이다.

더 일반적으로 보면, 유전체 안에 있는 유전자들은 때로 각자의 목적을 위해서 상반된 작용을 할 수도 있다. 세포를 손상해 가면서 자신의 복제를 촉진할 수도 있고, 자신의 적합도를 개선하는 방식으로 세포의 발현 상태를 바꿀 수도 있다.[96] 다세포성으로 이행하는 동안, 유기체는 세포의 얌체 행동을 억제하기 위해서 진화해 왔다. 이와 마찬가지로, DNA가 마음대로 자기 복제를 하던 세계에서 염색체로 조직화된 유전체 일부로서 복제가 조절되는 세계로 이행하는 동안, 유전체에서는 유전자 수준의 얌체 행동을 억제하기 위한 능력이 진화되었다. 이 이행은 생명 역사에서 결정적인 변화 중 하나였다. 이런 이행 덕분에 유전체 내에서 유전자의 협력과 조직화가 가능해지면서, 정처 없이 떠다니는 DNA 조각들로는 절대 할 수 없는 복잡한 행동들이 세포에서 발달할 수 있었다.[97]

그러나 이런 유전체 수준의 협력이 완벽한 것은 아니다. 정상적인 세포에서조차도 DNA 조각들은 우리의 유전체를 들락날락하고 있다. 우리의 DNA 중에는 유전체 전체가 복제되기를 기다리지 않아도 자신을 완벽하게 복제할 수 있는 조각들이 있다. 이런 DNA 조각들, 전이 인자와 역전이 인자라고 불리는 이동성 유전 인자들은 유전체 속을 이리저리 돌아다니면서 스스로 복제한 자신의 복사본을 유전체 속의 새로운 장소에 다시 삽입할 수 있다. (전이 인자는 자신을 직접 복제하여 유전체 속에 다시 삽입한다. 역전이 인자는 먼저 RNA로 전사되었다가 다시 DNA로 바뀐 다음 유전체 속에 삽입된다.) 진화 생물학자인 조너선 페더스턴과 피에르 뒤랑에 따르면, 이동성 유전 인자는 〈원시적인 단백질을 유전체에 암호화하기 위해서 협력하는 원시 복제자들과 기능적으로 비슷하다〉.[98] 따라서 세포 복제의 제약을 벗어난 이런 전이 인자의 복제는 본질적으로 세포 수준의 DNA 복제 과정 속 〈얌체 행동〉이다. 암세포를 단세포 생활 방식으로의 회귀라고 생각할 수 있는 것처럼, 전이 인자 역시 유전체 이전의 생활 방식으로의 회귀인 것이다.

전이 인자와 역전이 인자는 우리 유전체의 거의 절반에 이를 정도로 큰 비중을 차지한다. 이런 인자들은 왜 거기에 있는 것일까? 주된 이유는 자기 복제를 매우 잘 하기 때문이다. 우리의 유전체는 이동성 인자들을 통제하기 위해서 진화해 왔다. 여기에는 유진자를 비활성화시키는 후생 유전학적 메커니즘과 동일한 메커니즘이 부분적으로 이용되는데, 아마도 이기적 DNA 서열들이 가능한 한 자신의 복사본을 더 많이 만들려고 애쓰는 동안 우리의 유전체가 기능을 완전히 상실하지 않도록 막기 위해서일 터이다. 암세포 유전체의 후생 유전학적 혼란이 이런 이동성 유전 인자의 정상적인 조절에 혼란을 일으키는 것은 당연한 일이다. 게다가 이동성 유전 인자들이 암세포 유전체 곳곳에 자신을 복제하는 동안 추가적인 유전체 변형이[99] 일어날 수도 있다.

유전체 내의 이동성 인자가 암의 민감성에 어느 정도까지 영향을 미치는지, 우리는 아직 잘 모른다. 그러나 새롭게 등장하고 있는 증거는 우리가 알고 있던 것보다 이동성 인자가 훨씬 더 중요한 역할을 할지 모른다는 것을 암시한다. 몇몇 연구에서 암시된 바에 따르면, 이동성 인자는 유전체 손상과 〈유전체 복제나 세포 주기의 조절 이상, 협력적인 세포 행동의 붕괴〉를 일으킬 수 있고, 이동성 유전 인자가 숨어 있는 유전체 영역에서 정상적인 유전자 발현이 붕괴하는 현상은 여러 암에서 흔하게 나타난다.[100]

다세포 협력에서 얌체 행동이 암의 특징과 어떤 연관이 있는지에 대해 우리가 알고 있는 것을 고려할 때, 암의 일부 측면은 세포 수준 협력에 관한 얌체 행동이 아니라 유전체 협력에 관한 얌체 행동의 결과라고 예상할 수 있다. 아마 어떤 암은 얌체 행동을 하는 DNA에 의해 유발되고, 어떤 암은 세포 속 얌체 행동이 더 큰 영향을 끼칠 것이다. 얌체 행동을 하는 DNA에 대해 알면 알수록, 그리고 그런 DNA를 찾기 위해서 특별히 설계된 연구가 더 많아질수록, 우리는 그것이 암에서 하는 역할에 관한 의문의 답을 더 잘 찾을 수 있을 것이다.

이를테면, 염색체 외부에서 일어나는 DNA 복제는 암에 기여하는 얌체 DNA 후보일 가능성이 있다. 만약 DNA가 염색체 바깥에 있다면, 염색체 외부에 존재한다는 것 자체가 DNA 복제에서 유전체 수준의 통제를 이미 벗어났다는 것을 의미한다. 페더스턴과 뒤랑에 따르면, 이는 〈자유롭게 수를 불리거나 이기적 행동에 빠지는〉 것일 수도 있다.[101] 그러나 오늘날 활용되는 대부분의 병리학적 기술과 유전자 서열 분석 방법으로는 염색체 외부에 DNA 서열이 있는지조차도 확인할 수 없다. 현재의 방법들은 염색체 외 DNA 서열(세포의 핵 속에 떠다니는 DNA)을 무시하거나 염색체 일부라고 오인한다. 표준 DNA 서열에서는 이런 염색체 외 DNA를 알 수 없어서, 우리는 그런 DNA 서열이 암이나 암의 진행과 연관이 있는지 알 길이 없다.

샌디에이고에 있는 캘리포니아 대학교의 폴 미셸과 그의

연구 팀이 수행한 연구는 이례적이다. 친절하고 열린 마음을 지 닌 의사 겸 과학자인 미셸은 무사안일한 현 상태에 도전하는 데 자신의 뛰어난 지적 능력을 활용하는 것을 두려워하지 않는다. 그와 그의 연구 팀은 뇌암의 일종인 교모세포종에서 염색체 외 DNA의 역할을 탐구하고 있었다. 나는 운 좋게도 한 진화 워크 숍에서 미셸이 그의 연구 결과에 대해 이야기하는 것을 들을 수 있었다. 그 자리에서 그는 자신의 연구 표본에서 발견된 염색 체 외 DNA의 작은 얼룩을 가리켰다. 미셸은 그의 뇌암 표본 중 약 절반에서 이런 염색체 외 DNA를 발견했고, 정상 세포에서 는 거의 발견하지 못했다. 이 염색체 외 DNA는 드라이버 암유 전자(암과 연관된 유전자)의 추가 복사본을 포함하고 있었는데, 이는 이 DNA가 막연히 암과 연관이 있는 것이 아니라 어떤 인 과적 역할을 할지도 모른다는 것을 암시했다.[102]

그의 발표가 끝난 후, 미셸과 나는 이런 염색체 외 DNA 서 열이 이기적 유전 인자일 가능성이 있는지, 만약 그렇다면 더 일 반적인 암 진화의 이해에서 이것이 어떤 의미를 지니는지에 대 해 이야기를 나누었다. 내가 생각하기에, 이것은 암 진화와 관련 해서 가장 흥미로운 미해결 문제 중 하나다. 만약 암이 어느 정 도는 유전자 수준에서 스스로 증식할 수 있는 이기적 유전 인자 를 선호하는 선택의 결과라면, 암 진화 분야의 이론적 토대는 상 당 부분이 재고되어야 한다. 만약 이기적 유전 인자가 암에서 어 떤 역할을 한다면, 우리의 도구와 방법도 반드시 다시 정비해야 한다. 그래야만 그런 유전 인자를 감지하고 측정하는 것이 가능할 테다. 암에 관한 우리의 기본적인 가정은 세포가 다세포체라는 본체를 벗어나서 유기체가 가하는 일반적인 견제와 균형에 구애받지 않고 증식할 때 얻게 되는 진화적 이득의 결과라는 것이었다. 그러나 미셸의 연구를 보면, 암이 **유전자**에서 유래했을 가능성을 우리가 너무 빨리 묵살한 것일지도 모른다는 생각이 든다. 어쩌면 암은 염색체라는 본체를 벗어나서 DNA 복제 과정이라는 일반적인 제약에 구애받지 않고 복제를 하는 유전자에서 유래했을지도 모른다.

얌체 행동은 암세포에만 국한된 것이 아니라 그 안에 있는 유전자도 활용하는 전략일 수 있다. 마찬가지로, 우리는 협력이 정상 세포에서만 일어나는 것이 아니라 몸을 더 잘 착취하려는 암세포의 전략이 될 수도 있다는 것을 이 장에서 확인했다.

몸의 생태학이라는 맥락에서 암을 살펴보면, 암세포의 협력이 암의 진행에 기여할 수 있다는 것은 분명하다. 근본적으로 암이 다세포 협력에서 얌체 행동의 문제임을 생각하면, 이는 아이러니하다. 그러나 얌체 행동이 암세포를 그만큼 나아가게 만든 것처럼, 협력은 암세포를 말 그대로 더 멀리 나아가게 해주는 전략이 될 수도 있다. 원발 종양에서 더 성공적으로 떨어져 나와서 새로운 조직에 침습하고 전이하도록 해주는 것이다. 게다가 협력을 하면 단일 세포로는 결코 할 수 없는 일을 해낼 수도 있다. 예를 들면, 분업을 하거나, 몸속의 막과 조직을 통과하거나,

어려운 환경에서 살아남을 수 있다. 협력하는 암세포는 얌체 행동을 하는 암세포보다 우리에게 훨씬 더 위험할지도 모른다. 암세포 간의 협력을 방해하는 것은 암의 치료에서, 특히 병세가 상당히 진행되어 암세포 협력이 진화했을 가능성이 큰 시기에 결정적 도구가 될 수 있다.

암세포 사이의 협력 방해를 포함한 진화적 접근법은 우리가 임상에서 암을 더 잘 통제하는 데 도움이 될 수 있다. 다음 장에서는 진화적 접근법과 생태적 접근법이 어떻게 암의 고삐를 잡을 기회가 되는지 알아본다.

제6장
암을 통제하는 방법

인간 역사는 우리 세계에 관한 통제를 확장하는 이야기다. 우리는 비바람을 피하고자 오두막을 지었고, 에너지와 물을 전달하기 위해서 기반 시설을 만들었고, 안정적인 식량 공급을 위해서 식물과 동물을 길렀다. 그러나 우리 몸속 세계의 많은 부분은 아직도 우리의 통제를 벗어나 있다.

암이 진행되는 동안, 몸은 자기 자신에게 저항하는 것처럼 보인다. 몸은 세포 주기, 세포 물질대사, 세포의 운동을 조절하기 위한 통제 기능을 진화시켜 왔는데, 그런 모든 기능이 붕괴하거나 제대로 작동하지 않는다. 암을 치료할 때, 우리는 환자의 몸속 세계에 관한 통제력을 되찾으려 노력한다. 그러나 이는 보기보다 훨씬 어렵다. 우리의 몸속 세계는 진화하고 있는 세포 개체군으로 이루어진 복잡한 생태적 환경이다. 암 자체도 계속 진화하고 있으며, 심지어 우리의 치료에 반응해서 진화하기도 한다. 그러나 우리가 암을 치료하고 새로운 치료법을 설계할 때 암의 진화적 특성과 생태적 특성을 생각하는 것은 암에 관한 더 나은 이해, 그리고 어쩌면 더 나은 통제에도 도움이 될 수 있다.

리처드 닉슨은 미국 암 법에 서명한 이듬해인 1972년, 〈통합 해충 관리법〉이라고 불리는 농업 접근 방식에 관한 새로운 국가 정책이 될 법안에 서명했다.[1] 그전까지 수십 년 동안 농민들은 곤충의 개체 수를 조절하고 농작물의 병충해를 없애기 위해서 다이클로로다이페닐트리클로로에탄 DDT dichloro-diphenyl-trichloroethane 같은 화학 물질을 작물에 뿌렸다. 그러나 DDT의 과도한 분사는 생태계와 인간의 건강에 예기치 못한 결과를 가져왔다. 조류의 개체 수가 감소하고 인간의 암 위험이 증가한 것이다.

이 새로운 국가 정책이 통과된 데는 레이철 카슨의 책인 『침묵의 봄』이 큰 영향을 끼쳤고, 살충제의 위험에 관한 대중의 인식 확산도 한몫했다. DDT 같은 화학 물질은 환경과 인간의 건강에만 피해를 주는 것이 아니었다. 우리는 그런 화학 물질이 장기적으로 볼 때 지속 가능하지 않다는 것을 알게 되었다. 해충에서 화학 물질에 관한 내성이 진화하면서 그 화학 물질은 결국 무용지물이 된다. DDT의 경우, 나트륨 통로의 조절을 바꾼 돌연변이를 지닌 해충이 선택받으면서 DDT에 관한 내성이 생겼다. 해독 경로를 상향 조정해서 DDT를 세포 밖으로 퍼낼 수 있는 해충은 DDT의 해로운 효과를 피할 수 있었다.

통합 해충 관리법은 장기적인 관점에서 농작물의 해충을

통제하려는 방법으로, 화학적 살충제에 관한 내성의 진화를 피하는 것을 목표로 한다. 해충 관리 효율성의 핵심 중 하나는 화학적 살충제에 관한 내성이 그 내성을 일으키는 유기체에 비용으로 작용할 것이라는 생각이다. 그래서 내성을 일으키는 화학 물질이 없으면 내성이 있는 개체들은 사실상 생존에 불리해진다. 따라서 통합 해충 관리법의 첫 번째 전략은 해충으로 인한 피해가 임계점에 이를 때까지 아무 행동도 취하지 않는 것이다. 그다음에는 화학적 처리를 통해서 해충의 수를 결정적인 임계점 아래로 줄여서 피해가 너무 커지지 않도록 한다.[2] 통합 해충 관리법은 개체군 내에 내성이 이미 존재한다고 가정한다. 한 번에 너무 많은 양의 농약을 쓰거나 농약을 너무 자주 뿌리면 이런 처치에 민감한 해충은 모두 없어지고, 내성을 지닌 해충만 남게 되어 장기적으로 해충을 조절할 수 없게 된다. 통합 해충 관리법은 이런 만일의 사태를 예상한 대비책으로, 살충제에 민감한 해충을 모두 없애지 않고 해충 개체군을 장기적으로 통제하도록 저용량의 농약을 사용하는 것이다.

플로리다주 탬파에 있는 모피트 암 센터의 방사선 종양학자이자 암 연구자인 로버트 게이튼비는 이런 통합 해충 관리법에서 새로운 접근 방식의 암 치료법 개발에 관한 영감을 얻었다. 내성의 진화를 방지하기 위해 해충을 그대로 두는 통합 해충 관리법의 전략에 대해 알게 되었을 때, 그는 이런 종류의 접근법을 암 치료에도 적용할 수 있을지 궁금했다. 게이튼비는 2008년에

이 발상들을 탐구하기 시작했다. 그는 (당시 그가 방사선과 학과 장으로 재직하고 있던) 애리조나 대학교에서 사비를 들여서 임상 전 초기 연구를 진행한 이래로, 해충 관리법에서 나온 이 발상을 암 치료에 적용하기 위한 연구를 계속해 오고 있다(현재는 국립 암 학회와 다른 기관으로부터 연구비를 지원받고 있다).

우리가 살충제의 사례에서 발견한 것처럼, 암 치료법에서 가장 큰 문제는 내성의 진화다. 치료하는 동안 암세포가 진화해서 더 이상 그 치료법에 민감하지 않게 되면, 그 치료법은 효과가 없어진다. 화학 요법에 관한 내성 진화는 상피 성장 인자 수용체 EGFRepidermal growth factor receptor를 차단하는 표적 요법과 인간 상피 성장 인자 수용체 2HER2human epidermal growth factor receptor 2에 관한 표적 요법을 포함해서, 시도되는 모든 종류의 약물 치료에서 문제가 된다.[3] 게이튼비와 그의 동료 연구진은 암을 다스리기 위한 획기적인 접근법을 개발했는데, 그들의 목표는 종양을 완전히 없애는 것이 아니라 장기적으로 종양을 통제하는 것이다. 통합 해충 관리법처럼, 이 접근법도 종양의 부담에는 상한선을 두면서 암세포가 치료에 민감한 상태를 계속 유지하게 하는 것을 목표로 한다. 그러면 같은 약물을 무기한 쓸 수 있고, 환경(다시 말해서 환자)의 피해도 제한할 수 있다.

게이튼비의 접근법은 적응 요법이라고 불리는데, 여기에는 요법 자체가 종양에 반응하여 변한다는 생각이 담겨 있다. 적응 요법에서는 영상 촬영이나 혈액 검사를 통해서 종양을 면밀하게 관찰한다. 그다음 종양이 얼마나 자라고 있는지에 관한 정보를 이용해서 약의 적절한 용량을 결정한다. 이런 종양 성장 정보로 약의 용량을 결정하기 위해서는 몇 가지 다른 알고리즘이 활용되지만, 일반적으로 그런 알고리즘은 환자에게 너무 해가 되지 않는 크기의 종양을 안정적으로 유지할 수준의 용량을 찾기 위해서 설계된다. 이는 본질적으로 종양을 위한 통합 해충 관리법이다.

적응 요법의 정확한 알고리즘은 연구에 따라 조금씩 다르지만, 종양을 안정적으로 통제한다는 목표는 같다. 먼저, 종양의 크기를 줄이고자 비교적 높은 용량의 약을 투여한다. (이는 암성 세포의 개체군 크기를 줄여서, 종양 속에서 일어나는 이후의 진화 속도를 늦춘다.) 그다음에 종양을 정기적으로 감시하고 그 결과를 기반으로 약물 치료를 한다. 만약 종양의 크기가 그대로 유지되면, 약의 용량도 그대로 유지된다. 종양이 커지면 용량도 (최대 허용 용량까지) 늘린다. 종양이 자라지 않으면 용량을 줄이면서 대응하지 않는다. 종양이 어떤 임곗값 아래로 줄어들면, 종양이 그 임곗값 이상으로 다시 자랄 때까지 투약을 중단한다. 약의 용량을 일정하게 유지하다가 종양이 처음 크기의 절반으로 줄어들면 투약을 제한하는, 다른 방식의 적응 요법도 있다.

적응 요법은 암에 대한 고정 관념을 뒤집어엎는다. 암을 파괴하려고 하는 대신, 종양을 그대로 두고 더 통제할 수 있는 뭔가로 만들려고 한다. 이 요법은 암을 치명적인 급성 질환에서 관리 가능한 만성 질환으로 바꾸는 것이다. 투약하지 않거나 약의 용량을 낮춤으로써 약에 민감하게 반응하게 되고, 덜 공격적인 세포를 유지할 수 있어서 같은 약으로 종양을 계속 치료할 수 있게 된다. 치료의 강도는 종양이 자랄 때만 증가하므로, 빠르게 분열하는 세포는 선택받지 못하고 더 느리게 분열하는 세포가 선택받기도 한다. 그와 함께 종양 내부의 세포 진화 속도가 느려질 수도 있다. 고용량 요법으로 확실하게 완치될 암(이를테면 유전적으로 같은 종양이 초기에 발견된 경우)일 때는 적응 요법이 제일 나은 선택이 아닐 수도 있다. 그러나 진행이 많이 되어서 전통적 치료법으로는 다스리기 어려운 암의 경우에는 적응 요법이 고용량 요법의 대안으로 제시된다. 나중에 확인하게 되겠지만, 적응 요법은 말기 암을 성공적으로 조절해 왔다.

게이튼비가 사비로 수행한 연구 중 2009년에 발표된 한 연구에서, 그와 그의 동료 연구진은 인간의 난소암 세포를 생쥐에게 이식한 이종 이식 모형을 활용하여 적응 요법을 시험했다. 생쥐는 표준 화학 요법 약물로 표준 치료 절차(고용량을 빠르게 연속으로 세 번 투약)나 적응 치료 절차로 처치받았다. 또 생쥐에게 아무 처치도 하지 않는 통제 조건도 있었다. 표준 치료 조건의 생쥐는 처음에는 종양이 줄어들었지만 몇 주 뒤에는 종양의 크기가 다시 회복되었다. 적응 치료를 받은 생쥐는 종양이 실험 내내 비교적 안정적으로 유지되었다. 연구진은 반복된 실험에서도 같은 결과를 얻었다. 적응 요법은 생쥐의 종양을 계속 통제했다.[4]

게이튼비와 그의 동료 연구진은 적응 치료 접근법이 생쥐를 〈작고 꽤 안정적인 종양을 지닌 채로 무기한 생존할〉 수 있게 해준다고 결론을 내렸다.[5] 이 연구 팀은 생쥐에게 이식한 인간의 유방암 세포를 이용한 두 번의 다른 실험에서 적응 요법의 투약 알고리즘을 시험했다. 이 두 실험을 통해서 그들은 시간이 갈수록 점점 더 적은 용량으로 종양을 통제할 수 있다는 것을 발견했다.[6] 또한 적응 요법으로 치료되는 종양에서는 사실상 괴사(죽은 조직)가 줄어들고, 혈액 공급이 더 안정적으로 유지되는 것도 발견했다. 이는 적응 요법이 종양의 생태적 환경에서 자원과 위험을 안정시키는 데 도움이 될 수도 있음을 암시한다.

제5장에서 확인했듯이, 더 안정적인 환경에서는 더 느린 생활사 전략을 쓰는 세포가 선택받을 수 있다.[7] 따라서 더 안정적인 환경에서는 덜 공격적인 세포가 선택받을 수 있으며, 암세포 협력에 관한 선택도 줄어들지 모른다. 앞 장에서 우리는 불안정한 환경이 어떻게 암세포들 사이의 협력을 선택하는 조건을 만들 수 있는지도 확인했다. 아마도 적응 요법의 성과 중 일부는 자원의 흐름이 정상화되고 암세포에 가해지는 선택 압력이 바뀌면서 암세포들 사이의 협력이 진화하지 않으면서 생긴 결과일 것이다.

적응 요법에 관한 이런 실험적 성공을 거둔 이후, 게이튼비는 이제 인간에게 적응 요법을 시험할 때가 되었다고 생각했다. 내성의 진화 역학에 관한 이해에서 영감을 얻은 적응 요법은 새

로운 종류의 개인 맞춤 치료법이다. 적응 요법은 개인 맞춤일 뿐
아니라, 암세포의 성장과 특정 환자의 종양이 치료에 보이는 반
응을 기반으로 용량을 정한다는 면에서 역동적인 치료법이다.
또한 기존의 약물이나 치료법을 활용함으로써 의료 이용의 장
벽도 낮출 수도 있다. 게다가 적응 요법은 종양 크기에 관한 영
상 촬영에서 혈액 속에 있는 전립샘암의 종양 표지인 전립샘 특
이 항원PSAprostate-specific antigen의 측정에 이르기까지, 어떤 방식
의 종양 부하 평가도 이용할 수 있다.

　　2017년, 종양학자인 징쑹 장과 게이튼비가 함께 수행한 적
응 요법에 관한 선행 연구가 발표되었다.[8] 두 사람은 호르몬 요
법에 더 이상 반응하지 않는 전이성 전립샘암이 있는 남성 환자
11명을 대상으로 소규모 사전 임상 실험을 진행했다. 전립샘암
세포가 증식하기 위해서는 일반적으로 테스토스테론이 필요
하므로, 테스토스테론을 억제하는 호르몬 요법을 써서 암세포
가 퍼지는 것을 막는다. 그러나 전립샘암 세포에서는 종종 자체
적으로 테스토스테론을 생산하는 〈거세 저항성castration resistant〉
이 생길 수도 있다. 아비라테론이라는 약물은 테스토스테론 합
성을 방해하므로, 거세 저항성 전립샘암의 치료에 종종 처방되
곤 한다. 그러다가 암세포에서는 아비라테론에 관한 저항성까
지도 진화한다. 치료가 시작되고 아비라테론에 관한 저항성이
진화하기까지 걸리는 시간은 개인차가 매우 크다. 보통의 연속
적인 치료에서는 환자의 약 절반이 16.5개월 후에 종양이 진행

되었다(16.5개월은 일반적인 진행 시간의 중앙값이고, 이 연구는 통제 조건을 포함하지 않았다). 게이튼비의 적응 요법 실험에서, 연구진은 PSA를 이용해서 종양 부하를 측정했다. PSA가 처음 수준의 50퍼센트 이하로 떨어지면 아비라테론의 투약을 중단했다. PSA 수치가 낮을 때는 종양을 그대로 방치했고, PSA 수치가 처음 값보다 100퍼센트 이상 상승할 때만 아비라테론 치료를 재개했다. 게이튼비는 적응 요법을 이용해서 표준 요법을 쓸 때보다 훨씬 더 오래 종양을 통제할 수 있었다. 2017년 10월에 장과 케이튼비의 사전 실험 결과가 발표되었을 때, 11명의 환자 중 단 한 명만 암이 진행되었다. 이는 꽤 놀라운 결과다. 적응 치료를 받는 환자의 암 진행 시간의 중앙값은 최소 27개월로, 일반적인 값인 16.5개월보다 훨씬 더 길다. 실제로는 중앙값이 27개월보다 훨씬 더 길 것이다(연구 기간 암이 진행된 환자가 너무 적었기 때문에, 암 진행 시간의 실제 중앙값을 계산하는 것이 불가능하다). 게다가 적응 요법 환자들에게 투여된 아비라테론의 총량은 표준 권장 치료 환자들에게 투여된 양의 절반도 되지 않았다.

게이튼비는 현재 모피트에서 흑색종, 갑상샘암, 난소암에서 적응 요법의 가능성을 연구하는 임상 실험을 진행 중이다. 그리고 애리조나 주립 대학교의 우리 연구 팀과 애리조나주의 메이오 클리닉을 포함한 다른 연구소의 연구자들도 적응 요법을 이용해서 다른 암에 관한 임상 실험을 시작하고 있다. 적응 요법은 암을 더 오랫동안 더 잘 통제하게 해줄 뿐 아니라, 종양을 지속적으로 통제하기 위해서 요구되는 약의 용량도 줄여 줄 가능성이 있다. 또한 우리는 환자들이 적응 요법으로 삶의 질이 높아지는 경험을 하는지 공식적으로 조사하기 위해서 환자의 삶의 질에 관한 자료도 수집하고 있다.

불꽃에서 되살아나는 불사조

전설에 따르면, 불사조는 거대한 화염 속에서 타 죽는다. 그런 다음 그 잿더미에서 새롭고 더 강하고 더 젊은 불사조로 나타난다. 붉은색과 금색으로 반짝이는 불사조는 회복력과 생존력을 상징한다. 그리고 불행하게도, 불사조는 우리의 수많은 치료법에 맞서 재발하는 암을 나타내기에도 딱 맞는 상징이다.

잿더미에서 되살아나는 불사조처럼, 암도 암을 파괴할 것이라고 기대한 바로 그 힘에서 기운을 얻어 되살아난다. 암의 회복력은 그 진화적 특성에서 유래한다. 암은 다양한 세포들로 이루어진 하나의 개체군이며, 선택 압력을 받으며 빠르게 진화하고 있다. 우리가 방사선이나 화학 요법으로 암을 치료할 때, 이런 치료법 자체가 선택 압력이 되어서 그 치료에서 살아남을 수 있는 세포가 선택받는다. 종양 속에 있는 차세대 세포들은 그렇게 치료를 가장 잘 견딘 세포의 후손으로 구성된다. 따라서 치료로 암세포가 완전히 제거되지 않으면(종종 그런 경우가 있다), 암이 다시 자랄 수도 있다. 이는 우리 인간과 우리의 암 치료법이 암에 관한 선택 압력의 일부라는 것을 의미하기도 한다. 우리의 의도와 관계없이, 우리는 종양을 진화시키고 있다.

지난 수십 년 동안 우리의 암 치료법은 엄청난 발전을 이뤄냈다. 갑상샘암이나 소아 백혈병 같은 일부 암은 거의 완치가 가능하다. 미국 암 학회에 따르면, 초기 단계의 갑상샘암은 5년 생존율이 거의 100퍼센트에 이르고, 소아 백혈병은 종류에 따라서 60~85퍼센트에 이를 정도로 대단히 높다.[9] 그러나 진행 단계의 암을 다루는 우리의 전략은 별 진전이 없다. 전이암은 우리가 이해할 수 없는 야수다. 그리고 약물 저항성 전이암은 파악하기가 더 어렵다. 전이암에 관한 우리의 치료는 생명을 수개월 연장하는 것이 고작이다. 게다가 일부 연구에서는 완화 치료(환자의 삶의 질 개선과 고통 완화에 초점을 맞추는 치료)가 암의 완치를 목표로 하는 고통스럽고 비용이 많이 드는 치료만큼 환자에게 좋은 결과를 가져올 수 있다고 제안한다.[10]

진화 생물학자이자 감염 질환 전문가인 앤드루 리드는 다음과 같은 의문을 제기했다. 〈종양이나 감염에 이미 약물에 관한 저항성이 존재하면서 다른 선택권이 없다면, 우리는 환자를 어떻게 치료해야 할까?〉 여전히 공격적 요법을 써야 할까? 아니면 저항성이 진화한 세포에 그렇게 강한 선택 압력을 가하지 않는 덜 공격적인 접근법을 고려해야 할까? 리드는 이렇게 지적한다. 〈약물의 사용은 약물에 관한 저항성을 일으킨다. 약물이라는 거센 불길은 우리가 두려워하는 바로 그 세포와 세균을 제거하는 것이 아니라 그들의 경쟁자들을 제거한다. 우리는 그 세포와 세균들을 죽일 수 없다.〉[11] 다시 말해서, 우리의 치료법이 종양 속에서 일어나는 진화 과정을 형성하는 것이다. 만약 공격적인 치료를 통해서 암세포를 전부 제거하지 못하면, 우리는 무심결에 우리가 통제할 수 없는 세포를 선호하는 조건을 만들게 될 수도 있다.

내 동료 연구진과 나는 공격적인 요법을 통해서 성공적으로 치료할 종양과 우리의 전략을 피해서 진화할 종양을 구별하는 방법이 있을지 궁금했다. 이 문제를 논의하고 합의를 보기 위해서, 우리는 웰컴 트러스트 유전체 센터에서 회의를 열었다. 우리는 암 진화력evolvability 측정 방법의 원리를 확립하고, 그것을 Evo-지수와 Eco-지수라고 불렀다(그림 15).[12] 〈암에 관한 가장 중요한 사실 중 하나는 암이 끊임없이 변화하고 있다는 것이다.〉 이 회의를 주최한 카를로 말리는 이렇게 말했다. 〈지금까지 우리에게는 종양의 역학적 특성을 측정(또는 어림)할 방법이 없었다.〉 Evo-Eco 지수는 진화적 특징과 생태적 특징을 기반으로 암의 유형을 구별하는 생체 지표biomarker를 개발하기 위한 지침을 제공한다.

생체 지표는 암을 진단하고 위험도를 분류하는 데 도움이 된다. 즉, 어떤 환자가 전이암으로 진행될 가능성이 큰지 예측할 수 있게 해준다. 암의 생체 지표는 대부분 특정 유전자 돌연변이나 특정 수용체의 존재와 같은 분자 수준의 특징이다. 일반적으

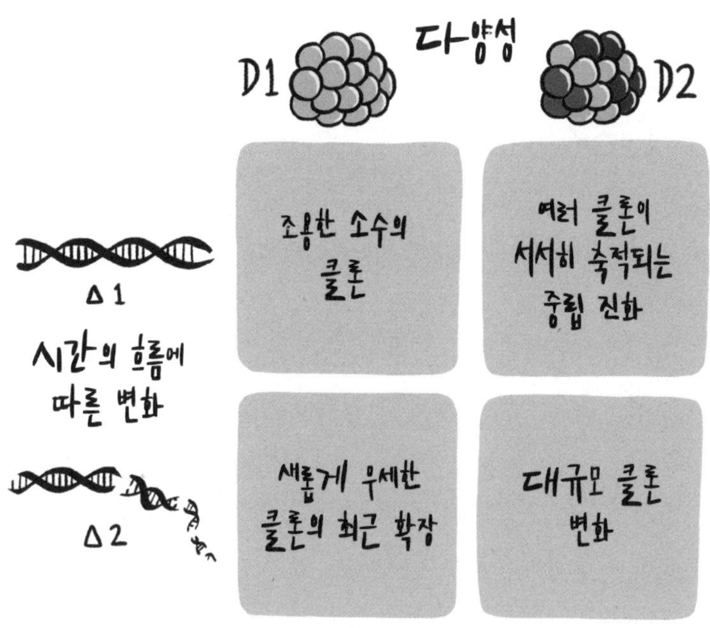

그림 15. Evo-지수

Evo-Eco 지수는 종양의 진화적 역학과 생태적 역학의 특성을 정량화하는 방법으로, 우리가 암을 구분하여 더 효과적으로 치료하는 데 도움이 될 수 있다. Evo-지수(위 그림)에는 종양의 다양성과 시간의 흐름에 따른 종양의 유전적 변화라는 두 가지 요소가 있다. 종양에서는 이 두 요소가 높거나 낮을 수 있으므로, 2×2 분류 체계에 따라서 종양은 모두 네 가지 유형이 있다. 이런 종양의 유형 차이는 치료에 관한 반응 차이로 나타날 가능성이 크기 때문에, 이런 유형 분류 체계는 개인 맞춤 암 치료를 위한 효과적인 지침이 될 수 있다. Eco-지수(위 그림에 없음)에도 자원의 가용성과 위험의 존재라는 두 가지 요소가 있어서 상호 보완적인 2×2 분류 체계를 형성한다. Evo-지수와 Eco-지수를 함께 이용하면 암을 분류하여 더 효과적인 치료를 하는 데 도움이 될 수도 있다.

로 생체 지표는 특정 유형의 암에 특이적이거나 특별한 요법에서 예상되는 반응에 관한 정보를 제공한다.

병리학의 표준 방법은 대개 종양에 관한 조직 검사와 현미경 관찰로 구성되며, 종양의 유전학적 특성을 살피는 것은 딱 한 번뿐이다. 암 생물학자들이 때때로 하는 말이 있다. 전통적인 병리학은『스포츠 일러스트레이티드』의 사진들을 보면서 축구 규칙을 추측하려는 것과 비슷하다는 것이다. 우리가 보고 있는 것은 순간을 포착하거나 아무것도 하지 않는 모습이 찍힌 사진과 같다.

진화학과 생태학에 기반한 사고 틀은 개인 맞춤 암 치료에 관한 새로운 접근법을 제공한다. Evo-Eco 지수는 특정 돌연변이와 같은 생체 지표를 찾아서 그 돌연변이를 기반으로 종양을 다루기보다는, 진화적 특징과 생태적 특징을 기반으로 종양을 분류하는(궁극적으로는 치료하는) 방식이다. 말리의 말에 따르면, 〈Evo-Eco 지수를 통해서 우리가 하려는 것은 종양 세포에 가해지는 압력과 보상과 역학적 특징을 측정함으로써 그 게임의 규칙을 배우는 것〉이다. Evo-Eco 지수의 목표는 종양의 중요한 진화적 변수와 생태적 변수를 측정해서 종양이 어떻게 진화할지 더 잘 예측하는 것이다.

Evo-지수는 종양의 유전적 다양성과 종양의 유전자 변화율이라는 두 요소로 이루어진다. Eco-지수에도 세포 주변 환경에 있는 자원(혈액 공급 같은 것)과 위험(면역 포식 작용 같은 것)이라는 두 가지 요소가 있다. 이런 요소들을 종합하면 종양이 어떻게 진화할지, 다른 치료법에 어떻게 반응할지 예측하는 데 도움이 될 수 있다.

Eco-지수와 Evo-지수는 서로 다른 진화 역학에 기반한 종양들을 구별하는 데 도움을 주는 사고 틀이다. 우리가 바라는 것은 어느 한 시점에 얻은 종양의 유전 정보와 같은 정적인 특성을 기반으로 종양을 처치하기보다는, 이런 역동적인 생태와 진화의 특성을 측정함으로써 그 종양의 특별한 역학적 특성에 기반하여 치료법을 설계하고 조정할 수 있는 것이다. 모든 종양은 똑같지는 않고, Evo-Eco 지수의 목표는 그 종양의 역학을 형성하는 가장 중요한 진화적, 생태적 변수를 알아내는 것이다. 그런 다음 종양의 진화를 그대로 보고만 있는 것이 아니라, Evo-Eco 지수를 통해서 얻은 지식을 활용해서 종양을 우리가 원하는 방향으로 진화하게 하는 것이다.

우리는 암이라는 적이 복잡하고 적응력이 있음을 알게 되었다. 암은 우리가 무엇을 던져 주든지 그에 반응해서 진화하는 세포 개체군이다. 따라서 암을 통제하고 싶다면, 우리는 더 영리하고 더 전략적으로 다가갈 필요가 있다. 대부분의 전통적인 치료법은 기관총식 접근법을 적용한다. 대단히 적극적으로 종양을 공격해서 파괴와 혼돈을 일으키는 것이다. 그러나 적응 요법처럼 진화적 정보를 이용하는 치료법은 종양의 진화 궤적을 바꿔 줄 적합도 경관을 만드는 전략을 활용한다. 암세포 개체군을 조절하여 그들의 진화 방향을 잡아 주기 위해 활용할 만한 잠재적인 전략은 많다. 진화 속도를 늦출 수도 있고, 진화의 방향을 바꿀 수도 있고, 가장 문제가 될 만한 세포 집단만 솎아 낼 수도 있다.

　　진화 생물학자들이 진화하고 있는 개체군을 생각하는 방식 중 하나는 적합도를 경관에 비유하는 것이다. 산봉우리는 적합도가 가장 높은 것이고 골짜기는 적합도가 낮은 상태를 나타낸다. 개체군이 진화하는 것은 적합도 경관에서 비탈을 오르는 것으로 묘사되며(그림 16), 돌연변이가 일어날 때는 적합도가 더 높은 지점에 도달하게 된다. 이런 적합도 경관을 조작해서, 즉 봉우리와 골짜기의 모양을 바꿔서, 암세포를 우리가 원하는 방향으로 진화시키는 것도 암을 통제하는 한 가지 방법이다. 이를테면, 암세포를 〈국지적인 작은 봉우리〉에 가둬 둠으로써 비교적 무해한 상태로 유지하는 것이다. 이런 적합도 경관을 조작할 수 있다면, 암세포의 진화 방식도 조작할 수 있다. 우리는 암이 우리의 치료법에 덜 저항하도록 만들 수 있다. 우리는 암이 덜 공격적이 되도록 만들 수 있다. 우리는 암이 침습이나 전이를 하기보다는 그 자리에 가만히 있도록 만들 수 있다. 심지어 우리는 암을 막다른 길로 보낼 수 있을지도 모른다. 적합도 경관에 비유해서 말하면, 국지적인 봉우리로 올려 보내서 우리의 생존과 안녕을 위협하는 방향으로 진화하지 않도록 만드는 것이다(작은 언덕으로 올려 보내서 높은 봉우리에는 이르지 못하게 하는 것과 같다). 우리는 이런 적합도 경관을 어떻게 조성해야 하는지를 알아내야만 우리가 원하는 방향으로 정확히 암을 보낼 수 있다. 아니면 최소한 우리를 죽음에 이르게 할 수도 있는 적합도 봉우

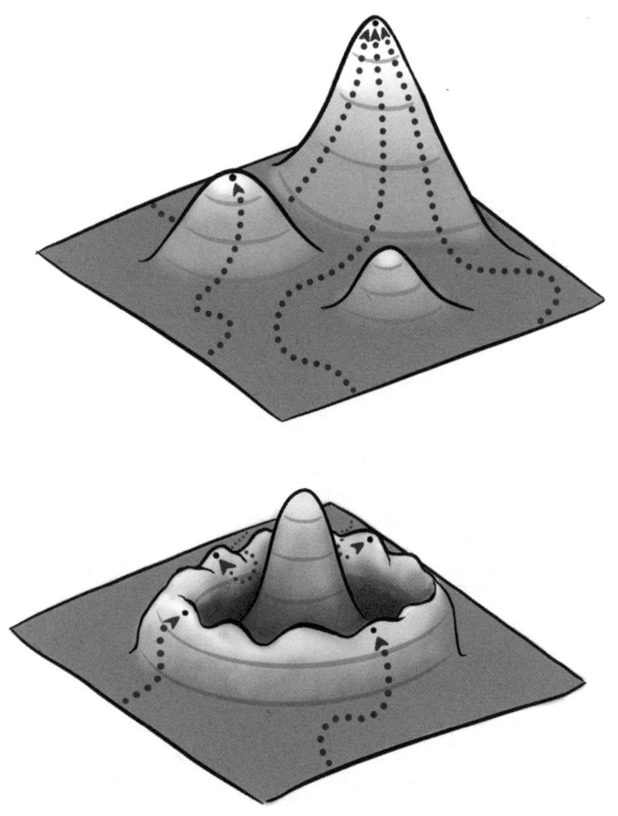

그림 16. 암세포와 적합도 경관

체내에서 암이 진화하는 이유 중 하나는 암의 특성이 있는 세포일수록 적합도가 더 높기 때문이며, 이 그림에서 암은 적합도 경관의 가장 높은 지점으로 표현된다. 적합도 경관은 개체군의 진화 궤적을 나타내는 하나의 방식이다. 몸속 세포에서 돌연변이가 일어날 때, 세포가 얻은 돌연변이 중 일부는 그 세포를 적합도 경관에서 더 높은 곳으로 올려 보낸다. 적합도가 더 높아진 세포는 자손을 남길 확률이 더 커질 것이고, 그 세포 개체군은 적합도 경관을 올라가서 암이라는 봉우리에 더 가까워질 것이다(위). 암을 예방하는 한 가지 방법은 적합도 경관에 세포가 지나갈 길을 만드는 것이다. 아니면 몸의 환경을 바꿔서 적합도 경관 자체를 변형시키는 방법도 있다(아래). 이를테면, 암세포를 〈국지적인 봉우리〉에 갇히게 하는 것도 가능할지 모른다. 본질적으로 이는 암세포를 국지적으로 가장 높은 지점에 머물러 있게 함으로써 암세포가 경관 전체에서 가장 높은 지점까지 진화하지 않게 하는 것이다. 적합도 경관을 조작해서 암세포의 진화 궤적을 만드는 이 방법은 진화적으로 암을 통제하려는 전략이다.

리에 오르는 진화를 막을 수 있다.

이 장의 초반에, 나는 종양의 성장에 따라 약의 용량을 조절하는 적응 요법의 초기 성공과 희망적인 가능성에 대해 이야기했다. 그 외 암의 조절에 활용될 수 있는 다른 전략은 무엇이 있을까? 암을 완전히 근절하기보다는 암을 조절하기 위한 새로운 전략을 고안하기 위해서 진화적, 생태적 원리를 활용할 수 있을까?

속도 늦추기

가장 단순한 암 통제 전략은 세포 진화의 속도를 늦춰서 세포가 더 적합도 경관을 통과하는 데 더 오랜 시간이 걸리게 만드는 것이다. 가령 그 속도를 절반으로 떨어뜨릴 수 있다면, 암이 되기까지 걸리는 시간은 두 배로 늘어날 것이다. 첫 번째 돌연변이가 일어났을 때부터 암이 발견될 때까지는 종종 수십 년이 걸리므로,[13] 그 시간이 두 배로 늘어난다면 암 발생률이 극적으로 줄어들 수 있을 것이다.

우리가 어떻게 진화를 늦출 수 있을까? 돌연변이율을 줄이는 것도 진화를 늦추는 한 가지 방법이다. 돌연변이가 줄어들면 세포 개체군 내의 다양성이 감소하기 때문이다. 이 접근법은 전망이 밝다. 한 연구에서는 비스테로이드계 항염증약NSAIDnonsteroidal anti-inflammatory drug을 소아용 아스피린의 형태로 하루 한 알씩 복용하면 돌연변이율의 수치가 10분의 1로 감소하는 데 도움이 된다는 것이 밝혀졌다.[14] 게다가 NSAID가 식도암을 비롯한 다양한 암의 진행을 늦춘다는 것도 여러 연구를 통해서 밝혀졌다.[15] (이는 NSAID가 돌연변이율을 직접적으로 줄이기 때문일 수도 있고,[16] 염증이 줄어들면 우리 체내의 암 억제 체계가 더 효과적으로 기능하기 때문일 수도 있다.) 진화를 늦추는 다른 방법은 생식을 늦추는 것인데, 세포의 경우에는 분열 속도를 늦추는 것이 된다. 개발되고 있는 대부분의 약물은 세포 분열을 최소화하기 위한 것이 아니라, 세포를 최대한 많이 죽이기 위한 것이다. 약물을 선별하기 위한 실험 과정에서 우리가 놓친 잠재적인 암 치료제도 있을지 모른다. 그런 실험은 그 약물이 암세포의 분열 속도를 얼마나 잘 조절하는지가 아니라 암세포를 얼마나 잘 죽이는지로 평가하기 때문이다. 분열 속도를 늦추는 약은 이미 존재하며(이런 약은 〈세포cyto〉를 정적인 상태static state로 유지한다고 해서 세포 성장 억제제cytostatic drug이라고 한다), 유방암 치료에 성공적으로 널리 쓰이고 있다.

세포의 진화를 늦추는 다른 방법으로는 종양 개체군의 크기를 줄이는 방법과 세포 간 적합도 차이를 줄이는 방법이 있다 (생존과 생식 능력의 차이가 진화를 일으키기 때문이다). 더 일반적으로는 암세포의 생태적 환경을 잘 조성하여 암세포가 더 느린 생활사 전략의 방향으로 진화하도록 유도할 수도 있다. 세포 전략을 늦춘다는 것은 우리가 제2장에서 만났던 조용한 룸메이트처럼 암세포가 휴면 상태가 된다는 것을 의미한다.

가짜 약

진화에서 영감받은 게이튼비의 암 통제 전략의 무기고에는 암세포가 우위를 차지하는 것을 막기 위한 영리하고 창의적인 발상이 아주 많다. 암세포가 약물 저항성을 얻기 위해서는 에너지를 쓰면서 일을 해야 하므로 저항성에는 비용이 많이 든다. 이 개념을 바탕으로, 게이튼비는 이런 비용을 쓰고도 아무런 이득을 얻지 못하는 저항성 세포를 만들 구상을 했다. 다수의 약물에 저항성이 있는 세포에는 종종 세포 내에서 약물을 제거하기 위한 배출 펌프가 있는데, 이런 펌프를 쓰려면 에너지가 필요하다.

게이튼비는 다수의 약물에 관한 이런 저항성을 실제로 약점으로 이용할 수 있을지도 모른다고 생각했다. 다시 말해서, 독성이 없거나 최소한의 독성을 지닌 물질을 암세포에 〈가짜 약 fake drug〉으로 주는 것이다. 이런 가짜 약은 암세포의 배출 펌프를 활성화시켜서 에너지를 쓰게 만들지만, 저항성이 없는 세포에 비해서 생존에 이득을 보는 것은 없다. 게이튼비는 이런 약물을 〈에르자츠드로그ersatzdroge〉라고 불렀다. 의미는 같아도 〈가짜 약〉이라고 하는 것보다 훨씬 더 그럴싸하게 들리기 때문이다. (에르자츠드로그는 독일어로 〈대체 약물〉이라는 뜻이다.) 게이튼비와 그의 동료 연구진은 이런 가짜 약이 페트리 접시에서 저항성 세포의 세포 증식을 줄일 수 있다는 것을 발견했고, 생쥐에게 에르자츠드로그를 투여하는 동물 모형 실험에서는 저항성 세포주의 성장률이 (저항성이 없는 비슷한 세포주에 비해서) 더 낮다는 것을 발견했다.[17] 이 전략은 저항성 세포가 특별히 얻는 것도 없이 열심히 일하게 만드는 것이다. 그 세포들은 실제로는 약이 아닌 물질을 퍼내기 위해서 그들의 분자 모터를 돌리고, 그 결과 증식에 이용할 자원은 조금밖에 남지 않게 된다.

기본으로 돌아가기

게이튼비는 암을 통제하기 위한 참신한 전략 개발에 탁월한 재능이 있다. 우리는 암이 몸의 생태에 변화를 일으켜서 종양 미세 환경을 더 산성으로 만든다는 것을 알고 있다. 이 산으로 인해서 세포 외 기질이 분해되는데, 이는 몸속 환경을 파괴할 뿐 아니라 파괴된 환경에 있는 세포들이 그곳을 더 쉽게 떠나게 함으로써 침습과 전이를 촉진하기도 한다. 이런 지식에 근거하여, 게이튼 비는 중탄산 나트륨(베이킹 소다)이 생쥐에게서 전이를 줄일 수 있는지 알아보기 위한 실험을 하기로 했다.

게이튼비와 그의 연구 팀은 유방암 세포나 전립샘암 세포 나 흑색종 세포를 주사한 생쥐에게 베이킹 소다를 구강 투여했 다. 그들은 베이킹소다를 투여한 생쥐에게서 종양 환경의 산성 이 줄어드는 것을 확인했고, 〈폐와 장과 횡격막으로 전이되는 종양의 수와 크기의 유의미한 감소〉로 이어지는 것을 발견했다. 원발 종양의 크기는 영향받지 않았지만, 종양의 환경을 조금 더 pH 값이 중성인 상태로 되돌려 놓음으로써 전이가 상당히 감 소했다. 그리고 게이튼비의 연구 팀이 〈중탄산염 요법bicarbonate therapy〉이라고 부르는 이 치료를 받은 생쥐들은 더 잘 생존했다.[18] 환경의 산성을 줄이는 것은 종양 내부에 있는 암세포의 생활사 진화에도 영향을 줄 수 있다. 강한 산성으로 인해서 세포가 직면하는 위험도 줄어들고, 다른 곳에 정착할 기회도 줄어든다. 두 요소 모두 세포의 생활사 전략이 느려지는 선택을 일으킬 수 있다.

종양 먹이 주기

저산소증, 즉 종양 속의 낮은 산소 농도는 종양 미세 환경에서 중요한 부분을 차지한다. 산소 농도가 낮으면 암세포는 침습과 전이를 할 가능성이 더 커지고,[19] 자원이 적을수록 더 쉽게 움직일 수 있는 암세포가 선택받는다. 연구에서 암시되는 바에 따르면, 종양에 자원 전달을 정상화하면 실제로 전이가 줄어들 수도 있고,[20] 항혈관 신생 약물(종양으로 들어가는 혈류 조절을 돕는 약물)을 적게 쓰면 치료에 관한 반응이 좋아질 수도 있다.[21] 이 장의 앞부분에서 보았듯이, 더 정상화된 자원 흐름은 적응 요법의 결과이기도 하다. 따라서 자원 공급이 치료 성과에 기여할 수도 있다.

종양으로 들어가는 자원의 흐름을 정상화하면 종양 속에 있는 세포에 가해지는 생활사 선택 압력에 영향을 주기 쉽다. 일반적으로, 안정적이지만 낮은 수준의 자원에 접근할 수 있으면 느린 생활사 전략을 쓰는 개체들이 선택받는다. 정상적으로 자원이 공급되는 종양에서도 그럴 가능성이 크다. 자원이 정상적이면 증식 속도가 느리고 확산 경향이 적은 세포들이 자연 선택의 선호를 받는 것이다.

종양을 위해서 안정적인 자원을 공급하는 이 전략은 반직관적인 이야기처럼 들린다. 우리는 종양을 굶기려고 해야 하는 것이 아닐까? 문제는 종양을 굶기면 세포가 이동하기 위해서 유전자 발현 상태를 바꿀 가능성만 더 커진다는 것이다. 게다가 이동을 더 잘할 수 있는 세포가 선택받을 가능성도 있다. 종양에 (안정적으로 낮은 수준의) 먹이를 주면 종양이 그 자리에서 계속 자라게 될 수도 있지만, 일반적으로는 그것이 침습과 전이를 조장하는 것보다는 훨씬 더 바람직하다. 이는 민주주의는 최악의 정부 형태이지만 지금까지 시도된 다른 모든 정부 형태에 비하면 낫다는 윈스턴 처칠의 말과도 비슷하다.[22] 종양에 먹이를 주는 것은 나쁜 전략처럼 보일 수도 있다. 암세포가 그 자리에서 증식하고 자랄 수 있도록 자원에 접근하게 해주기 때문이다. 그러나 그 자리에서 자라게 하는 것이 전이를 일으키게 하는 것보다 훨씬 나을지도 모른다.

협력 이론을 이용한 암 통제

암세포를 통제하는 또 다른 방법으로는 세포의 얌체 행동을 효과적으로 감지하고 그에 대응하는 우리 몸의 능력을 기르는 것이 있다. 우리 몸은 세포의 얌체 행동을 감지하고 그런 얌체 행동이 암으로 발전하기 전에 차단함으로써 우리를 보호한다. 만약 세포의 얌체 행동을 감지하는 우리 몸의 능력을 강화한다면, 또는 (암 억제 체계의 돌연변이 등으로 인해서) 망가진 그런 능력을 회복한다면, 암을 더 잘 예방하고 치료할 수 있다.

우리 몸의 다수준 얌체 감지 체계는 세포의 얌체 행동을 감지하여 암이 되기 시작했거나 되려고 하는 얌체 세포로부터 우리를 보호하기 위한 것이다. 그러나 안타깝게도 우리 몸의 얌체 감지 체계는 속임수에는 면역이 되어 있지 않다. 암은 우리의 얌체 감지 체계를 속이도록 끊임없는 선택 압력을 받고 있다. 암이 진단받을 수 있을 정도의 크기로 자란 시점이 되면, 암은 이런 얌체 감지 체계를 모든 수준에서 회피하고 강탈하도록 진화해 있다. 암세포에는 세포 고유의 얌체 감지 체계를 위한 정보 처리 허브인 TP53 유전자에 돌연변이가 있는 경우가 많다.[23] 주변 감시 체계도 붕괴된다. 종종 암세포는 증식과 세포의 이동을 〈정상〉 행동인 것처럼 용인하도록 주변 세포를 속이기 위한 인자를 만든다. 당연히 암은 면역 체계를 피하기 위해서도 진화한다. 포식자를 피해서 더 잘 숨고 도망가기 위해 진화하는 피식 동물 집단처럼, 암세포도 면역계의 레이더에 포착되지 않기 위해서 진화한다.

암이 우리의 얌체 세포 감지 체계를 혼란에 빠뜨릴 때, 우리는 암을 통제하려면 무슨 일을 할 수 있을까?

한 가지 가능성은 우리의 고유한 암 억제 체계가 다시 제대로 기능할 수 있도록 세포의 자가 조절 기능을 재부팅하는 것이다. 우리의 세포 하나하나마다 들어 있는 복잡한 유전자 망은 그 세포의 행동을 감시하고, 뭔가 잘못된 것을 감지하면 세포의 유전자 발현과 행동을 조절한다. 이를테면, TP53을 중심으로 하는 유전자 망은 세포 주기를 멈추거나 DNA 수선을 시작하거나 필요하다면 세포 자살을 유발할 것이다. 암에서는 이런 세포 고유의 얌체 감지 체계가 TP53 유전자의 돌연변이나 결실로 인해서 종종 사라지기도 한다. 세포의 자가 조절 기능을 재부팅하게 해줄 가능성이 있는 전략 중에는 사라진 TP53의 기능을 복원하는 방법, 또는 단순하게 DNA 수선 같은 세포 행동을 촉진하는 방법 등이 있다.[24] 살아 있어서는 안 되지만 살아 있는 세포에서 아폽토시스 경로를 재활성화하는 것을 목표로 하는 치료법도 많다. 그러나 이런 치료법을 쓰면, 저항성이 있는 세포가 빠르게 선택을 받기 때문에 장기간에 걸쳐서는 활용하기가 매우 어렵다는 것이 잘 알려져 있다.

앞서 나왔던 헌츠먼 암 연구소의 암 생물학자인 리사 애버글렌과 조슈아 시프먼은 현재 코끼리의 TP53 유전자를 이용하는 새로운 치료법을 개발하기 위한 연구를 진행 중이다. 그들은 코끼리의 TP53 유전자가 인간의 골육종 세포에서 정상적인 p53 단백질의 기능과 아폽토시스를 회복할 수 있다는 것을 밝혀냈고[25] 현재는 살아 있는 생쥐의 종양 속에서 코끼리의 TP53 유전자가 아폽토시스를 유발할 수 있는지 알아보기 위한 실험을 하는 중이다.

우리는 우리 세포가 TP53 같은 유전자를 중심으로 하는 유전자 망을 통해서 정보를 어떻게 처리하고 통합하는지 이제 막 이해하기 시작했다. 우리 몸을 암이 없는 상태로 유지하도록 돕기 위해서 세포가 정보를 어떻게 활용하는지 이해하게 된다면, 우리는 이것을 활용해서 암을 더 잘 예방할 수 있을지도 모른다. 또한 우리 몸의 집단 지성과 코끼리처럼 암에 특별히 저항성이 뛰어난 유기체의 몸을 통해서 암을 더 잘 통제할 치료 방법에 관한 영감을 얻게 되기를 기대할 수도 있다. 이런 접근법들에 더 가까이 가려면, 우리는 암을 감시하고 평가하기 위한 다양한 정보를 통합해야 하고, 그 정보를 가장 효율적으로 이용하기 위한 의사 결정 도구를 개발해야 한다.

다세포체는 세포가 얌체 행동을 해도 그냥 넘어가기 매우 어려운 방향으로 진화했다. 그리고 우리 몸에는 세포의 얌체 행동에 관한 감시와 통제를 돕는 도구들로 채워진 암 억제 체계라는 도구 상자가 있다. 이를테면, TP53은 정상적으로 행동하는 세포만 분열을 허용하고 BRCA는 세포의 얌체 행동의 원인이 될 수도 있는 망가진 DNA를 수선한다. 이런 암 억제 메커니즘은 세포의 얌체 행동을 완전히 제거할 수는 없지만, 세포의 얌체 행동을 계속 통제하면서 다세포 유기체가 오랫동안 건강하게 살아가는 데 큰 도움이 된다. 다시 말해서, 다세포 생명체는 암 억제 메커니즘이라는 무기를 진화시킴으로써 세포의 얌체 행동 문제를 대체로 해결했다. 이 무기들에는 TP53 같은 암 억제 유전자와 DNA 수선 체계가 포함되며, 비암성 클론 확장으로 암성 세포의 성장을 막을 수 있는 능력도 이런 무기의 하나일지 모른다.

우리 몸이 어떻게 암을 억제하는지, 계통수의 다른 유기체들이 어떻게 암을 억제하는지 더 잘 이해하는 것은 암을 억제하고 생명을 연장시키기 위한 새로운 해결책으로 향하는 길을 제시할 수 있다. 어쩌면 우리는 심한 돌연변이가 일어난 세포를 몸 밖으로 내보내는 판형동물의 세포 배출과 같은 새로운 암 억제 체계를 발견하게 될지도 모른다. 또는 코끼리 같은 대형 동물의 관찰을 통해서 그들이 암 억제 체계를 어떻게 이용하는지 이해함으로써 TP53처럼 이미 알고 있는 암 억제 체계를 더 잘 활용할 방법을 알아낼지도 모른다. 또한 우리는 진화적 관점을 이용해서 이런 저런 형태의 암 억제에 따라오는 맞교환의 특성, 이를테면 암 억제 유전자 BRCA의 돌연변이가 유방암 발병률 증가뿐 아니라 생식력 증가와도 연관이 있는 이유를 더 잘 이해하게 될 수도 있다.

몸 속 암체 감지 체계를 강화하는 또 다른 방법은 주변 감시 체계를 다시 정상으로 되돌려서 세포들이 이웃한 세포를 감시하도록 촉진하는 것이다. 종종 암세포는 상처 치료 인자를 생산하는 방식으로 주위의 정상 세포를 장악한다. 본질적으로 이런 신호는 증식과 세포 이동을 포함한 행동을 허용해 달라고 주변 세포 전체에 양해를 구하는 것이다(즉, 주변 세포들이 암체 행동의 기준을 높이도록 유도한다). 상처 치료 신호는 암세포가 이웃 세포로부터 받는 정상적인 견제와 균형 없이 문제 행동을 할 수 있게 해준다. 그렇기 때문에 염증을 줄이는 것은 암 위험을 줄이는 데 도움이 될 수도 있다[26](염증이 줄어들면, DNA 돌연변이와 작은 결실들을 직접적으로 일으킬 수 있는 활성 산소reactive oxygen species도 감소한다). 염증이 줄어들면 신호 환경의 정화에도 도움이 되어, 정상 세포들은 주위에서 암처럼 행동하는 문제 세포를 제대로 감지할 수 있다. 염증이라는 〈잡음〉이 없으면 우리의 면역 세포가 〈신호〉(즉 암세포)에 집중하기가 한결 수월해질 것이다.

또한, 암이 생기지 않도록 면역계를 재정비하여 암을 통제하는 방법도 있다. 앞서 확인했듯이, 암성 세포는 면역계에 들키지 않기 위한 여러 전략을 진화시켜 왔다. 그러나 면역계가 암에 대응하도록 다시 훈련하는 것도 가능하며, 심지어 암세포가 면역계를 피해서 숨지 못하게 할 수도 있다. 이것이 면역 요법immunotherapy의 목표다. 암세포는 때로는 정상 세포처럼 보이도록 표면 단백질을 바꿔서 면역 세포를 피하기도 하고, 때로는 모든 것이 정상이니 우리를 내버려두라는 신호를 보내는 방식으로 면역계를 장악하기도 한다. 또 암세포는 면역 세포에 있는 암체 감지 체계에 직접적으로 개입할 수도 있다.

보통 우리의 면역계는 견제와 균형 체계를 통해서 작동한다. 그래서 (암세포와 병원성 미생물 같은) 위협에 반응할 수 있지만, 위협이 지나가면 반응이 점차 사그라진다. 면역계에서 일어나는 이런 작용의 일부는 면역 관문immune checkpoint을 통해서 이루어진다. 면역 관문은 위협이 없다는 정보를 받으면 면역 반응을 서서히 멈추는데, 본질적으로 면역 관문은 그 환경에 얌체 세포가 없다는 것을 감지해서 면역계에 활동 중지를 지시하는 체계다. 면역 반응을 단계적으로 줄이는 이런 능력은 우리의 건강에 매우 중요하다. 만약 면역 관문이 제대로 작동하지 않으면, 우리는 자가 면역과 과도한 염증에 시달릴 수도 있다. 그러나 그로 인한 취약점도 있다. 암세포가 이런 면역 관문을 통과하는 인자들을 만들도록 진화해서 면역 반응을 중지시킬 수도 있기 때문이다.

면역 요법 중에서 가장 유망한 접근법은 면역 반응을 줄어들게 하는 암세포의 이런 능력에 개입하는 면역 관문 차단 요법이다. 이 요법은 암세포가 면역 반응을 비활성화하려고 만드는 분자들을 차단하는 것이다. 면역계가 얌체 행동을 하는 세포를 감지하는 능력을 회복하게 함으로써, 면역 관문 차단 요법은 이전에는 치료가 어려웠던 흑색종과 폐암을 포함한 일부 암 환자의 치료에서 성공을 거두었다.[27]

초기에 약간의 실패가 있었지만, 이제 면역 요법은 암 치료에서 가장 유망한 첨단 요법 중 하나다. 그러나 암세포는 전통적인 치료법에 관한 저항성을 진화시켰듯이, 면역 요법에 대해서

도 저항성을 진화시키고 있다.[28] 이는 면역 요법을 이용한 치료
와 함께 진화적 관리도 중요하다는 것을 의미한다.

협력과 차단

제5장에서 우리는 암세포가 다세포 협력의 토대에서 얌체 행동
을 진화시켰을 뿐 아니라 숙주를 더 잘 착취하기 위해서 서로 협
력할 수 있다는 것을 확인했다. 이것은 심란한 사실이기는 하지
만, 암을 통제할 또 다른 잠재적 표적을 제시하기도 한다. 어쩌
면 이를 이용해서 암세포들 사이의 협력을 방해할 수 있을지도
모른다. 이를테면, 순환계를 따라 이동하는 세포 클러스터들이
들러붙는 것을 차단하면 전이 가능성이 줄어들 수도 있을 것이
다(세포 클러스터가 단일 세포보다 전이 가능성이 더 크다는 연
구 결과가 있기 때문이다).[29] 암세포들 사이의 협력 신호 전달을
방해하는 것은 암을 통제하기 위한 또 다른 잠재적 전략이다.[30]

우리 몸은 잘못된 행동을 하는 세포들 사이의 협력을 억제
하기 위해서 진화했을 것이다. 달리 생각하면, 진화를 통해서 형
성된 우리의 암 억제 체계는 암세포끼리의 협력을 막기 위한 것
이다. 이는 암 치료에서 중요한 방향을 제시한다. 혹시 우리가 암
세포의 협력을 방해할 수 있다면 암세포가 진화하여 전이 단계
로 나아가는 것을 막을 수 있을까? 그리고 암세포 집단의 협력과
조직화를 방해할 수 있다면 전이암을 더 잘 치료할 수 있을까?

나는 이런 생각과 의문에 대해 군터 얀센과 논의했다. 감염

성 질환 연구자인 얀센은 앤드루 리드와 마찬가지로, 감염성 질환을 가장 잘 통제할 수 있다고 여겨지는 전통적인 방법들에 대단히 비판적이었다. 우리가 흥미롭게 생각한 것은 감염성 질환을 통제하는 전략을 암 통제에도 적용할 수 있는지, 특히 얌체 행동을 하는 암세포들 사이의 의사소통과 협력을 방해할 방법을 찾을 수 있는지였다.

정족수 억제제quorum quencher는 감염성 질환의 통제에 이용되는 생물학적 도구로, 세균이 의사소통과 협력에 이용하는 분자들을 차단하는 분자다. 정족수 억제제는 세균 개체군의 크기를 줄이고, 세균이 약물 내성을 일으키는 세균막biofilm 같은 구조를 형성하는 것을 막는 데 성공적으로 이용되어 왔다. 암세포의 의사소통 분자인 성장 인자나 혈관 신생 인자나 면역 억제 인자 같은 물질을 표적으로 하는 약들은 이미 제약 시장에 나와 있다. 그러나 암 치료제는 일반적으로 암세포를 파괴하는 능력을 기반으로 선택된다. 어쩌면 우리는 암세포를 근절하지는 못하더라도 암세포의 의사소통에 개입함으로써 세포 협력을 방해하는 약을 찾아야 하는 것일지도 모른다.[31]

우리는 암세포의 응집을 방해하는 약의 개발도 고려해야 한다. 만약 암세포들이 혈류를 타고 돌아다닐 때 서로 달라붙는 것을 더 어렵게 만들 수 있다면, 전이를 줄일 수 있을지도 모른다. 제4장에서 보았듯이, 돌아다니는 종양 세포 클러스터는 전이에 성공할 가능성이 더 크다. 이런 돌아다니는 종양 세포 클러스터는 플라코글로빈이라는 접착 분자를 이용해서 서로 달라붙는다. 플라코글로빈의 수치가 더 높아질수록 환자의 예후는 더 나빠지는데,[32] 이는 플라코글로빈이 치료를 방해하는 잠재적인 후보일지 모른다는 것을 암시한다. 만약 우리가 개입하여 종양 세포들이 혈관 속에서 서로 달라붙는 것을 더 어렵게 만들 수 있다면, 전이 가능성을 줄일 수 있을지도 모른다.

암세포들은 암세포끼리 협력할 뿐 아니라, 정상 세포들의 협력하는 특성을 편취할 수도 있다. 암세포는 더 많은 자원과 보호와 다른 이득을 요구하는 신호를 정상 세포에 보낼 수 있다. 우리 몸의 정상 세포들은 협력할 준비가 되어 있다. 그것이 다세포체의 세포들이 하는 일이기 때문이다. 다세포 유기체인 우리는 우리를 기능하는 유기체로 만들기 위해서 서로 협력하는 세포들을 갖도록 선택되어 왔다. 그리고 다른 세포로부터 오는 신호에 반응하여 기꺼이 돕는 것이 협력의 일부다. 암세포는 협력 신호 체계를 탈취해서 다세포체의 이런 근본적인 협력 특성을 제멋대로 이용할 수 있다. 암세포는 면역 반응을 탈취할 수도 있고, 지지 세포를 끌어들여서 암세포의 생존과 증식에 도움이 되는 환경을 만들 수도 있다. 암세포가 몸의 면역 세포와 지지 세포를 이용해서 자신을 위한 생태적 틈새를 조성할 때, 암세포가 번성할 수 있는 그 생태적 틈새는 다세포체의 안녕을 희생하여 만들어진다. 그러므로 면역 요법은 진화를 활용하는 암에 대응하기 위한 무기들 중에서 필수적인 장비다.

암세포 협력, 즉 암세포의 진화 방식과 그것이 세포 대 세포 상호 작용에서 어떻게 나타나는지를 모두 이해하게 되면, 우리는 그 협력의 방해를 목표로 개입하는 방법을 설계할 수 있을 것이다. 공공재 생산을 방해하는 것은 암세포 협력의 방해를 위한 개입의 한 예다.[33] 새로운 환경에 정착하는 것은 어려운 일이므로 암세포 협력은 침습과 전이에서 특별히 중요할 수 있다. 만약 암세포들이 새로운 조직에 침습하여 정착하는 동안 그들의 생존을 돕는 협력적인 상호 작용을 중단시킬 수 있다면, 암의 부담을 크게 줄일 수 있을지도 모른다. 마찬가지로, 암세포들 사이에서 협력의 진화를 이끌어 내는 진화적 메커니즘을 이해할 수 있다면, 암세포가 우리를 희생시키면서 진화하지 않도록 진화 궤적을 조정할 수 있는 도구를 더 많이 갖게 될 것이다.

조절을 통한 완치

미래에는 암을 완치할 수 있을까? 이 문제의 답은 우리가 완치를 어떻게 정의하는지에 달려 있다. 종양 속에 있는 모든 세포를 그 자손까지 완전히 박멸한다는 의미일까? 아니면 종양이 자라지 않고, 침습하지 않고, 환자의 생명을 위협하지 않도록 통제할 수 있는 능력을 의미할까?

우리는 암이 몸속 세포들 사이에 이루어지는 진화의 결과라는 것을 안다. 진화적으로 볼 때, 통제 불능이 되는 것은 암의 근본적인 특성 중 하나다. 다세포 협력의 적절한 규칙을 따르지 않고 통제를 벗어난 세포 행동, 그것이 암의 본질이다. 암은 우리 몸속에서 일어나고 있는 세포 수준 진화의 결과이며, 이 진화는 우리 몸의 번성을 돕기 위해서 해야 할 일을 하지 않는 세포를 선호한다. 정상적인 상황이라면 우리 몸은 다세포 협력에서 얌체 행동을 하는 세포를 감지하고 억제한다. 그러나 암에서는, 특히 진행 단계의 암에서는 세포 수준의 진화가 통제를 벗어난다.

우리는 암이 치료를 하는 동안에도 계속 진화한다는 것도 안다. 따라서 진행 중인 암을 완전히 없애는 방식의 완치는 극도로 어려울 것이다. 우리가 어떤 방식의 치료를 하든지, 암은 거기에 반응해서 진화할 수 있기 때문이다. 그러나 다른 가능성은 있다. 암을 조절하는 방식의 완치는 해볼 만하다. 암은 우리의 치료에 반응해서 진화할 수 있기 **때문에**, 조절을 통한 이런 종류의 완치는 확실히 가능성이 있다.

암은 진화한다. 그러나 우리는 그 진화를 예측하고 우리의 반응을 전략적으로 계획할 능력이 있다. 우리는 암을 속여서 막다른 길로 몰아넣을 수 있고, 취약하게 만들 수도 있고, 함께 살아갈 수 있는 뭔가로 바꿔 놓을 수도 있다. 만약 우리가 덜 공격적인 암세포를 선택하고, 정상 세포를 지지하고, 종양이 너무 커지지 않도록 유지하는 적응 요법과 같은 치료법을 설계할 수 있다면, 어쩌면 우리는 암을 통제하고 그 통제권을 계속 유지할지도 모른다.

암의 통제는 이처럼 전통적인 치료법과는 다른 완치(즉, 재발률이 낮은 완전한 완화)의 사례를 목표로 해야 한다. 만약 암의 완치를 생각할 때 전쟁이라는 전통적인 개념을 계속 적용한다면, 효과가 있는 약의 치료를 중단하는 것은 〈포기〉나 〈패배〉처럼 보인다. 이제는 고인이 된 진화 생물학자 스티븐 제이 굴드는 그의 개인적인 에세이에서 이렇게 말했다. 〈나는 죽음이 궁극적인 적이라는 더 호전적인 관점을 선호한다. 그래서 빛이 꺼져 가는 것에 강하게 분노하는 사람들을 딱히 비난할 수 없다.〉[34] 그러나 전쟁을 반드시 총탄과 호전성만으로 하라는 법은 없다. 적의 움직임을 예측하고 그보다 한 수 앞서 나가는 방식도 있다.

암이 우리의 일부라는 것을 받아들이고, 적응이 필요한 이 예측 불가의 상대와는 장기적인 전략적 상호 작용을 준비하는 것이 우리에게 훨씬 더 낫다. 암을 콕 집어서 제거할 마법의 약을 언젠가 찾아낼 거라는 그릇된 희망에 매달리기보다는 진실을 마주하고 암과 함께하는 불확실한 미래를 받아들이려면 용기가 필요하다.

암 학계의 많은 연구자는 암의 핵심적인 특징들(예를 들면 Evo-Eco 지수들)을 알아내기 위한 연구를 하고 있다. 이런 특징들을 이용해서 우리는 적응 요법과 같은 접근법으로 암을 어떻게 치료할지 전략적 결정을 해야 한다.[35] 목표는 이런 특징들을 알아내고, 그 특징을 이용해서 암의 뿌리를 뽑기 위한 공격적 치료법으로 갈지, 아니면 조절과 견제로 갈지 결정하는 과정에서 지혜로운 선택을 하는 것이다. 이렇게 우리의 생각을 바꾸면 암은 관리 가능한 만성 질환으로 여겨질 것이고, 암 예방과 치료의 새로운 길이 열릴 것이다.[36]

그렇다면 우리 몸이 암을 통제하는 데 실패하면 우리는 무엇을 해야 할까? 궁극적으로 그 정답은 환자가 직면하고 있는 암의 종류와 단계, 그리고 남은 생을 어떻게 살고 싶은지에 관한 환자의 선택에 달려 있다. 만약 치료 가능성이 높은 암이거나 초기 단계라면, 또는 둘 다라면, 완치를 목표로 하는 공격적 치료가 올바른 선택일 수 있다.

여기서 우리는 내가 이 책의 앞부분에서 다룬 아테나와 아레스의 접근법 차이를 다시 떠올리게 된다. 아테나는 지혜와 전쟁의 여신이다. 전쟁의 신 아레스는 스스로 원해서 호전적인 삶을 살면서 전투의 혼돈 속에서 힘을 얻는다. 한편, 아테나는 자신의 지혜와 전략적 추론으로 적을 궁지에 몰아넣어서 큰 희생을 치러야 하는 전투를 피하려고 한다. 지나는 길마다 죽음과 파괴를 남기고 엄청난 부수적 피해를 일으키기보다는 적을 잘 조종해야 한다. 표준적인 고용량 화학 요법은 아레스식 접근법이다. 적응 요법과 이 장에서 다룬 일부 다른 전략들은 아테나식 접근법이다.

암은 누구나 걸릴 수 있다. 전 세계를 통틀어 두 번째로 큰 사망 원인이다. 암은 우리의 가족, 우리의 지역 사회, 우리가 사는 세상, 우리의 세계관에 영향을 준다. 암이 닿아 있는 범위는 그보다 훨씬 더 크다. 암은 오늘날의 인간을 넘어서 다세포 생명체의 기원까지 거슬러 올라가고, 계통수 전체에 퍼져 있다. 이런 광범위한 진화적 관점에서 암을 바라보면, 우리는 우리 인간만 암과 싸우고 있는 것이 아니라는 것을 알 수 있다. 생명체는 다세포성의 여명기 이래로 암과 싸워 왔다. 그리고 진화는 우리가 암에 걸리는 이유이자 암을 조절하고자 하는 우리의 희망이라는 것도 알 수 있다.

만약 우리가 암과 함께해 온 우리의 진화적 과거를 이해하고 받아들인다면, 우리는 인간의 건강과 행복을 위해 더 나은 미래를 형성할 수 있다. 암은 다세포성이 처음 시작되었을 때부터 생명의 일부였고, 모든 순간을 우리와 함께 진화해 왔다. 암은 우리의 진화 역사를 내내 함께 한 동반자다. 암이라는 룸메이트는 우리가 첫발을 뗀 순간부터 우리에게 공짜로 얹혀 살아왔다. 이런 원치 않은 동반자가 있었음에도, 우리는 용케 진화적 성공을 거두었다.

진화는 강력한 힘이다. 진화는 우리 지구에서 생명의 다양성을 형성했고, 우리 몸속에서 암세포의 다양성과 회복력을 형성했다. 암의 부담을 줄이기 위해서 우리가 걸어 볼 수 있는 최고의 희망은 진화의 힘을 손에 넣는 것이다. 그래서 종양의 진화 궤적을 우리가 직접 형성함으로써, 종양이 우리를 죽음에 이르게 하거나 우리의 통제를 벗어나는 길로 나아가지 않게 하는 것이다. 어떤 면에서 보면, 암의 진화는 우리 몸속에서 일어나는 통제 불능의 진화다. 그러나 다른 한편으로 보면, 우리는 우리가 생각하는 것보다 그 진화 과정의 궤적을 더 잘 통제할지도 모른다. 그 방법은 종양의 역학적 특성을 측정하고, 우리가 선호하는 방향으로 종양이 진화하게 만드는 치료법을 쓰는 것이다. 진화생물학, 생태학, 협력 이론은 이런 도구 중 일부를 개발하기 위한 출발점을 제공한다. 종양의 진화와 생태의 역학적 특성을 정량화함으로써 치료에 관한 종양의 반응을 예측하는 데 도움을 얻고자 하는 Evo-Eco 지수 같은 접근법은 고용량 요법으로 뿌리를 뽑아야 하는 암과 적응 요법 같은 접근법으로 다스리는 것이 더 나을 수도 있는 암 사이의 차이를 구별하는 데 도움이 될 수도 있다. 암과 총력전을 펼치며 싸우기보다는 정보 중심의 작전을 시작할 수도 있다. 여러 출처의 정보를 활용해서 어떻게 하면 암을 통제하고 함께 살아갈 동반자로 만들 수 있는지 현명한 결정을 내리는 것이다.

암은 우리 과거의 일부다. 그리고 우리 미래의 일부가 될 것도 거의 확실하다. 그러나 암의 미래가 어떤 모습일지, 계속 극복할 수 없는 적일지 아니면 우리가 암을 변화시킬 수 있을지는 우리에게 달려 있다. 우리는 우리 인간의 집단 지성을 지렛대 삼아서 더 훌륭한 솜씨로 암을 통제할 기회가 있다. 그 결과 우리는 더 오래 더 건강하게 살 수 있게 될 것이다. 이 기회를 살려서 암을 더 잘 통제하고 인간의 번성을 뒷받침할 더 나은 방법을 찾기 위해서는 학제 간 협력, 효과적인 의사소통, 공동의 목표에 관한 절박함이 필요하다. 암은 어떤 규칙의 경계에도 얽매이지 않는 질환이다. 우리 삶의 모든 측면에 침투하고 우리가 머무는 모든 영역에 닿아 있다. 암의 특성과 가장 효과적인 치료법을 이해하기 위해서는 여러 분야를 급진적으로 오가는 대단히 협력적인 접근법이 요구된다.

우리는 암을 근절시키지 못할지도 모른다. 그러나 우리는 암의 완치를 장기적인 암의 조절로 다시 정의하는 세상을 만들 수는 있다. 우리는 인간의 생명을 지키고 가능한 한 삶의 질을 유지하는 데 초점을 맞출 수 있다. 그런 종류의 미래는 그리 멀지 않은 곳에 있다.

감사의 말

이 책은 늦은 밤 부엌 식탁에서 나눈 수많은 대화, 침침한 회의실에의 점심, 지하에서 커피를 마시며 잠깐 쉬는 시간, 그늘진 마당 한편에서의 즐거운 시간, 훌륭한 동료들의 멋진 학술 발표를 들으면서 끼적거린 엉뚱한 생각들의 결과물이다. 수십 년 동안 나와 함께 머리를 맞대고 고민하면서 이 책의 토대가 된 생각들에 도움을 준 여러 동료와 친구들에게 크나큰 감사의 마음을 전하고 싶다. 여기서 그들 모두에게 감사 인사를 전하는 것은 불가능하다. 내 생각과 이 책의 발상은 말 그대로 수백 명과의 대화를 통해서 만들어졌고, 내게 자기 생각을 말해 준 그들 모두 고마운 사람들이다. 그들이 누구인지 그들 스스로 알 것으로 생각한다. 그들에게 감사 인사를 전하면서, 모두의 이름을 일일이 들며 감사의 말을 전하지 못해서 미안하다는 말도 함께 전하고자 한다.

특히 시간을 내어 이 책의 초고를 읽고 의견을 말해 준 동료와 친구와 학생 들, 제시카 에이어스, 데이비드 버스, 리 크롱크,

폴린 데이비스, 마크 플린, 릭 그로스버그, 마이클 헥터, 스테파니 캅세타키, 조지프 마몰라, 프라나브 메논, 애냐 플루틴스키, 파멜라 윈프리, 그리고 2018년 봄 카를로 말리의 암 진화 수업에 참여한 모든 학생에게 고맙다고 말하고 싶다. 원고를 읽어 주었을 뿐 아니라 꼼꼼하고 친절하게 귀중한 의견을 준 앤드루 리드에게도 매우 특별한 감사 인사를 전한다. 이 책을 쓰는 동안 나와 연락을 주고받으면서 질문에 답하고 유용한 제안도 해준 재커리 섀퍼, 로버트 게이튼비, 에이미 보디, 그 외 많은 동료에게도 고맙다는 인사를 전하고자 한다. 프린스턴 대학교 출판부 식구들, 특히 내 편집자인 앨리슨 칼렛은 격려와 솔직한 의견이 완벽하게 균형을 이루는 피드백을 해주었다. 내 과학 편집자인 제인 후에게도 고마움을 전한다. 그는 편집과 관련된 조언과 꼭 필요한 지적을 해주었고, 이 책을 쓰는 동안 가장 힘들었던 시기에 내게 힘이 되어 주었다. 어맨다 문에게도 큰 빚을 졌다. 그의 예리한 시각 덕분에 최종 원고가 훨씬 나아질 수 있었다. 원고에 대해 사려 깊고 상세한 논평을 해준 두 명의 익명 검토자와 그다지 익명이 아닌 검토자인 제임스 데그레고리에게도 고마움을 전하고자 한다. 또 주석을 정리하고, 문서를 갈무리하고, 이 책에 쓰인 여러 이미지의 사용 허가를 받기 위해서 지칠 줄 모르고 열심히 일해 준 나의 헌신적인 연구 조교 니콜 허드슨에게도 감사 인사를 전한다. 내 연구실 관리자인 크리스티나 바추에게는 아주 특별한 감사를 전하고 싶다. 그는 내가 처음 조사를 시작할 때부터 최종 원고가 완성될 때까지 이 책의 모든 단계에서 나를 도와주었고, 내 관심이 온통 이 책에 쏠려 있는 동안에는 연구실 관리에 특히 더 신경을 써주었다. 그의 헌신과 도움, 특히 넉넉한 마음 씀씀이에 진심으로 고맙다는 말을 전하고 싶다. 재능이 넘치는 알렉스 케이건이 이 책의 삽화를 맡아 준 것도 내게는 대단히 행운이었다. 세세한 부분까지 관심을 둔 점, 나의 별스러운 디자인 취향(인정한다)에 대해 보여 준 그의 관용과 인내에도 고마움을 전하고 싶다.

이 책을 쓰는 동안 내가 지냈던 곳의 여러 대학교와 단체, 그 외 다른 기관의 도움이 없었다면 이 책은 나오지 못했을 것이다. 내가 이 책을 처음 구상한 시기는 베를린 고등 연구소의 암 진화 연구 팀에서 멋진 1년을 보내고 있을 때였다. 정말 비길 데 없이 훌륭한 지적 환경을 제공한 연구 팀 동료들과 2013~2014년의 다른 회원들, 특히 고인이 된 폴 로버트슨에게 애틋한 감사를 전하고자 한다. 그와 아침 식사를 하면서 벌였던 열띤 토론들은 이 책을 이루는 여러 생각의 밑거름이 되었다. 폴은 소중한 친구이자 가장 귀한 동료였다. 이 책에 등장하는 많은 생각이 발전할 수 있도록 훌륭한 환경을 제공해 준 국제 진화 생태 암 학회 회원들에게도 심심한 감사의 뜻을 표하고자 한다. 원고의 수정을 거듭하는 동안 내 몸의 카페인 농도가 떨어지지 않게 지켜준 버디나 커피점과 파이어크릭 커피점 직원들에게도 진심으로 감사 인사를 전한다.

나는 애리조나 주립 대학교 심리학과에서 조교수로 일하면서 이 책의 대부분을 썼다. 내가 이 책을 쓸 수 있도록 지원을 아끼지 않은 애리조나 주립 대학교와 우리 학과의 동료들에게도 감사 인사를 전한다. 특히 전 학과장인 키스 크닉과 현 학과장인 스티브 뉴버그는 내가 글을 쓰는 것을 응원해 주었고, 더 폭넓게는 학제 간 연구 프로그램을 지원해 주었다. 여러 지원을 해주고 학제 간 연구 환경을 만들어서 내게 대단히 큰 혜택을 준 애리조나 주립 대학교의 마이클 크로 총장에게도 감사의 뜻을 전한다.

여러 스승과 선배들이 있었다는 것도 내게는 크나큰 행운이었다. 그들은 내 수십 년 인생 동안 가르침을 주고 길잡이가 되어 주었으며, 여러 분야에 걸쳐 있는 내 학문적 경로에 대해서 조언해 주었다. 윌로 브룩 고등학교의 교사들, 그중에서도 (내게 언어의 즐거움을 보여 준) 윌 니퐁, (내게 글 쓰는 법을 처음 가르쳐 준) 비키 에드워즈, (만사에 경제가 얼마나 중요한지를 알려 준) 조이 조이스, (학자적 탐구심과 권위에 대한 도전에 영감을 불어넣어 준) 존 모스터치, (학교에서 배운 것을 실제 문제에 어떻게 적용할 수 있고, 적용되어야 하는지를 보여 준) 에드 래디츠 선생님에게 감사를 전한다. 리드 칼리지의 교수들, 특히 (틀에 박히지 않는 것의 중요성을 보여 준) 앨런 뉴링어, (신입생 상담사와의 끔찍한 만남 이후 혼란에 빠져 있던 나를 발견하고 너그럽게 〈받아들여 준〉) 노엘 네투실 교수님에게 고마움을 전한다. 펜실베이니아 대학교에서 대학원을 다니던 시절, 지도 교수인 롭 커즈번, (여러 면에서 길잡이가 되어 준) 존 서비니, (가장 필요할 때 조언과 우정과 용기를 준) 샤론 톰슨실을 포함하여, 수십 년 경력의 교수님들을 만난 것도 내게는 행운이었다. 내가 박사 후 연구원으로 일하던 애리조나 대학교의 생태학 및 진화 생물학과 교수들, 특히 릭 미코드와 오로라 네델쿠에게 감사 인사를 전한다. 박사 후 연구원 시절의 내 조언자였고, 현재는 친구이자 동료인 존 페퍼에게는 매우 특별한 감사를 전한다. 그는 진화와 암에 대한 내 관심의 불씨가 처음 피어나게 해주었고, 나중에는 그 불꽃이 크게 일어나도록 부채질해 주었다. 이 책을 쓰는 동안 나를 응원해 준 많은 동료와 친구들, 특히 (끊임없이 용기를 북돋는 말을 해준) 마티 히즐턴, (크고 작은 모든 문제에 대해 확고한 지지를 해준) 니콜 헤스, (어떤 문제가 내 계획을 혼란스럽게 하더라도 내가 큰 그림에 집중할 수 있도록 도와준) 바버라 내터슨호로위츠에게 고마움을 전한다.

동료인 멜 그리브스는 내가 저녁 식사 자리에서 들은 최고의 조언을 해주었다. 〈누구의 조언을 받아들일 때는 주의하라〉는 그의 조언은 아마도 내가 항상 따르는 유일한 조언일 것이다. (그 자리에서 그는 내게 소금을 줄이라는 조언도 해주었다. 멜에게는 미안하지만, 소금은 포기하지 못하겠다.)

이 책을 쓰는 몇 년 동안 아이들을 키우는 것을 도와준 보육교사와 보모 들에게는 영원히 갚지 못할 빚을 졌다. 특히 베로니카 마타 포드와 리사 레사드는 정성과 진심을 다해서 우리 가족을 돌봐 주었다.

　　나의 부모님, 스텔리오스 액티피스와 헬가 피츠 액티피스에게는 언제나처럼 고마움을 전하고 싶다. 아빠는 대학 때까지만 견디면 학교생활을 즐기게 될 것이라고 초등학생이던 나를 내내 안심시켜 주었다. 엄마는 내게 늘 다양한 관점으로 세상을 보라고 가르쳐 주었고, 배우는 것을 겁내지 말라고 했다. 나는 지금도 매일 엄마가 그립지만, 엄마는 언제나 내 마음속에 있다. 어쩌면 내가 엄마의 자궁 속에 있을 때 전달받은 엄마의 일부가 미세한 세포 키메라가 되어 내 심장과 뇌와 갑상샘과 면역계 속에 실제로 남아 있을지도 모른다.

　　이 책과 관련해서 내게 가장 고마운 사람은 내 친구이자 동료이자 남편인 카를로 말리다. 카를로는 늦은 밤까지 이야기를 나눠 주고, 진득하게 교정을 봐주고, 질문에 빠른 답을 해주었다. 그리고 무엇보다도, 내가 이 책의 집필에 몰두하던 수많은 주말 동안 아이들을 더없이 잘 돌봐 주었다. 마지막으로 내 아이들, 어배너와 몬티와 본은 내가 이 책을 쓰는 동안 사랑과 응원을 보내 주고 엄마를 이해해 주었다. 이 책을 쓰는 과정에서 얻은 가장 큰 보상은 이 책에 담긴 생각과 책을 쓰는 과정과 나의 기대에 대해 아이들과 나눈 이야기다. 사랑하는 내 아이들은 지난 7년 동안 우리 가족의 일부가 되어 조금 제멋대로 날뛰던 이 발상에 관심을 가져 주고 많이 인내해 주었다. 나는 그 점을 고맙게 생각한다.

주

머리말

1 A. R. David and Michael R. Zimmerman, "Cancer: An Old Disease, a New Disease or Something in Between?," *Nature Reviews Cancer* 10, no. 10 (2010): 728–33.

2 Luigi L. Capasso, "Antiquity of Cancer," *International Journal of Cancer* 113, no. 1 (January 2005): 2–13.

3 Edward J. Odes et al., "Earliest Hominin Cancer: 1.7-Million-Year-Old Osteosarcoma from Swartkrans Cave, South Africa," *South African Journal of Science* 112, no. 7/8 (July 2016), https://doi.org/10.17159/sajs.2016/20150471.

4 "Antiquity of Cancer," 2–13.

5 Bruce M. Rothschild, Brian J. Witzke, and Israel Hershkovitz, "Metastatic Cancer in the Jurassic," *Lancet* 354, no. 9176 (July 1999): 398.

6 C. Athena Aktipis et al., "Cancer across the Tree of Life: Cooperation and Cheating in Multicellularity," *Philosophical Transactions of the Royal Society of London, Series B: Biological Sciences* 370, no. 1673 (2015), https://doi.org/10.1098/rstb.2014.0219.

7 Aktipis, "Cancer across the Tree of Life."

8 Theodosius Dobzhansky, "Nothing in Biology Makes Sense Except in the

Light of Evolution," *American Biology Teacher* 35, no. 3 (March 1973): 125-29.

9 David J. Hauser and Norbert Schwarz, "The War on Prevention: Bellicose Cancer Metaphors Hurt (Some) Prevention Intentions," *Personality and Social Psychology Bulletin* 41, no. 1 (January 2015): 66-77.

10 Aria Jones, "An Open Letter to People Who Use the 'Battle' Metaphor for Other People Who Have the Distinct Displeasure of Cancer," *McSweeney's Internet Tendency* (San Francisco: McSweeney's Publishing, October 19, 2012), https://www.mcsweeneys.net/articles/an-open-letter-to-people-who-use-the-battle-metaphor-for-other-people-who-have-the-distinct-displeasure-of-cancer; Katy Waldman, "We're Finally Winning the Battle against the Phrase 'Battle with Cancer," *Slate*, July 30, 2015, https://slate.com/human-interest/2015/07/how-battle-with-cancer-is-being-replaced-by-journey-with-cancer.html.

제1장 암은 왜 진화하는가?

1 Peter C. Nowell, "The Clonal Evolution of Tumor Cell Populations," *Science* 194, no. 4260 (1976): 23-28.

2 J. Cairns, "Mutation Selection and the Natural History of Cancer," *Nature* 255, no. 5505 (1975): 197-200.

3 Michel Morange, "What History Tells Us XXVIII. What Is Really New in the Current Evolutionary Theory of Cancer?," *Journal of Biosciences* 37, no. 4 (September 2012): 609-12.

4 M. F. Greaves, *Cancer: The Evolutionary Legacy* (Oxford: Oxford University Press, 2000).

5 Leonard Nunney, "Lineage Selection and the Evolution of Multistage Carcinogenesis," *Proceedings of the Royal Society of London, Series B* 266, no. 1418 (March 7, 1999): 493-98.

6 M. Greaves and C. C. Maley, "Clonal Evolution in Cancer," Nature 481 (2012): 306-13; Lauren F. Merlo et al., "Cancer as an Evolutionary and

Ecological Process," *Nature Reviews Cancer* 6, no. 12 (2006): 924-35.

7   Kalle Parvinen, "Evolutionary Suicide," *Acta Biotheoretica* 53, no. 3 (2005): 241-64.

8   Sun Tzu, *The Art of War: Complete Texts and Commentaries*, trans. Denma Translation Group (Boulder, CO: Shambhala Classics, 2005).

9   Richard Dawkins, *The Selfish Gene* (Oxford University Press, 1976).

제2장 다세포 협력 속 얌체 행동

1   Melanie Ghoul, Ashleigh S. Griffin, and Stuart A. West, "Toward an Evolutionary Definition of Cheating," *Evolution: International Journal of Organic Evolution* 68, no. 2 (February 2014): 318-31.

2   Aktipis, "Cancer across the Tree of Life"; Nunney, "Lineage Selection and the Evolution of Multistage Carcinogenesis."

3   D. Hanahan and R. A. Weinberg, "The Hallmarks of Cancer," *Cell* 100, no. 1 (2000): 57-70.

4   Douglas Hanahan and Robert A. Weinberg, "Hallmarks of Cancer: The Next Generation," *Cell* 144, no. 5 (March 2011): 646-74.

5   D. Hanahan and R. A. Weinberg, "The Hallmarks of Cancer." *Cell* 100 (2000): 57-70; D. Hanahan and R. A. Weinberg, "Hallmarks of Cancer: the Next Generation," *Cell* 144 (2011): 646-74.

6   C. A. Aktipis, et al., "Cancer across the Tree of Life: Cooperation and Cheating in Multicellularity." *Philosophical Transactions of the Royal Society B: Biological Sciences* 370, (2015).

7   Robert Axelrod and W. D. Hamilton, "The Evolution of Cooperation," *Science* 211, no. 4489 (1981): 1390-96; Robert L. Trivers, "The Evolution of Reciprocal Altruism," *Quarterly Review of Biology* 46, no. 1 (March 1971): 35-57.

8   Ronald Noë and Peter Hammerstein, "Biological Markets: Supply and Demand Determine the Effect of Partner Choice in Cooperation, Mutualism and Mating," *Behavioral Ecology and Sociobiology* 35, no. 1

(1994): 1–11.

9   C. A. Aktipis, "Know When to Walk Away: Contingent Movement and the Evolution of Cooperation," *Journal of Theoretical Biology* 231, no. 2 (2004): 249–60; C. A. Aktipis, "Is Cooperation Viable in Mobile Organisms? Simple Walk Away Rule Favors the Evolution of Cooperation in Groups," *Evolution and Human Behavior* 32, no. 4 (2011): 263–76.

10 John Tyler Bonner, "The Origins of Multicellularity," *Integrative Biology: Issues, News, and Reviews* 1, no. 1 (1998): 27–36.

11 Aktipis, "Cancer across the Tree of Life," 370; A. Aktipis, "Principles of Cooperation across Systems: From Human Sharing to Multicellularity and Cancer," *Evolutionary Applications* 9, no. 1 (2015): 17–36.

12 Andrew H. Knoll and David Hewitt, "Phylogenetic, Functional and Geological Perspectives on Complex Multicellularity," in *The Major Transitions in Evolution Revisited*, ed. Brett Calcott and Kim Sterelny (Cambridge, MA: MIT Press, 2011), 251–70.

13 National Cancer Institute, "NCI Dictionary of Cancer Terms," accessed February 2, 2011, https://www.cancer.gov/publications/dictionaries/cancer-terms.

14 Elliott Sober and David Sloan Wilson, *Unto Others: The Evolution and Psychology of Unselfish Behavior* (Cambridge, MA: Harvard University Press, 1998).

15 Christopher Lean and Anya Plutynski, "The Evolution of Failure: Explaining Cancer as an Evolutionary Process," *Biology and Philosophy* 31, no. 1 (January 2016): 39–57; C. A. Aktipis and R. M. Nesse, "Evolutionary Foundations for Cancer Biology," *Evolutionary Applications* 6, no. 1 (2013): 144–59; Lisa M. Abegglen et al., "Potential Mechanisms for Cancer Resistance in Elephants and Comparative Cellular Response to DNA Damage in Humans," *Journal of the American Medical Association* 314, no. 17 (November 2015): 1850–60.

16 Olivera J. Finn, "Human Tumor Antigens Yesterday, Today, and Tomorrow," *Cancer Immunology Research* 5, no. 5 (May 2017): 347–54.

17 Ioana Marin and Jonathan Kipnis, "Learning and Memory… and the Immune System," *Learning and Memory* 20, no. 10 (September 2013): 601-6.

18 Randolph M. Nesse, "Natural Selection and the Regulation of Defenses: A Signal Detection Analysis of the Smoke Detector Principle," *Evolution and Human Behavior* 26, no. 1 (2005): 88-105.

19 G. Pfister, "Multisensor/Art," Fire Technology 33, no. 2 (May 1997): 115-39. Multicriteria Fire Detection: A New Trend Rapidly Becomes State of the Art," *Fire Technology* 33, no. 2 (May 1997): 115-39.

20 Svetlana V. Ukraintseva et al., "Trade-Offs between Cancer and Other Diseases: Do They Exist and Influence Longevity?," *Rejuvenation Research* 13, no. 4 (August 2010): 387-96.

제3장 암, 자궁에서 무덤까지

1 M. Greaves, "Does Everyone Develop Covert Cancer?," *Nature Reviews Cancer* 14, no. 4 (2014): 209-10.

2 Inigo Martincorena et al., "Tumor Evolution: High Burden and Pervasive Positive Selection of Somatic Mutations in Normal Human Skin," *Science* 348, no. 6237 (May 2015): 880-86.

3 Patrik L. Ståhl et al., "Sun-Induced Nonsynonymous p53 Mutations Are Extensively Accumulated and Tolerated in Normal Appearing Human Skin," *Journal of Investigative Dermatology* 131, no. 2 (February 2011): 504-8.

4 Kathy Hardy and Philip John Hardy, "1st Trimester Miscarriage: Four Decades of Study," *Translational Pediatrics* 4, no. 2 (April 2015): 189-200.

5 Melvin Ember, Carol R. Ember, and Bobbi S. Low, "Comparing Explanations of Polygyny," *Cross-Cultural Research* 41, no. 4 (November 2007): 428-40; Frank W. Marlowe, "The Mating System of Foragers in the Standard Cross-Cultural Sample," *Cross-Cultural Research* 37, no. 3 (August 2003): 282-306; Robert J. Quinlan and Marsha B. Quinlan, "Evolutionary

Ecology of Human Pair-Bonds: Cross-Cultural Tests of Alternative Hypotheses," *Cross-Cultural Research* 41, no. 2 (May 2007): 149-69.

6   David Haig, "Genomic Imprinting and the Theory of Parent-Offspring Conflict," *Seminars in Developmental Biology* 3 (1992): 153-60.

7   Thomas Mckeown and R. G. Record, "The Influence of Placental Size on Foetal Growth according to Sex and Order of Birth," *Journal of Endocrinology* 10, no. 1 (November 1953): 73-81.

8   Wolf Reik et al., "Regulation of Supply and Demand for Maternal Nutrients in Mammals by Imprinted Genes," *Journal of Physiology* 547, pt. 1 (February 2003): 35-44.

9   P. M. Coan, G. J. Burton, and A. C. Ferguson-Smith, "Imprinted Genes in the Placenta-A Review," *Placenta* 26, suppl. A (2005): S10-S20.

10 Xu Wang et al., "Paternally Expressed Genes Predominate in the Placenta," *Proceedings of the National Academy of Sciences of the United States of America* 110, no. 26 (June 2013): 10705-10.

11 David Haig, "Maternal-Fetal Conflict, Genomic Imprinting and Mammalian Vulnerabilities to Cancer," *Philosophical Transactions of the Royal Society of London, Series B: Biological Sciences* 370, no. 1673 (July 2015), https://doi.org/10.1098/rstb.2014.0178.

12 M. Monk and C. Holding, "Human Embryonic Genes Re-Expressed in Cancer Cells," *Oncogene* 20, no. 56 (December 2001): 8085-91.

13 K. Summers, J. da Silva, and M. A. Farwell, "Intragenomic Conflict and Cancer," *Medical Hypotheses* 59, no. 2 (August 2002): 170-79.

14 David Haig, "Maternal-Fetal Conflict," 370.

15 David Haig, "Maternal-Fetal Conflict," 370.

16 Georg E. Luebeck et al., "Implications of Epigenetic Drift in Colorectal Neoplasia," *Cancer Research* 79, no. 3 (February 2019): 495-504.

17 R. Meza, E. G. Luebeck, and S. H. Moolgavkar, "Gestational Mutations and Carcinogenesis," *Mathematical Biosciences* 197, no. 2 (2005): 188-210; S. A. Frank and M. A. Nowak, "Cell Biology: Developmental Predisposition to

Cancer," *Nature* 422, no. 6931 (2003): 494.

18   Benjamin Tiede and Yibin Kang, "From Milk to Malignancy: The Role of
      Mammary Stem Cells in Development, Pregnancy and Breast Cancer," *Cell
      Research* 21, no. 2 (February 2011): 245-57.

19   C. Athena Aktipis et al., "Modern Reproductive Patterns Associated with
      Estrogen Receptor Positive but Not Negative Breast Cancer Susceptibility,"
      Evolution, Medicine, and Public Health 2015, no. 1 (2015): 52-74, https://
      dx.doi.org/10.1093/emph/eou028; Fabienne Meier-Abt, Mohamed
      Bentires-Alj, and Christoph Rochlitz, "Breast Cancer Prevention: Lessons to
      Be Learned from Mechanisms of Early Pregnancy-Mediated Breast Cancer
      Protection," *Cancer Research* 75 no. 5 (March 2015): 803-7.

20   Manuel Collado, Maria A. Blasco, no. 2 (July 2007): 223-33. and Manuel
      Serrano, "Cellular Senescence in Cancer and Aging," *Cell* 130, no. 2 (July
      2007): 223-33.

21   *Nature Reviews Cancer* 3, no. 5 (May 2003): 339-49.

22   Collado, Blasco, and Serrano, "Cellular Senescence in Cancer and Aging,"
      223-33.

23   Collado, Blasco, and Serrano, "Cellular Senescence in Cancer and Aging,"
      223-33.

24   Collado, Blasco, and Serrano, "Cellular Senescence in Cancer and Aging,"
      223-33.

25   Campisi, "Cancer and Ageing," 2-13.

26   Campisi, "Cancer and Ageing," 2-13.

27   Harold F. Dvorak, "Tumors: Wounds That Do Not Heal," *New England
      Journal of Medicine* 315, no. 26 (December 1986): 1650-59.

28   Mel Greaves, "A Causal Mechanism for Childhood Acute Lymphoblastic
      Leukaemia," *Nature Reviews Cancer* 18, no. 8 (August 2018): 471-84.

29   Leukemia-Cancer Stat Facts," Surveillance, Epidemiology, and End Results
      Program, *National Cancer Institute*, accessed June 20, 2019, https://seer.
      cancer.gov/statfacts/html/leuks.html.

30   K. B. Gale et al., "Backtracking Leukemia to Birth: Identification of Clonotypic Gene Fusion Sequences in Neonatal Blood Spots," *Proceedings of the National Academy of Sciences of the United States of America* 94, no. 25 (December 1997): 13950–54.

31   Greaves, "A Causal Mechanism for Childhood Acute Lymphoblastic Leukaemia."

32   Greaves, "A Causal Mechanism for Childhood Acute Lymphoblastic Leukaemia."

33   TuyaPal et al., "Fertility in Women with BRCA Mutations: A Case–Control Study," *Fertility and Sterility* 93, no. 6 (April 2010): 1805–8.

34   "BRCA Mutations: Cancer Risk and Genetic Testing," *National Cancer Institute*, February 5, 2018, https://www.cancer.gov/about-cancer/causes-prevention/genetics/brca-fact-sheet.

35   Melissa S. Cline et al., "BRCA Challenge: BRCA Exchange as a Global Resource for Variants in BRCA1 and BRCA2," *PLOS Genetics* 14, no. 12 (December 2018): e1007752.

36   Allison W. Kurian et al., "Gaps in Incorporating Germline Genetic Testing into Treatment Decision–Making for Early–Stage Breast Cancer," *Journal of Clinical Oncology* 35, no. 20 (July 2017): 2232–39.

37   Cline et al., "BRCA Challenge."

38   Hagit Daum, Tamar Peretz, and Neri Laufer, "BRCA Mutations and Reproduction," *Fertility and Sterility* 109, no. 1 (January 2018): 33–38.

39   Karoline B. Kuchenbaecker et al., "Risks of Breast, Ovarian, and Contralateral Breast Cancer for BRCA1 and BRCA2 Mutation Carriers," *Journal of the American Medical Association* 317, no. 23 (June 2017): 2402–16.

40   Daum, Peretz, and Laufer, "BRCA Mutations and Reproduction," 33–38.

41   K. R. Smith et al., "Effects of BRCA1 and BRCA2 Mutations on Female Fertility," Proceedings of the Royal Society of London, Series B 279, no. 1732 (2011): 1389–95, https://doi.org/10.1098/rspb.2011.1697.

42   Fabrice Kwiatkowski et al., "BRCA Mutations Increase Fertility in Families at Hereditary Breast/Ovarian Cancer Risk," *PloS One* 10, no. 6 (June 2015): e0127363.

43   Pal et al., "Fertility in Women with BRCA Mutations."

44   Roxana Moslehi et al., "Impact of BRCA Mutations on Female Fertility and Offspring Sex Ratio," *American Journal of Human Biology* 22, no. 2 (March 2010): 201-5.

45   Brad Keoun, "Ashkenazim Not Alone: Other Ethnic Groups Have Breast Cancer Gene Mutations, Too," *Journal of the National Cancer Institute* 89, no. 1 (January 1997): 8-9.

46   Aktipis et al., "Modern Reproductive Patterns Associated with Estrogen Receptor Positive but Not Negative Breast Cancer Susceptibility."

47   L. C. Alvarado, "Do Evolutionary Life-History Trade-Offs Influence Prostate Cancer Risk? A Review of Population Variation in Testosterone Levels and Prostate Cancer Disparities," *Evolutionary Applications* 6, no. 1 (2013): 117-33.

48   A. M. Boddy et al., "Cancer Susceptibility and Reproductive Trade-Offs: A Model of the Evolution of Cancer Defences," *Philosophical Transactions of the Royal Society of London, Series B: Biological Sciences* 370, no. 1673 (2015), https://doi.org/10.1098/rstb.2014.0220.

49   Boddy et al., "Cancer Susceptibility and Reproductive Trade-Offs," 370.

50   Greaves, "Does Everyone Develop Covert Cancer?,"

51   K. Hawkes et al., "Grandmothering, Menopause, and the Evolution of Human Life Histories," *Proceedings of the National Academy of Sciences of the United States of America* 95, no. 3 (February 1998): 1336-39.

52   J. S. Brown and C. A. Aktipis, Inclusive Fitness Effects Can Select for Cancer Suppression into Old Age," *Philosophical Transactions of the Royal Society of London, Series B: Biological Sciences* 370, no. 1673 (2015), https://doi.org/10.1098/rstb.2015.0160.

53   M. Gurven and H. Kaplan, "Longevity among Hunter-Gatherers: A Cross-

Cultural Examination," *Population and Development Review* 33, no. 2 (2007): 321–65, https://onlinelibrary.wiley.com/doi/abs/10.1111/j.1728-4457.2007.00171.x.

54 Office for National Statistics, "Causes of Death over 100 Years," September 18, 2017.

55 Véronique Bouvard et al., ≪Carcinogenicity of Consumption of Red and Processed Meat," *Lancet Oncology* 16, no. 16 (December 2015): 1599–1600.

56 "Carcinogens Listed in the Eleventh Report," in *The Report on Carcinogens*, 11th ed. (Durham, NC: National Toxicology Program, U.S. Department of Health and Human Services, 2011).

57 Alvarado, "Do Evolutionary Life-History Trade-Offs Influence Prostate Cancer Risk?".

58 F. Clavel-Chapelon and E3NGroup, "Cumulative Number of Menstrual Cycles and Breast Cancer Risk: Results from the E3N Cohort Study of French Women," *Cancer Causes and Control* 13, no. 9 (November 2002): 831–38.

59 S. Davis, D. K. Mirick, and R. G. Stevens, "Night Shift Work, Light at Night, and Risk of Breast Cancer," *Journal of the National Cancer Institute* 93, no. 20 (October 2001): 1557–62.

제4장 계통수 전체에 걸쳐 있는 암

1 Joshua D. Schiffman and Matthew Breen, "Comparative Oncology: What Dogs and Other Species Can Teach Us about Humans with Cancer," *Philosophical Transactions of the Royal Society of London, Series B: Biological Sciences* 370, no. 1673 (July 2015), https://doi.org/10.1098/rstb.2014.0231.

2 J. M. Fleming, K. E. Creevy, and D. E. L. Promislow, "Mortality in North American Dogs from 1984 to 2004: An Investigation into Age-, Size-, and Breed-Related Causes of Death," *Journal of Veterinary Internal Medicine* 25, no. 2 (March 2011): 187–98; Jane Green et al., "Height and Cancer

Incidence in the Million Women Study: Prospective Cohort, and Meta-Analysis of Prospective Studies of Height and Total Cancer Risk," *Lancet Oncology* 12, no. 8 (August 2011): 785-94; Sara Wirén et al., "*Pooled Cohort Study on* 25, no. 2 (February 2014): 151-59.

3   Lisa M. Abegglen et al., "Potential Mechanisms for Cancer Resistance in Elephants and Comparative Cellular Response to DNA Damage in Humans," *Journal of the American Medical Association* 314, no. 17 (November 2015): 1850-60.

4   R. Peto et al., "Cancer and Ageing in Mice and Men," *British Journal of Cancer* 32, no. 4 (October 1975): 411-26; Richard Peto, "Epidemiology, Multistage Models, and Short-Term Mutagenicity Tests," *International Journal of Epidemiology* 45, no. 3 (1977): 621-37.

5   Aktipis 2015, licensed by CC BY 4.0); C. A. Aktipis et al. "Cancer across the Tree of Life: Cooperation and Cheating in Multicellularity." *Philosophical Transactions of the Royal Society B: Biological Sciences* 370 (2015).

6   G. N. Agrios, Plant Pathology (Boston: Elsevier Academic Press, 2005), 922; Philip R. White and Armin C. Braun, "A Cancerous Neoplasm of Plants: Autonomous Bacteria-Free Crown-Gall Tissue," *Cancer Research* 2, no. 9 (1942): 597-617.

7   George T. Eisenhoffer et al., "Crowding Induces Live Cell Extrusion to Maintain Homeostatic Cell Numbers in Epithelia," *Nature* 484, no. 7395 (April 2012): 546-49.

8   Mihoko Kajita et al., "Filamin Acts as a Key Regulator in Epithelial Defence against Transformed Cells," *Nature Communications* 5 (July 2014): 4428.

9   Kajita et al., "Filamin Acts as a Key Regulator in Epithelial Defence against Transformed Cells," 4428.

10   Fleming, Creevy, and Promislow, "Mortality in North American Dogs from 1984 to 2004."

11   Green et al., "Height and Cancer Incidence in the Million Women Study"; Wirén et al., "Pooled Cohort Study on Height and Risk of Cancer and

Cancer Death."

12   Leonard Nunney et al., "Peto's Paradox and the Promise of Comparative Oncology," *Philosophical Transactions of the Royal Society of London, Series B: Biological Sciences* 370, no. 1673 (July 2015), https://doi.org/10.1098/rstb.2014.0177.

13   Peto, "Epidemiology, Multistage Models, and Short-Term Mutagenicity Tests."

14   Abegglen et al., "Potential Mechanisms for Cancer Resistance in Elephants and Comparative Cellular Response to DNA Damage in Humans"; A. F. Caulin and C. C. Maley. "Peto's Paradox: Evolution's Prescription for Cancer Prevention." *Trends in Ecology and Evolution* 26, no. 4 (February 2011): 175-82.

15   Boddy et al., "Cancer Susceptibility and Reproductive Trade-Offs"; P. A. Johnson and J. R. Giles, "The Hen as a Model of Ovarian Cancer," *Nature Reviews Cancer* 13, no. 6 (2013): 432-36.

16   Robert A. Pierce II, Jason Sumners, and Emily Flinn, "Antler Development in White-Tailed Deer: Implications for Management," University of Missouri Extension, January 2012, https://extension2.missouri.edu/g9486.

17   Yu Wang et al., "Genetic Basis of Ruminant Headgear and Rapid Antler Regeneration," *Science* 364, no. 6446 (June 2019), https://doi.org/10.1126/science.aav6335.

18   Wang et al., "Genetic Basis of Ruminant Headgear and Rapid Antler Regeneration."

19   Boddy et al., "Cancer Susceptibility and Reproductive Trade-Offs."

20   André A. Fernandez and Paul R. Bowser, "Selection for a Dominant Oncogene and Large Male Size as a Risk Factor for Melanoma in the Xiphophorus Animal Model," *Molecular Ecology* 19, no. 15 (August 2010): 3114-23.

21   Abegglen et al., "Potential Mechanisms for Cancer Resistance in Elephants and Comparative Cellular Response to DNA Damage in Humans."

22 Abegglen et al., "Potential Mechanisms for Cancer Resistance in Elephants and Comparative Cellular Response to DNA Damage in Humans."

23 Michael Sulak et al., "TP53 Copy Number Expansion Is Associated with the Evolution of Increased Body Size and an Enhanced DNA Damage Response in Elephants," *eLife* 5 (September 2016), https://doi.org/10.7554/eLife.11994.

24 Marc Tollis et al., "Return to the Sea, Get Huge, Beat Cancer: An Analysis of Cetacean Genomes Including an Assembly for the Humpback Whale (Megaptera Novaeangliae)," *Molecular Biology and Evolution* 36, no. 8 (August 2019): 1746-63.

25 Anna S. Trigos et al., "Altered Interactions between Unicellular and Multicellular Genes Drive Hallmarks of Transformation in a Diverse Range of Solid Tumors," *Proceedings of the National Academy of Sciences of the United States of America* 114, no. 24 (June 2017): 6406-11.

26 Trigos et al., "Altered Interactions between Unicellular and Multicellular Genes Drive Hallmarks of Transformation in a Diverse Range of Solid Tumors."

27 Richard K. Grosberg and Richard R. Strathmann, "The Evolution of Multicellularity: A Minor Major Transition?," *Annual Review of Ecology, Evolution, and Systematics* 38, no. 1 (December 2007): 621-54.

28 Leo W. Buss, The Evolution of Individuality (Princeton, NJ: Princeton University Press, 1987); L. W. Buss, "Somatic Cell Parasitism and the Evolution of Somatic Tissue Compatibility," *Proceedings of the National Academy of Sciences of the United States of America* 79, no. 17 (September 1982): 5337-41.

29 Ehrhardt Proksch, Johanna M. Brandner, and Jens-Michael Jensen, "The Skin: An Indispensable Barrier," *Experimental Dermatology* 17, no. 12 (December 2008): 1063-72.

30 Angela Perri et al., "New Evidence of the Earliest Domestic Dogs in the Americas," bioRxiv, June 27, 2018, https://doi.org/10.1101/343574.

31   E. P. Murchison, "Clonally Transmissible Cancers in Dogs and Tasmanian Devils," *Oncogene* 27, suppl. 2 (December 2008): S19–S30.

32   Clare A. Rebbeck et al., "Origins and Evolution of a Transmissible Cancer," *Evolution: International Journal of Organic Evolution* 63, no. 9 (September 2009): 2340–49.

33   Murchison, "Clonally Transmissible Cancers in Dogs and Tasmanian Devils."

34   Murchison, "Clonally Transmissible Cancers in Dogs and Tasmanian Devils."

35   Murchison, "Clonally Transmissible Cancers in Dogs and Tasmanian Devils."

36   Ruth J. Pye et al., "A Second Transmissible Cancer in Tasmanian Devils," *Proceedings of the National Academy of Sciences of the United States of America* 113, no. 2 (January 2016): 374–79.

37   Pye et al., "A Second Transmissible Cancer in Tasmanian Devils."

38   Murchison, "Clonally Transmissible Cancers in Dogs and Tasmanian Devils."

39   Hannah V. Siddle and Jim Kaufman, "A Tale of Two Tumours: Comparison of the Immune Escape Strategies of Contagious Cancers," *Molecular Immunology* 55, no. 2 (September 2013): 190–93.

40   Siddle and Kaufman, "A Tale of Two Tumours."

41   Siddle and Kaufman, "A Tale of Two Tumours."

42   Bassem Allam and David Raftos, "Immune Responses to Infectious Diseases in Bivalves," *Journal of Invertebrate Pathology* 131 (October 2015): 121–36.

43   Michael J. Metzger and Stephen P. Goff, "A Sixth Modality of Infectious Disease: Contagious Cancer from Devils to Clams and Beyond," *PLOS Pathogens* 12, no. 10 (October 2016): e1005904.

44   Metzger and Goff, "A Sixth Modality of Infectious Disease."

45   Atis Muehlenbachs et al., "Malignant Transformation of Hymenolepis Nana in a Human Host," *New England Journal of Medicine* 373, no. 19 (November

2015): 1845-52.

46 Muehlenbachs et al., "Malignant Transformation of Hymenolepis Nana in a Human Host"; Peter D. Olson et al., "Lethal Invasive Cestodiasis in Immunosuppressed Patients," *Journal of Infectious Diseases* 187, no. 12 (June 2003): 1962-66; M. Santamaría-Fríes et al., "Lethal Infection by a Previously Unrecognised Metazoan Parasite," *Lancet* 347, no. 9018 (June 1996): 1797-1801.

47 Olson et al., "Lethal Invasive Cestodiasis in Immunosuppressed Patients."

48 Health Resources and Services Administration, "Organ Donation Statistics," accessed December 19, 2017, https://www.organdonor.gov/statistics-stories/statistics.html.

49 I. Penn, C. G. Halgrimson, and T. E. Starzl, "De Novo Malignant Tumors in Organ Transplant Recipients," *Transplantation Proceedings* 3, no. 1 (March 1971): 773-78.

50 Beth Ann Witherow et al., "The Israel Penn International Transplant Tumor Registry," *AMIA Annual Symposium Proceedings* (2003): 1053.

51 H. Myron Kauffman et al., "Transplant Tumor Registry: Donor Related Malignancies," *Transplantation* 74, no. 3 (August 2002): 358-62.

52 H. Myron Kauffman et al., "Transplant Tumor Registry Donors with Central Nervous System Tumors," *Transplantation* 73, no. 4 (February 2002): 579-82.

53 E. F. Scanlon et al., "Fatal Homotransplanted Melanoma: A Case Report," *Cancer* 18 (June 1965): 782-89; A. E. Moore, C. P. Rhoads, and C. M. Southam, "Homotransplantation of Human Cell Lines," *Science* 125, no. 3239 (January 1957): 158-60.

54 Manish J. Gandhi and D. Michael Strong, "Donor Derived Malignancy Following Transplantation: A Review," *Cell and Tissue Banking* 8, no. 4 (April 2007): 267-86.

55 H. V. Gärtner et al., "Genetic Analysis of a Sarcoma Accidentally Transplanted from a Patient to a Surgeon," *New England Journal of Medicine*

335, no. 20 (November 1996): 1494-96.

56 E. A. Gugel and M. E. Sanders, "Needle-Stick Transmission of Human Colonic Adenocarcinoma," *New England Journal of Medicine* 315, no. 23 (December 1986): 1487.

57 Mel Greaves and William Hughes, "Cancer Cell Transmission via the Placenta," Evolution, *Medicine, and Public Health* 2018, no. 1 (April 2018): 106-15.

58 Mel F. Greaves et al., "Leukemia in Twins: Lessons in Natural History," *Blood* 102, no. 7 (October 2003): 2321-33.

59 Murchison, "Clonally Transmissible Cancers in Dogs and Tasmanian Devils"; Katherine Belov, "The Role of the Major Histocompatibility Complex in the Spread of Contagious Cancers," *Mammalian Genome* 22, no. 1-2 (February 2011): 83-90; Claudio Murgia et al., "Clonal Origin and Evolution of a Transmissible Cancer," *Cell* 126, no. 3 (August 2006): 477-87; Sven Kurbel, Stjepko Plestina, and Damir Vrbanec, "Occurrence of the Acquired Immunity in Early Vertebrates due to Danger of Transmissible Cancers Similar to Canine Venereal Tumors," *Medical Hypotheses* 68, no. 5 (2007): 1185-86.

60 W. D. Hamilton, R. Axelrod, and R. Tanese, "Sexual Reproduction as an Adaptation to Resist Parasites (a Review)," *Proceedings of the National Academy of Sciences of the United States of America* 87, no. 9 (May 1990): 3566-73.

61 Frédéric Thomas et al., "Transmissible Cancer and the Evolution of Sex," *PLOS Biology* 17, no. 6 (June 2019): e3000275.

62 Murchison, "Clonally Transmissible Cancers in Dogs and Tasmanian Devils."

63 Perri et al., "New Evidence of the Earliest Domestic Dogs in the Americas."

제5장 암세포의 은밀한 세계

1 M. J. Bissell and W. C. Hines, "Why Don't We Get More Cancer?

A Proposed Role of the Microenvironment in Restraining Cancer Progression," *Nature Medicine* 17, no. 3 (2011): 320-29.

2 C. Sonnenschein and A. M. Soto, *The Society of Cells: Cancer and Control of Cell Proliferation* (New York: Springer, 1999).

3 M. J. Bissell and D. Radisky, "Putting Tumours in Context," *Nature Reviews Cancer* 1, no. 1 (2001): 46-54.

4 James J. Elser et al., "Biological Stoichiometry in Human Cancer," *PloS One* 2, no. 10 (2007): e1028.

5 Robert A. Gatenby and Robert J. Gillies, "A Microenvironmental Model of Carcinogenesis," *Nature Reviews Cancer* 8, no. 1 (January 2008): 56-61.

6 Gavin P. Dunn et al., "Cancer Immunoediting: From Immunosurveillance to Tumor Escape," *Nature Immunology* 3, no. 11 (November 2002): 991-98.

7 Aktipis and Nesse, "Evolutionary Foundations for Cancer Biology."

8 D. Gabrilovich and V. Pisarev, "Tumor Escape from Immune Response: Mechanisms and Targets of Activity," *Current Drug Targets* 4, no. 7 (2003): 525-36; F. Cavallo et al., "2011: The Immune Hallmarks of Cancer," *Cancer Immunology, Immunotherapy* 60, no. 3 (2011): 319-26.

9 C. A. Aktipis, C. C. Maley, and J. W. Pepper, "Dispersal Evolution in Neoplasms: The Role of Disregulated Metabolism in the Evolution of Cell Motility," *Cancer Prevention Research* 5, no. 2 (2012): 266-75.

10 C. A. Aktipis et al., "Life History Trade-Offs in Cancer Evolution," *Nature Reviews Cancer* 13, no. 12 (2013): 883-92.

11 Aktipis et al., "Life History Trade-Offs in Cancer Evolution."

12 H. J. Broxterman et al., "Induction by Verapamil of a Rapid Increase in ATP Consumption in Multidrug-Resistant Tumor Cells," *FASEB Journal* 2, no. 7 (April 1988): 2278-82.

13 Anna Chapman et al., "Heterogeneous Tumor Subpopulations Cooperate to Drive Invasion," *Cell Reports* 8, no. 3 (August 2014): 688-95.

14 Guangping Tai, Michael Tai, and Min Zhao, "Electrically Stimulated Cell Migration and Its Contribution to Wound Healing," Burns and Trauma 6

(July 9, 2018): 20; Anna Haeger et al., "Collective Cell Migration: Guidance Principles and Hierarchies," *Trends in Cell Biology* 25, no. 9 (September 2015): 556-66.

15 Gatenby and Gillies, "A Microenvironmental Model of Carcinogenesis."

16 Gatenby and Gillies, "A Microenvironmental Model of Carcinogenesis."

17 Aktipis, Maley, and Pepper, "Dispersal Evolution in Neoplasms."

18 Hedayatollah Hosseini et al., "Early Dissemination Seeds Metastasis in Breast Cancer," *Nature* 540, no. 7634 (December 2016): 552-58.

19 Chapman et al., "Heterogeneous Tumor Subpopulations Cooperate to Drive Invasion."

20 Tai, Tai, and Zhao, "Electrically Stimulated Cell Migration and Its Contribution to Wound Healing"; Haeger et al., "Collective Cell Migration."

21 Lee Alan Dugatkin, "Animal Cooperation among Unrelated Individuals," *Die Naturwissenschaften* 89, no. 12 (December 2002): 533-41; R. Axelrod, D. E. Axelrod, and K. J. Pienta, "Evolution of Cooperation among Tumor Cells," *Proceedings of the National Academy of Sciences of the United States of America* 103, no. 36 (2006): 13474-79; Marco Archetti, "Cooperation between Cancer Cells," *Evolution, Medicine, and Public Health* 2018, no. 1 (January 2018): 1.

22 J. A. Fletcher and Michael Doebeli, "A Simple and General Explanation for the Evolution of Altruism," *Proceedings of the Royal Society B: Biological Sciences* 276, no. 1654 (2009): 13-19.

23 J. A. Fletcher and Michael Doebeli, "A Simple and General Explanation for the Evolution of Altruism," *Proceedings of the Royal Society B: Biological Sciences* 276, no. 1654 (2009): 13-19.

24 Axelrod, Axelrod, and Pienta, "Evolution of Cooperation among Tumor Cells."

25 Archetti and Pienta, "Cooperation among Cancer Cells."

26 Fletcher and Doebeli, "A Simple and General Explanation for the Evolution of Altruism,"

27 C. A. Aktipis and E. Fernandez-Duque, "Parental Investment without Kin Recognition: Simple Conditional Rules for Parent-Offspring Behavior," *Behavioral Ecology and Sociobiology* 65, no. 5 (May 2011): 1079-91.

28 W. D. Hamilton, "The Genetical Evolution of Social Behaviour. I," *Journal of Theoretical Biology* 7, no. 1 (July 1964): 1-16; W. D. Hamilton, "The Genetical Evolution of Social Behaviour. II," *Journal of Theoretical Biology* 7, no. 1 (July 1964): 1-16.

29 Kathleen Sprouffske et al., "An Evolutionary Explanation for the Presence of Cancer Nonstem Cells in Neoplasms," *Evolutionary Applications* 6, no. 1 (January 2013): 92-101.

30 Kathleen Sprouffske et al., "An Evolutionary Explanation for the Presence of Cancer Nonstem Cells in Neoplasms," *Evolutionary Applications* 6, no. 1 (January 2013): 92-101.

31 Ralph Bergmüller et al., "Integrating Cooperative Breeding into Theoretical Concepts of Cooperation," *Behavioural Processes* 76, no. 2 (2007): 61-72.

32 Bert Hölldobler and Edward O. Wilson, *The Superorganism: The Beauty, Elegance, and Strangeness of Insect Societies* (New York: W. W. Norton and Company, 2009); Lee Cronk et al., "Managing Risk through Cooperation: Need-Based Transfers and Risk Pooling among the Societies of the Human Generosity Proj-ect," in *Global Perspectives on Long-Term Community Resource Management*, ed. L. Lozny and T. McGovern (New York: Springer, 2019), 41-75.

33 Henrik Moller, "Lessons for Invasion Theory from Social Insects," *Biological Conservation* 78, no. 1 (October 1996): 125-42.

34 Nicola Aceto et al., "Circulating Tumor Cell Clusters Are Oligoclonal Precursors of Breast Cancer Metastasis," *Cell* 158, no. 5 (2014): 1110-22.

35 Andriy Marusyk et al., "Non-Cell-Autonomous Driving of Tumour Growth Supports Sub-Clonal Heterogeneity," *Nature* 514, no. 7520 (October 2014): 54-58.

36 Marusyk et al., "Non-Cell-Autonomous Driving of Tumour Growth

Supports Sub-Clonal Heterogeneity.'

37 Cronk et al., "Managing Risk through Cooperation."

38 Hölldobler and Wilson, *The Superorganism*.

39 A. Aktipis et al., "Understanding Cooperation through Fitness Interdependence," *Nature Human Behavior* 2 (2018): 429-431.

40 Archetti and Pienta, "Cooperation among Cancer Cells: Applying Game Theory to Cancer," *Nature Reviews Cancer* 19, no. 2 (February 2019): 110-17.

41 S. Turajlic and C. Swanton, "Metastasis as an Evolutionary Process,' *Science* 352 (2016): 169-175.

42 Nowell, "The Clonal Evolution of Tumor Cell Populations."

43 Turajlic and Swanton, "Metastasis as an Evolutionary Process."

44 Swanton, "Metastasis as an Evolutionary Process."

45 John Maynard Smith, "Group Selection and Kin Selection," *Nature* 201 (March 1964): 1145.

46 C. A. Aktipis, "Is Cooperation Viable in Mobile Organisms? Simple Walk Away Rule Favors the Evolution of Cooperation in Groups," *Evolution and Human Behavior* 32, no. 4 (2011): 263-76; Joshua D. Schiffman, Richard M. White, Trevor A. Graham, Qihong Huang, and Athena Aktipis, "The Darwinian Dynamics of Motility and Metastasis," in *Frontiers in Cancer Research* (New York: Springer, 2016), 135-76.

47 Turajlic and Marco Gerlinger et al., "Genomic Architecture and Evolution of Clear Cell Renal Cell Carcinomas Defined by Multiregion Sequencing," *Nature Genetics* 46, no. 3 (March 2014): 225-33; M. Gerlinger et al., "Intratumor Heterogeneity and Branched Evolution Revealed by Multiregion Sequencing," *New England Journal of Medicine* 366, no. 10 (2012): 883-92.

48 Samra Turajlic and Charles Swanton, "Metastasis as an Evolutionary Process," *Science* 352, no. 6282 (April 2016): 169-75.

49 Turajlic and Swanton, "Metastasis as an Evolutionary Process."

50   Paula Chiarella et al., "Concomitant Tumor Resistance," *Cancer Letters* 324, no. 2 (November 2012): 133–41.

51   Chiarella et al., "Concomitant Tumor Resistance,"

52   Aceto et al., "Circulating Tumor Cell Clusters Are Oligoclonal Precursors of Breast Cancer Metastasis."

53   Sprouffske et al., "An Evolutionary Explanation for the Presence of Cancer Nonstem Cells in Neoplasms."

54   Joshua D. Schiffman et al., "The Darwinian Dynamics of Motility and Metastasis," in *Frontiers in Cancer Research* (New York: Springer, 2016), 135–76.

55   Lean and Plutynski, "The Evolution of Failure."

56   Pierre-Luc Germain and Lucie Laplane, "Metastasis as Supra- Cellular Selection? A Reply to Lean and Plutynski," *Biology and Philosophy* 32. no. 2. (March 2.017): 2.81–87.

57   Alison A. Bockoven, Shawn M. Wilder, and Micky D. Eubanks, "Intraspecific Variation among Social Insect Colonies: Persistent Regional and Colony-Level Differences in Fire Ant Foraging Behavior," *PloS One* 10, no. 7 (2015): e0133868; Justin T. Walsh, Simon Garnier, and Timothy A. Linksvayer, "Ant Collective Behavior Is Heritable and Shaped by Selection," bioRxiv (March 2019): 567503.

58   Hedayatollah Hosseini et al., "Early Dissemination Seeds Metastasis in Breast Cancer," *Nature* 540, no. 7634 (December 2016): 552–58.

59   Chiarella et al., "Concomitant Tumor Resistance."

60   Schiffman et al., "The Darwinian Dynamics of Motility and Metastasis," 135–76.

61   Chiarella et al., "Concomitant Tumor Resistance."

62   Axelrod, Axelrod, and Pienta, "Evolution of Cooperation among Tumor Cells."

63   Dugatkin, "Animal Cooperation among Unrelated Individuals."

64   Axelrod, Axelrod, and Pienta, "Evolution of Cooperation among Tumor

Cells."

65 Fletcher and Doebeli, "A Simple and General Explanation for the Evolution of Altruism."

66 Tai, Tai, and Zhao, "Electrically Stimulated Cell Migration and Its Contribution to Wound Healing"; Haeger et al., "Collective Cell Migration."

67 Aceto et al., "Circulating Tumor Cell Clusters Are Oligoclonal Precursors of Breast Cancer Metastasis."

68 H. Wasielewski, J. Alcock, and A. Aktipis, "Resource Conflict and Cooperation between Human Host and Gut Microbiota: Implications for Nutrition and Health," *Annals of the New York Academy of Sciences* 1372, no. 1 (2016): 20–28.

69 Wasielewski, Alcock, and Aktipis, "Resource Conflict and Cooperation between Human Host and Gut Microbiota."

70 Catherine de Martel et al., "Global Burden of Cancers Attributable to Infections in 2008: A Review and Synthetic Analysis," *Lancet Oncology* 13, no. 6 (June 2012): 607–15.

71 Paul W. Ewald, "An Evolutionary Perspective on Parasitism as a Cause of Cancer," in *Advances in Parasitology*, vol. 68 (Cambridge, MA: Academic Press, 2009), 21–43.

72 Patricia A. Pesavento et al., "Cancer in Wildlife: Patterns of Emergence," *Nature Reviews Cancer* 18, no. 10 (October 2018): 646–61.

73 C. Whisner and A. Aktipis, "The Role of the Microbiome in Cancer Initiation and Progression: How Microbes and Cancer Cells Utilize Excess Energy and Promote One Another's Growth," *Current Nutrition Reports* 8, no. 1 (March 2019): 42–51.

74 Fletcher and Doebeli, "A Simple and General Explanation for the Evolution of Altruism."

75 Nubia Muñoz et al., "Chapter 1: HPV in the Etiology of Human Cancer," *Vaccine* 24, suppl. 3 (August 2006): S3/1–10.

76 DNA Jean-Philippe Nougayrède et al. "Escherichia Coli Induces DNA

Double-Strand Breaks in Eukaryotic Cells," *Science* 313, no. 5788 (August 2006): 848-51; Aadra P. Bhatt, Matthew R. Redinbo, and Scott J. Bultman, "The Role of the Microbiome in Cancer Development and Therapy," CA: A Cancer Journal for Clinicians 67, no. 4 (July 2017): 326-44; Andrew C. Goodwin et al., "Polyamine Catabolism Contributes to Enterotoxigenic Bacteroides Fragilis-Induced Colon Tumorigenesis," Proceedings of the National Academy of Sciences of the United States of America 108, no. 37 (September 2011): 15354-59.

77   Antony Cougnoux et al., "Bacterial Genotoxin Colibactin Promotes Colon Tumour Growth by Inducing a Senescence-Associated Secretory Phenotype," *Gut* 63, no. 12 (December 2014): 1932-42; Guillaume Dalmasso et al., "The Bacterial Genotoxin Colibactin Promotes Colon Tumor Growth by Modifying the Tumor Microenvironment," *Gut Microbes* 5, no. 5 (2014): 675-80.

78   Cougnoux et al., "Bacterial Genotoxin Colibactin Promotes Colon Tumour Growth by Inducing a Senescence-Associated Secretory Phenotype"; Dalmasso et al., "The Bacterial Genotoxin Colibactin Promotes Colon Tumor Growth by Modifying the Tumor Microenvironment." and have the ability to protect one another from the immune system T. Hussell et al., "Helicobacter Pylori-Specific Tumour-Infiltrating T Cells Provide Contact-Dependent Help for the Growth of Malignant B Cells in Low-Grade Gastric Lymphoma of Mucosa-Associated Lymphoid Tissue," *Journal of Pathology* 178, no. 2 (February 1996): 122-27; Marc Lecuit et al., "Immunoproliferative Small Intestinal Disease Associated with Campylobacter Jejuni," *New England Journal of Medicine* 350, no. 3 (January 2004): 239-48; Andrés J. M. Ferreri et al., "Chlamydophila Psittaci Eradication with Doxycycline as First-Line Targeted Therapy for Ocular Adnexae Lymphoma: Final Results of an International Phase II Trial," *Journal of Clinical Oncology* 30, no. 24 (August 2012): 2988-94; Brian Goodman and Humphrey Gardner, "The Microbiome and Cancer,"

Journal of Pathology 244, no. 5 (April 2018): 667–76; Shaoguang Wu et al., "A Human Colonic Commensal Promotes Colon Tumorigenesis via Activation of T Helper Type 17 T Cell Responses," *Nature Medicine* 15, no. 9 (September 2009): 1016–22.

79 Sara Gaines et al., "How the Microbiome Is Shaping Our Understanding of Cancer Biology and Its Treatment," *Seminars in Colon and Rectal Surgery* 29, no. 1 (March 2018): 12–16.

80 Evelien Wynendaele et al., "Crosstalk between the Microbiome and Cancer Cells by Quorum Sensing Peptides," *Peptides* 64 (February 2015): 40–48.

81 A. M. Chakrabarty, "Microorganisms and Cancer: Quest for a Therapy," *Journal of Bacteriology* 185, no. 9 (May 2003): 2683–86.

82 Chakrabarty, "Microorganisms and Cancer."

83 Noriho Iida et al., "Commensal Bacteria Control Cancer Response to Therapy by Modulating the Tumor Microenvironment," *Science* 342, no. 6161 (November 2013): 967–70.

84 Alasdair J. Scott et al., "Pre-, Pro- and Synbiotics in Cancer Prevention and Treatment–A Review of Basic and Clinical Research," *ecancermedicalscience* 12 (September 2018): 869.

85 Qiwen Ben et al., "Dietary Fiber Intake Reduces Risk for Colorectal Adenoma: A Meta-Analysis," *Gastroenterology* 146, no. 3 (March 2014): 689–99.

86 Scott et al., "Pre-, Pro- and Synbiotics in Cancer Prevention and Treatment."

87 Wasielewski, Alcock, and Aktipis, "Resource Conflict and Cooperation between Human Host and Gut Microbiota."

88 Whisner and Aktipis, "The Role of the Microbiome in Cancer Initiation and Progression."

89 Inigo Martincorena et al., "Somatic Mutant Clones Colonize the Human Esophagus with Age," *Science* 362, no. 6417 (November 2018): 911–17.

90 Martincorena et al., "Somatic Mutant Clones Colonize the Human

Esophagus with Age."

91 Akira Yokoyama et al., "Age-Related Remodelling of Oesophageal Epithelia by car Drivers " *Nature* 565, no. 7739 (January 2019): 312-17.

92 Kelly C. Higa and James DeGregori, "Decoy Fitness Peaks, Tumor Suppression, and Aging," *Aging Cell* 18, no. 3 (June 2019): e12938.

93 Igor B. Rogozin and Youri I. Pavlov, "Theoretical Analysis of Mutation Hotspots and Their DNA Sequence Context Specificity," *Mutation Research* 544, no. 1 (September 2003): 65-85.

94 Raul Correa et al., "Oxygen and RNA in Stress-Induced Mutation," *Current Genetics* 64, no. 4 (August 2018): 769-76; S. M. Rosenberg, "Evolving Responsively: Adaptive Mutation," *Nature Reviews Genetics* 2, no. 7 (July 2001): 504-15.

95 Wasielewski, Alcock, and Aktipis, "Resource Conflict and Cooperation between Human Host and Gut Microbiota."

96 P. M. Durand, "Cooperation and Conflict in Cancer: An Evolutionary Perspective," *South African Journal of Science* 108, no. 9-10 (January 2012).

97 Buss, The Evolution of Individuality; John Maynard Smith and Eors Szathmary, *The Major Transitions in Evolution* (Oxford: Oxford University Press, 1995).

98 Featherston and Durand, "Cooperation and Conflict in Cancer."

99 Kathleen H. Burns, "Transposable Elements in Cancer," *Nature Reviews Cancer* 17, no. 7 (July 2017): 415-24.

100 Featherston and Durand, "Cooperation and Conflict in Cancer."

101 Featherston and Durand, "Cooperation and Conflict in Cancer."

102 Kristen M. Turner et al., "Extrachromosomal Oncogene Amplification Drives Tumour Evolution and Genetic Heterogeneity," *Nature* 543 (February 2017): 122.

제6장 암을 통제하는 방법

1 T. D. Landis and R. K. Dumroese, "Integrated Pest Management-An

Overview and Update," Forest Nursery Notes (2014), https://www.researchgate.net/profile/R_Kasten_Dumroese/publication/272682105_Integrated_pest_management-an_overview_and_update/links/54ebbce10cf2082851be7e2b.pdf.

2   D. G. Alston, *The Integrated Pest Management (IPM) Concept* (Logan: Utah State University Extension and Utah Plant Pest Diagnostic Laboratory, 2011).

3   Luis A. Diaz Jr. et al., "The Molecular Evolution of Acquired Resistance to Targeted EGFR Blockade in Colorectal Cancers," *Nature* 486, no. 7404 (June 2012): 537–40; Rita Nahta et al., "Mechanisms of Disease: Understanding Resistance to HER2-Targeted Therapy in Human Breast Cancer," *Nature Clinical Practice Oncology* 3, no. 5 (May 2006): 269–80; Robert A. Gatenby et al., "Adaptive Therapy," *Cancer Research* 69, no. 11 (June 2009): 4894–903.

4   Gatenby et al., "Adaptive Therapy."

5   Gatenby et al., "Adaptive Therapy."

6   Pedro M. Enriquez-Navas et al., "Exploiting Evolutionary Principles to Prolong Tumor Control in Preclinical Models of Breast Cancer," *Science Translational Medicine* 8, no. 327 (February 2016): 327ra24.

7   Aktipis et al., "Life History Trade-Offs in Cancer Evolution."

8   Jingsong Zhang et al., "Integrating Evolutionary Dynamics into Treatment of Metastatic Castrate-Resistant Prostate Cancer," *Nature Communications* 8, no. 1 (November 2017): 1816.

9   American Cancer Society. R. L. Siegel, K. D. Miller, and A. Jemal, "Cancer Statistics, 2018," *CA: A Cancer Journal for Clinicians* 68, no. 1 (2018): 7–30.

10   Jennifer S. Temel et al., "Early Palliative Care for Patients with Metastatic Non-Small-Cell Lung Cancer," *New England Journal of Medicine* 363, no. 8 (August 2010): 733–42; Stephen R. Connor et al., "Comparing Hospice and Nonhospice Patient Survival among Patients Who Die within a Three-Year Window," *Journal of Pain and Symptom Management* 33, no. 3 (March

2007): 238-46.

11 Andrew F. Read, "The Selfish Germ," *PLOS Biology* 15, no. 7 (July 2017): e2003250.

12 Carlo C. Maley et al., "Classifying the Evolutionary and Ecological Features of Neoplasms," *Nature Reviews Cancer* 17, no. 10 (October 2017): 605-19.

13 S. Jones et al., "comparative Lesion Sequencing Provides Insights into Tumor Evolution," *Proceedings of the National Academy of Sciences of the United States of America* 105, no. 11 (2008): 4283-88.

14 Rumen L. Kostadinov et al., "NSAIDs Modulate Clonal Evolution in Barrett's Esophagus," *PLOS Genetics* 9, no. 6 (June 2013): el003553.

15 Jack Cuzick et al., "Aspirin and Non-Steroidal Anti-Inflammatory Drugs for Cancer Prevention: An International Consensu Statement," *Lancet Oncology* 10, no.5 (May 2009): 501-7; Enrico Flossmann, Peter M. Rothwell, and British Doctors Aspirin Trial and the U.K.- TIA Aspirin Trial, "Effect of Aspirin on Long-Term Risk of Colorectal Cancer: Consistent Evidence from Randomised and Observational Studies," *Lancet* 369, no. 9573 (May 2007): 1603-13; Peter M. Rothwell et al., "Effect of Daily Aspirin on Long-Term Risk of Death due to Cancer: Analysis of Individual Patient Data from Randomised Trials," *Lancet* 377, no. 9759 (January 2011): 31-41; Thomas L. Vaughan et al., "Non-Steroidal Anti-Inflammatory Drugs and Risk of Neoplastic Progression in Barrett's Oesophagus: A Prospective Study," *Lancet Oncology* 6, no. 12 (December 2005): 945-52, https://doi.org/10.1016/S1470-2045(05)70431-9.

16 Kostadinov et al., "NSAIDs Modulate Clonal Evolution in Barrett's Esophagus."

17 Kam et al., "Sweat but No Gain," *International Journal of Cancer* 136, no. 4 (2015): E188-96.

18 Ian F. Robey et al., "Bicarbonate Increases Tumor pH and Inhibits Spontaneous Metastases," *Cancer Research* 69, no. 6 (March 2009): 2260-68.

19   Erinn B. Rankin and Amato J. Giaccia, "Hypoxic Control of Metastasis,"
     Science 352, no. 6282 (April 2016): 175–80.

20   M. Mazzone et al., "Heterozygous Deficiency of PHD2 Restores Tumor
     Oxygenation and Inhibits Metastasis via Endothelial Normalization," *Cell*
     136, no. 5 (2009): 839–51.

21   Yuhui Huang et al., "Vascular Normalization as an Emerging Strategy to
     Enhance Cancer Immunotherapy," *Cancer Research* 73, no. 10 (May 2013):
     2943–48.

22   Winston S. Churchill, November 11, 1947, The International Churchill
     Society, https://winstonchurchill.org/resources/quotes/the-worst-form-
     of-government/.

23   Karen H. Vousden and Xin Lu, "Live or Let Die: The Cell's Response to
     p53," *Nature Reviews Cancer* 2, no. 8 (August 2002): 594–604.

24   A. N. Bullock and A. R. Fersht, "Rescuing the Function of Mutant p53,"
     Nature Reviews Cancer 1, no. 1 (October 2001): 68–76.

25   Lisa M. Abegglen et al., "Abstract A25: Elephant p53 (EP53) Enhances and
     Restores p53-Mediated Apoptosis in Human and Canine Osteosarcoma,"
     Clinical Cancer Research 24, no. 2 suppl. (January 2018): 48–49.

26   Kostadinov et al., "NSAIDs Modulate Clonal Evolution in Barrett's
     Esophagus."

27   Drew M. Pardoll, "The Blockade of Immune Checkpoints in Cancer
     Immunotherapy," *Nature Reviews Cancer* 12, no. 4 (March 2012): 252–
     64; Suzanne L. Topalian et al., "Safety, Activity, and Immune Correlates of
     Anti-PD-1 Antibody in Cancer," *New England Journal of Medicine* 366, no.
     26 (June 2012): 2443–54; F. Stephen Hodi et al., "Improved Survival with
     Ipilimumab in Patients with Metastatic Melanoma," *New England Journal of
     Medicine* 363, no. 8 (August 2010): 711–23.

28   Russell W. Jenkins et al., "Mechanisms of Resistance to Immune Checkpoint
     Inhibitors," *British Journal of Cancer* 118, no. 1 (January 2018): 9–16.

29   Aceto et al., "Circulating Tumor Cell Clusters Are Oligoclonal Precursors of

Breast Cancer Metastasis."

30 G. Jansen, R. Gatenby, and C. A. Aktipis, "Opinion: Control vs. Eradication: Applying Infectious Disease Treatment Strategies to Cancer," *Proceedings of the National Academy of Sciences of the United States of America* 112, no. 4 (2015): 937-38.

31 Jansen, Gatenby, and Aktipis, "Opinion: Control vs. Eradication."

32 Aceto et al., "Circulating Tumor Cell Clusters Are Oligoclonal Precursors of Breast Cancer Metastasis."

33 John W. Pepper, "Drugs That Target Pathogen Public Goods Are Robust against Evolved Drug Resistance," *Evolutionary Applications* 5, no. 7 (November 2012): 757-61.

34 Stephen J. Gould, "The Median Isn't the Message," *Discover* 6, no. 6 (1985): 40-42.

35 Gatenby et al., "Adaptive Therapy"; Maley et al., "Classifying the Evolutionary and Ecological Features of Neoplasms."; Elsa Hansen, Robert J. Woods, and Andrew F. Read, "How to Use a Chemotherapeutic Agent When Resistance to It Threatens the Patient," *PLOS Biology* 15, no. 2 (2017): e2001110.

36 Robert A. Gatenby, "A Change of Strategy in the War on Cancer," *Nature* 459, no. 7246 (2009): 508-9; Sui Huang, "The War on Cancer: Lessons from the War on Terror," *Frontiers in Oncology* 4 (October 2014): 293; Bryan Oronsky et al., "The War on Cancer: A Military Perspective," *Frontiers in Oncology* 4 (2014): 387.

참고 문헌

Abegglen, Lisa M., Aleah F. Caulin, Ashley Chan, Kristy Lee, Rosann Robinson, Michael S. Campbell, Wendy K. Kiso, et al. "Potential Mechanisms for Cancer Resistance in Elephants and Comparative Cellular Response to DNA Damage in Humans." *Journal of the American Medical Association* 314, no. 17 (November 2015): 1850-60.

Abegglen, Lisa M., Cristhian Toruno, Lauren N. Donovan, Rosann Robinson, Mor Goldfeder, Genevieve Couldwell, Wendy K. Kiso, et al. "Abstract A25: Elephant p53 (EP53) Enhances and Restores p53-Mediated Apoptosis in Human and Canine Osteosarcoma." *Clinical Cancer Research* 24, no. 2 suppl. (January 2018): 48-49.

Aceto, Nicola, Aditya Bardia, David T. Miyamoto, Maria C. Donaldson, Ben S. Wittner, Joel A. Spencer, Min Yu, Adam Pely, Amanda Engstrom, and Huili Zhu. "Circulating Tumor Cell Clusters Are Oligoclonal Precursors of Breast Cancer Metastasis." *Cell* 158, no. 5 (2014): 1110-22.

Agrios, G. N. *Plant Pathology.* Boston: Elsevier Academic Press, 2005.

Aktipis, A. "Principles of Cooperation across Systems: From Human Sharing to Multicellularity and Cancer." *Evolutionary Applications* 9, no. 1 (2015): 17-36.

Aktipis, A., L. Cronk, D. Sznycer, J. Alcock, J. Ayers, C. Baciu, D. Balliet, et al. "Understanding Cooperation through Fitness Interdependence." *Nature Human*

Behavior 2 (2018): 429-31.

Aktipis, C. A. "Is Cooperation Viable in Mobile Organisms? Simple Walk Away Rule Favors the Evolution of Cooperation in Groups." *Evolution and Human Behavior* 32, no. 4 (2011): 263-76.

Aktipis, C. A. "Know When to Walk Away: Contingent Movement and the Evolution of Cooperation." *Journal of Theoretical Biology* 231, no. 2 (2004): 249-60.

Aktipis, C. A., A. M. Boddy, R. A. Gatenby, J. S. Brown, and C. C. Maley. "Life History Trade-Offs in Cancer Evolution." *Nature Reviews Cancer* 13, no. 12 (2013): 883-92.

Aktipis, C. A., Amy M. Boddy, G. Jansen, U. Hibner, M. E. Hochberg, C. C. Maley, and G. S. Wilkinson. "Cancer across the Tree of Life: Cooperation and Cheating in Multicellularity." *Philosophical Transactions of the Royal Society of London, Series B: Biological Sciences* 370, no. 1673 (2015). https://doi.org/10.1098/rstb.2014.0219.

Aktipis, C. A., and E. Fernandez-Duque. "Parental Investment without Kin Recognition: Simple Conditional Rules for Parent-Offspring Behavior." *Behavioral Ecology and Sociobiology* 65, no. 5 (May 2011): 1079-91.

Aktipis, C. A., C. C. Maley, and J. W. Pepper. "Dispersal Evolution in Neoplasms: The Role of Disregulated Metabolism in the Evolution of Cell Motility." *Cancer Prevention Research* 5, no. 2 (2012): 266-75.

Aktipis, C. A., and R. M. Nesse. "Evolutionary Foundations for Cancer Biology." *Evolutionary Applications* 6, no. 1 (2013): 144-59.

Aktipis, C. Athena, Bruce J. Ellis, Katherine K. Nishimura, and Robert A. Hiatt. "Modern Reproductive Patterns Associated with Estrogen Receptor Positive but Not Negative Breast Cancer Susceptibility." *Evolution, Medicine, and Public Health* 2015, no. 1 (2015): 52-74. https://dx.doi.org/10.1093/emph/eou028.

Allam, Bassem, and David Raftos. "Immune Responses to Infectious Diseases in Bivalves." *Journal of Invertebrate Pathology* 131 (October 2015): 121-36.

Alston, D. G. *The Integrated Pest Management* (IPM) Concept. Logan: Utah State University Extension and Utah Plant Pest Diagnostic Laboratory, 2011.

Alvarado, L. C. "Do Evolutionary Life-History Trade-Offs Influence Prostate Cancer Risk? A Review of Population Variation in Testosterone Levels and Prostate Cancer Disparities." *Evolutionary Applications* 6, no. 1 (2013): 117-33.

Archetti, Marco. "Cooperation between Cancer Cells." *Evolution, Medicine, and Public Health* 2018, no. 1 (January 2018): 1.

Archetti, Marco, and Kenneth J. Pienta. "Cooperation among Cancer Cells: Applying Game Theory to Cancer." *Nature Reviews Cancer* 19, no. 2 (February 2019): 110-17.

Axelrod, R., D. E. Axelrod, and K. J. Pienta. "Evolution of Cooperation among Tumor Cells." *Proceedings of the National Academy of Sciences of the United States of America* 103, no. 36 (2006): 13474-79.

Axelrod, Robert, and W. D. Hamilton. "The Evolution of Cooperation." *Science* 211, no. 4489 (1981): 1390-96.

Bagnardi, V., M. Rota, E. Botteri, I. Tramacere, F. Islami, V. Fedirko, L. Scotti, et al. "Alcohol Consumption and Site-Specific Cancer Risk: A Comprehensive Dose-Response Meta-Analysis." *British Journal of Cancer* 112, no. 3 (February 2015): 580-93.

Belov, Katherine. "The Role of the Major Histocompatibility Complex in the Spread of Contagious Cancers." *Mammalian Genome* 22, no. 1-2 (February 2011): 83-90.

Ben, Qiwen, Yunwei Sun, Rui Chai, Aihua Qian, Bin Xu, and Yaozong Yuan. "Dietary Fiber Intake Reduces Risk for Colorectal Adenoma: A Meta-Analysis." *Gastroenterology* 146, no. 3 (March 2014): 689-99.

Bergmüller, Ralph, Rufus A. Johnstone, Andrew F. Russell, and Redouan Bshary. "Integrating Cooperative Breeding into Theoretical Concepts of Cooperation." *Behavioural Processes* 76, no. 2 (2007): 61-72.

Bhatt, Aadra P., Matthew R. Redinbo, and Scott J. Bultman. "The Role of the Microbiome in Cancer Development and Therapy." *CA: A Cancer Journal for Clinicians* 67, no. 4 (July 2017): 326–44.

Bissell, M. J., and W. C. Hines. "Why Don't We Get More Cancer? A Proposed Role of the Microenvironment in Restraining Cancer Progression." *Nature Medicine* 17, no. 3 (2011): 320–29.

Bissell, M. J., and D. Radisky. "Putting Tumours in Context." *Nature Reviews Cancer* 1, no. 1 (2001): 46–54.

Bockoven, Alison A., Shawn M. Wilder, and Micky D. Eubanks. "Intraspecific Variation among Social Insect Colonies: Persistent Regional and Colony-Level Differences in Fire Ant Foraging Behavior." *PloS One* 10, no. 7 (2015): e0133868.

Boddy, A. M., H. Kokko, F. Breden, G. S. Wilkinson, and C. A. Aktipis. "Cancer Susceptibility and Reproductive Trade-Offs: A Model of the Evolution of Cancer Defences." *Philosophical Transactions of the Royal Society of London, Series B: Biological Sciences* 370, no. 1673 (2015). https://doi.org/10.1098/rstb.2014.0220.

Bonner, John Tyler. "The Origins of Multicellularity." *Integrative Biology: Issues, News, and Reviews* 1, no. 1 (1998): 27–36.

Bouvard, Véronique, Dana Loomis, Kathryn Z. Guyton, Yann Grosse, Fatiha El Ghissassi, Lamia Benbrahim-Tallaa, Neela Guha, Heidi Mattock, Kurt Straif, and International Agency for Research on Cancer Monograph Working Group. "Carcinogenicity of Consumption of Red and Processed Meat." *Lancet Oncology* 16, no. 16 (December 2015): 1599–1600.

"BRCA Mutations: Cancer Risk and Genetic Testing." National Cancer Institute, February 5, 2018. https://www.cancer.gov/about-cancer/causes-prevention/genetics/brca-fact-sheet.

Brown, J. S., and C. A. Aktipis. "Inclusive Fitness Effects Can Select for Cancer Suppression into Old Age." Philosophical Transactions of the Royal Society of London, *Series B: Biological Sciences* 370, no. 1673 (2015). https://doi.org/10.1098/rstb.2015.0160.

Broxterman, H. J., H. M. Pinedo, C. M. Kuiper, L. C. Kaptein, G. J.

Schuurhuis, and J. Lankelma. "Induction by Verapamil of a Rapid Increase in ATP Consumption in Multidrug-Resistant Tumor Cells." *FASEB Journal* 2, no. 7 (April 1988): 2278-82.

Bullock, A. N., and A. R. Fersht. "Rescuing the Function of Mutant p53." *Nature Reviews Cancer* 1, no. 1 (October 2001): 68-76.

Burns, Kathleen H. "Transposable Elements in Cancer." *Nature Reviews Cancer* 17, no. 7 (July 2017): 415-24.

Buss, L. W. "Somatic Cell Parasitism and the Evolution of Somatic Tissue Compatibility." *Proceedings of the National Academy of Sciences of the United States of America* 79, no. 17 (September 1982): 5337-41.

Buss, Leo W. *The Evolution of Individuality*. Princeton, NJ: Princeton University Press, 1987.

Cairns, J. "Mutation Selection and the Natural History of Cancer." *Nature* 255, no. 5505 (1975): 197-200.

Campisi, Judith. "Cancer and Ageing: Rival Demons?" *Nature Reviews Cancer* 3, no. 5 (May 2003): 339-49.

Capasso, Luigi L. "Antiquity of Cancer." *International Journal of Cancer* 113, no. 1 (January 2005): 2-13.

"Carcinogens Listed in the Eleventh Report." In The Report on Carcinogens, 11th ed. Durham, NC: National Toxicology Program, U.S. Department of Health and Human Services, 2011. https://web.archive.org/web/20090507123840if_/http://ntp.niehs.nih.gov/ntp/roc/eleventh/known.pdf.

Caulin, A. F., and C. C. Maley. "Peto's Paradox: Evolution's Prescription for Cancer Prevention." *Trends in Ecology and Evolution* 26, no. 4 (February 2011): 175-82.

Cavallo, F., C. De Giovanni, P. Nanni, G. Forni, and P. L. Lollini. "2011: The Immune Hallmarks of Cancer." *Cancer Immunology, Immunotherapy* 60, no. 3 (2011): 319-26.

Chakrabarty, A. M. "Microorganisms and Cancer: Quest for a Therapy." *Journal of Bacteriology* 185, no. 9 (May 2003): 2683-86.

Chapman, Anna, Laura Fernandez del Ama, Jennifer Ferguson, Jivko Kamarashev, Claudia Wellbrock, and Adam Hurlstone. "Heterogeneous Tumor Subpopulations Cooperate to Drive Invasion." *Cell Reports* 8, no. 3 (August 2014): 688–95.

Chiarella, Paula, Juan Bruzzo, Roberto P. Meiss, and Raúl A. Ruggiero. "Concomitant Tumor Resistance." *Cancer Letters* 324, no. 2 (November 2012): 133–41.

Churchill, Winston S. November 11, 1947. The International Churchill Society. https://winstonchurchill.org/resources/quotes/the-worst-form-of-government.

Clavel-Chapelon, F., and E3N Group. "Cumulative Number of Menstrual Cycles and Breast Cancer Risk: Results from the E3N Cohort Study of French Women." *Cancer Causes and Control* 13, no. 9 (November 2002): 831–38.

Cline, Melissa S., Rachel G. Liao, Michael T. Parsons, Benedict Paten, Faisal Alquaddoomi, Antonis Antoniou, Samantha Baxter, et al. "BRCA Challenge: BRCA Exchange as a Global Resource for Variants in BRCA1 and BRCA2." *PLOS Genetics* 14, no. 12 (December 2018): e1007752.

Coan, P. M., G. J. Burton, and A. C. Ferguson-Smith. "Imprinted Genes in the Placenta—A Review." *Placenta* 26, suppl. A (2005): S10–S20.

Collado, Manuel, Maria A. Blasco, and Manuel Serrano. "Cellular Senescence in Cancer and Aging." *Cell* 130, no. 2 (July 2007): 223–33.

Connor, Stephen R., Bruce Pyenson, Kathryn Fitch, Carol Spence, and Kosuke Iwasaki. "Comparing Hospice and Nonhospice Patient Survival among Patients Who Die within a Three-Year Window." *Journal of Pain and Symptom Management* 33, no. 3 (March 2007): 238–46.

Correa, Raul, Philip C. Thornton, Susan M. Rosenberg, and P. J. Hastings. "Oxygen and RNA in Stress-Induced Mutation." *Current Genetics* 64, no. 4 (August 2018): 769–76.

Cougnoux, Antony, Guillaume Dalmasso, Ruben Martinez, Emmanuel Buc, Julien Delmas, Lucie Gibold, Pierre Sauvanet, et al. "Bacterial Genotoxin

Colibactin Promotes Colon Tumour Growth by Inducing a Senescence-Associated Secretory Phenotype." *Gut* 63, no. 12 (December 2014): 1932–42.

Cronk, Lee, Colette Berbesque, Thomas Conte, Matthew Gervais, Padmini Iyer, Brighid McCarthy, Dennis Sonkoi, Cathryn Townsend, and Athena Aktipis. "Managing Risk through Cooperation: Need-Based Transfers and Risk Pooling among the Societies of the Human Generosity Project." In *Global Perspectives on Long-Term Community Resource Management*, edited by L. Lozny and T. McGovern, 41–75. New York: Springer, 2019.

Cuzick, Jack, Florian Otto, John A. Baron, Powel H. Brown, John Burn, Peter Greenwald, Janusz Jankowski, et al. "Aspirin and Non-Steroidal Anti-Inflammatory Drugs for Cancer Prevention: An International Consensus Statement." *Lancet Oncology* 10, no. 5 (May 2009): 501–7.

Dalmasso, Guillaume, Antony Cougnoux, Julien Delmas, Arlette Darfeuille-Michaud, and Richard Bonnet. "The Bacterial Genotoxin Colibactin Promotes Colon Tumor Growth by Modifying the Tumor Microenvironment." *Gut Microbes* 5, no. 5 (2014): 675–80.

Daum, Hagit, Tamar Peretz, and Neri Laufer. "BRCA Mutations and Reproduction." *Fertility and Sterility* 109, no. 1 (January 2018): 33–38.

Davis, S., D. K. Mirick, and R. G. Stevens. "Night Shift Work, Light at Night, and Risk of Breast Cancer." *Journal of the National Cancer Institute* 93, no. 20 (October 2001): 1557–62.

Dawkins, Richard. *The Selfish Gene*. Oxford: Oxford University Press, 1976.

de Martel, Catherine, Jacques Ferlay, Silvia Franceschi, Jérôme Vignat, Freddie Bray, David Forman, and Martyn Plummer. "Global Burden of Cancers Attributable to Infections in 2008: A Review and Synthetic Analysis." *Lancet Oncology* 13, no. 6 (June 2012): 607–15.

Diaz, Luis A., Jr., Richard T. Williams, Jian Wu, Isaac Kinde, J. Randolph Hecht, Jordan Berlin, Benjamin Allen, et al. "The Molecular Evolution of Acquired Resistance to Targeted EGFR Blockade in Colorectal Cancers." *Nature* 486, no. 7404 (June 2012): 537–40.

Dobzhansky, Theodosius. "Nothing in Biology Makes Sense Except in the Light of Evolution." *American Biology Teacher* 35, no. 3 (March 1973): 125-29.

Dugatkin, Lee Alan. "Animal Cooperation among Unrelated Individuals." *Die Naturwissenschaften* 89, no. 12 (December 2002): 533-41.

Dunn, Gavin P., Allen T. Bruce, Hiroaki Ikeda, Lloyd J. Old, and Robert D. Schreiber. "Cancer Immunoediting: From Immunosurveillance to Tumor Escape." *Nature Immunology* 3, no. 11 (November 2002): 991-98.

Dvorak, Harold F. "Tumors: Wounds That Do Not Heal." *New England Journal of Medicine* 315, no. 26 (December 1986): 1650-59.

Eisenhoffer, George T., Patrick D. Loftus, Masaaki Yoshigi, Hideo Otsuna, Chi-Bin Chien, Paul A. Morcos, and Jody Rosenblatt. "Crowding Induces Live Cell Extrusion to Maintain Homeostatic Cell Numbers in Epithelia." *Nature* 484, no. 7395 (April 2012): 546-49.

Elser, James J., Marcia M. Kyle, Marilyn S. Smith, and John D. Nagy. "Biological Stoichiometry in Human Cancer." *PloS One* 2, no. 10 (2007): e1028.

Ember, Melvin, Carol R. Ember, and Bobbi S. Low. "Comparing Explanations of Polygyny." *Cross-Cultural Research* 41, no. 4 (November 2007): 428-40.

Enriquez-Navas, Pedro M., Yoonseok Kam, Tuhin Das, Sabrina Hassan, Ariosto Silva, Parastou Foroutan, Epifanio Ruiz, et al. "Exploiting Evolutionary Principles to Prolong Tumor Control in Preclinical Models of Breast Cancer." *Science Translational Medicine* 8, no. 327 (February 2016): 327ra24.

Ewald, Paul W. "An Evolutionary Perspective on Parasitism as a Cause of Cancer." In *Advances in Parasitology*, vol. 68, 21-43. Cambridge, MA: Academic Press, 2009.

Featherston, J., and P. M. Durand. "Cooperation and Conflict in Cancer: An Evolutionary Perspective." *South African Journal of Science* 108, no. 9-10 (January 2012).

Fernandez, André A., and Paul R. Bowser. "Selection for a Dominant Oncogene and Large Male Size as a Risk Factor for Melanoma in the

Xiphophorus Animal Model." *Molecular Ecology* 19, no. 15 (August 2010): 3114-23.

Ferreri, Andrés J. M., Silvia Govi, Elisa Pasini, Silvia Mappa, Francesco Bertoni, Francesco Zaja, Carlos Montalbán, et al. "Chlamydophila Psittaci Eradication with Doxycycline as First-Line Targeted Therapy for Ocular Adnexae Lym-phoma: Final Results of an International Phase II Trial." *Journal of Clinical Oncology* 30, no. 24 (August 2012): 2988-94.

Finn, Olivera J. "Human Tumor Antigens Yesterday, Today, and Tomorrow." *Cancer Immunology Research* 5, no. 5 (May 2017): 347-54.

Fleming, J. M., K. E. Creevy, and D. E. L. Promislow. "Mortality in North American Dogs from 1984 to 2004: An Investigation into Age-, Size-, and Breed-Related Causes of Death." *Journal of Veterinary Internal Medicine* 25, no. 2 (March 2011): 187-98.

Fletcher, J. A., and Michael Doebeli. "A Simple and General Explanation for the Evolution of Altruism." *Proceedings of the Royal Society B: Biological Sciences* 276, no. 1654 (2009): 13-19.

Flossmann, Enrico, Peter M. Rothwell, and British Doctors Aspirin Trial and the U.K.- TIA Aspirin Trial. "Effect of Aspirin on Long-Term Risk of Colorectal Cancer: Consistent Evidence from Randomised and Observational Studies." *Lancet* 369, no. 9573 (May 2007): 1603-13.

Frank, S. A., and M. A. Nowak. "Cell Biology: Developmental Predisposition to Cancer." *Nature* 422, no. 6931 (2003): 494.

Gabrilovich, D., and V. Pisarev. "Tumor Escape from Immune Response: Mechanisms and Targets of Activity." *Current Drug Targets* 4, no. 7 (2003): 525-36.

Gaines, Sara, Ashley J. Williamson, Neil Hyman, and Jessica Kandel. "How the Microbiome Is Shaping Our Understanding of Cancer Biology and Its Treatment." *Seminars in Colon and Rectal Surgery* 29, no. 1 (March 2018): 12-16.

Gale, K. B., A. M. Ford, R. Repp, A. Borkhardt, C. Keller, O. B. Eden, and M. F. Greaves. "Backtracking Leukemia to Birth: Identification of Clonotypic Gene

Fusion Sequences in Neonatal Blood Spots." *Proceedings of the National Academy of Sciences of the United States of America* 94, no. 25 (December 1997): 13950-54.

Gandhi, Manish J., and D. Michael Strong. "Donor Derived Malignancy Following Transplantation: A Review." *Cell and Tissue Banking* 8, no. 4 (April 2007): 267-86.

Gärtner, H. V., C. Seidl, C. Luckenbach, G. Schumm, E. Seifried, H. Ritter, and B. Bültmann. "Genetic Analysis of a Sarcoma Accidentally Transplanted from a Patient to a Surgeon." *New England Journal of Medicine* 335, no. 20 (November 1996): 1494-96.

Gatenby, Robert A. "A Change of Strategy in the War on Cancer." *Nature* 459, o. 7246 (2009): 508-9.

Gatenby, Robert A., and Robert J. Gillies. "A Microenvironmental Model of Carcinogenesis." *Nature Reviews Cancer* 8, no. 1 (January 2008): 56-61.

Gatenby, Robert A., Ariosto S. Silva, Robert J. Gillies, and B. Roy Frieden. "Adaptive Therapy." *Cancer Research* 69, no. 11 (June 2009): 4894-903.

Gerlinger, M., A. J. Rowan, S. Horswell, J. Larkin, D. Endesfelder, E. Gronroos, P. Martinez, et al. "Intratumor Heterogeneity and Branched Evolution Revealed by Multiregion Sequencing." *New England Journal of Medicine* 366, no. 10 (2012): 883-92.

Gerlinger, Marco, Stuart Horswell, James Larkin, Andrew J. Rowan, Max P. Salm, Ignacio Varela, Rosalie Fisher, et al. "Genomic Architecture and Evolution of Clear Cell Renal Cell Carcinomas Defined by Multiregion Sequencing." *Nature Genetics* 46, no. 3 (March 2014): 225-33.

Germain, Pierre-Luc, and Lucie Laplane. "Metastasis as Supra-Cellular Selection? A Reply to Lean and Plutynski." *Biology and Philosophy* 32, no. 2 (March 2017): 281-87.

Ghoul, Melanie, Ashleigh S. Griffin, and Stuart A. West. "Toward an Evolutionary Definition of Cheating." *Evolution: International Journal of Organic Evolution* 68, no. 2 (February 2014): 318-31.

Goodman, Brian, and Humphrey Gardner. "The Microbiome and Cancer."

Journal of Pathology 244, no. 5 (April 2018): 667-76.

Goodwin, Andrew C., Christina E. Destefano Shields, Shaoguang Wu, David L. Huso, Xinqun Wu, Tracy R. Murray-Stewart, Amy Hacker-Prietz, et al. "Polyamine Catabolismontributes to Enterotoxigenic Bacteroides Fragilis-Induced Colon Tumorigenesis." *Proceedings of the National Academy of Sciences of the United States of America* 108, no. 37 (September 2011): 15354-59.

Gould, Stephen J. "The Median Isn't the Message." *Discover* 6, no. 6 (1985): 40-42.

Greaves, M. "Does Everyone Develop Covert Cancer?" *Nature Reviews Cancer* 14, no. 4 (2014): 209-10.

Greaves, M., and C. C. Maley. "Clonal Evolution in Cancer." *Nature* 481 (2012): 306-13.

Greaves, M. F. *Cancer: The Evolutionary Legacy.* Oxford: Oxford University Press, 2000.

Greaves, Mel. "A Causal Mechanism for Childhood Acute Lymphoblastic Leukaemia." *Nature Reviews Cancer* 18, no. 8 (August 2018): 471-84.

Greaves, Mel, and William Hughes. "Cancer Cell Transmission via the Placenta." Evolution, *Medicine, and Public Health* 2018, no. 1 (April 2018): 106-15.

Greaves, Mel F., Ana Teresa Maia, Joseph L. Wiemels, and Anthony M. Ford. "Leukemia in Twins: Lessons in Natural History." *Blood* 102, no. 7 (October 2003): 2321-33.

Green, Jane, Benjamin J. Cairns, Delphine Casabonne, F. Lucy Wright, Gillian Reeves, and Valerie Beral. "Height and Cancer Incidence in the Million Women Study: Prospective Cohort, and Meta-Analysis of Prospective Studies of Height and Total Cancer Risk." *Lancet Oncology* 12, no. 8 (August 2011): 785-94.

Grosberg, Richard K., and Richard R. Strathmann. "The Evolution of Multicellularity: A Minor Major Transition?" *Annual Review of Ecology, Evolution, and Systematics* 38, no. 1 (December 2007): 621-54.

Gugel, E. A., and M. E. Sanders. "Needle-Stick Transmission of Human Colonic Adenocarcinoma." *New England Journal of Medicine* 315, no. 23 (December 1986): 1487.

Gurven, M., and H. Kaplan. "Longevity among Hunter-Gatherers: A Cross-Cultural Examination." *Population and Development Review* 33, no. 2 (2007): 321-65.

Haeger, Anna, Katarina Wolf, Mirjam M. Zegers, and Peter Friedl. "Collective Cell Migration: Guidance Principles and Hierarchies." *Trends in Cell Biology* 25, no. 9 (September 2015): 556-66.

Haig, David. "Genomic Imprinting and the Theory of Parent-Offspring Conflict." *Seminars in Developmental Biology* 3 (1992): 153-60.

Haig, David. "Maternal-Fetal Conflict, Genomic Imprinting and Mammalian Vulnerabilities to Cancer." *Philosophical Transactions of the Royal Society of London, Series B: Biological Sciences* 370, no. 1673 (July 2015). https://doi.org/10.1098/rstb.2014.0178.

Hamilton, W. D. "The Genetical Evolution of Social Behaviour. I." *Journal of Theoretical Biology* 7, no. 1 (July 1964): 1-16.

Hamilton, W. D., R. Axelrod, and R. Tanese. "Sexual Reproduction as an Adaptation to Resist Parasites (a Review)." *Proceedings of the National Academy of Sciences of the United States of America* 87, no. 9 (May 1990): 3566-73.

Hanahan, D., and R. A. Weinberg. "The Hallmarks of Cancer." *Cell* 100, no. 1 (2000): 57-70.

Hanahan, Douglas, and Robert A. Weinberg. "Hallmarks of Cancer: The Next Generation." *Cell* 144, no. 5 (March 2011): 646-74.

Hansen, Elsa, Robert J. Woods, and Andrew F. Read. "How to Use a Chemotherapeutic Agent When Resistance to It Threatens the Patient." *PLOS Biology* 15, no. 2 (2017): e2001110.

Hardy, Kathy, and Philip John Hardy. "Ist Trimester Miscarriage: Four Decades of Study." *Translational Pediatrics* 4, no. 2 (April 2015): 189-200.

Hauser, David J., and Norbert Schwarz. "The War on Prevention: Bellicose

Cancer Metaphors Hurt (Some) Prevention Intentions." *Personality and Social Psychology Bulletin* 41, no. 1 (January 2015): 66-77.

Hawkes, K., J. F. O'Connell, N. G. Jones, H. Alvarez, and E. L. Charnov. "Grand mothering, Menopause, and the Evolution of Human Life Histories." *Proceedings of the National Academy of Sciences of the United States of America* 95, no. 3 (February 1998): 1336-39.

Higa, Kelly C., and James DeGregori. "Decoy Fitness Peaks, Tumor Suppression, and Aging." *Aging Cell* 18, no. 3 (June 2019): e12938.

Hodi, F. Stephen, Steven J. O'Day, David F. McDermott, Robert W. Weber, Jeffrey A. Sosman, John B. Haanen, Rene Gonzalez, et al. "Improved Survival with Ipilimumab in Patients with Metastatic Melanoma." *New England Journal of Medicine* 363, no. 8 (August 2010): 711-23.

Hölldobler, Bert, and Edward O. Wilson. *The Superorganism: The Beauty, Elegance, and Strangeness of Insect Societies*. New York: W. W. Norton and Company, 2009.

Hosseini, Hedayatollah, Milan M. S. Obradović, Martin Hoffmann, Kathryn L. Harper, Maria Soledad Sosa, Melanie Werner-Klein, Lahiri Kanth Nanduri, et al. "Early Dissemination Seeds Metastasis in Breast Cancer." *Nature* 540, no. 7634 (December 2016): 552-58.

Huang, Sui. "The War on Cancer: Lessons from the War on Terror." *Frontiers in Oncology* 4 (October 2014): 293.

Huang, Yuhui, Shom Goel, Dan G. Duda, Dai Fukumura, and Rakesh K. Jain. "Vascular Normalization as an Emerging Strategy to Enhance Cancer Immunotherapy." *Cancer Research* 73, no. 10 (May 2013): 2943-48.

Hussell, T., P. G. Isaacson, J. E. Crabtree, and J. Spencer. "Helicobacter Pylori-Specific Tumour-Infiltrating T Cells Provide Contact Dependent Help for the Growth of Malignant B Cells in Low-Grade Gastric Lymphoma of Mucosa-Associated Lymphoid Tissue." *Journal of Pathology* 178, no. 2 (February 1996): 122-27.

Iida, Noriho, Amiran Dzutsev, C. Andrew Stewart, Loretta Smith, Nicolas

Bouladoux, Rebecca A. Weingarten, Daniel A. Molina, et al. "Commensal Bacteria Control Cancer Response to Therapy by Modulating the Tumor Microenvironment." *Science* 342, no. 6161 (November 2013): 967-70.

Jansen, G., R. Gatenby, and C. A. Aktipis. "Opinion: Control vs. Eradication: Applying Infectious Disease Treatment Strategies to Cancer." *Proceedings of the National Academy of Sciences of the United States of America* 112, no. 4 (2015): 937-38.

Jenkins, Russell W., David A. Barbie, and Keith T. Flaherty. "Mechanisms of Resistance to Immune Checkpoint Inhibitors." *British Journal of Cancer* 118, no. 1 (January 2018): 9-16.

Johnson, A., and J. R. Giles. "The Hen as a Model of Ovarian Cancer." *Nature Reviews Cancer* 13, no. 6 (2013): 432-36.

Jones, S., W. D. Chen, G. Parmigiani, F. Diehl, N. Beerenwinkel, T. Antal, A. Traulsen, et al. "Comparative Lesion Sequencing Provides Insights into Tumor Evolution." *Proceedings of the National Academy of Sciences of the United States of America* 105, no. 11 (2008): 4283-88.

Kajita, Mihoko, Kaoru Sugimura, Atsuko Ohoka, Jemima Burden, Hitomi Suganuma, Masaya Ikegawa, Takashi Shimada, et al. "Filamin Acts as a Key Regulator in Epithelial Defence against Transformed Cells." *Nature Communications* 5 (July 2014): 4428.

Kam, Yoonseok, Tuhin Das, Haibin Tian, Parastou Foroutan, Epifanio Ruiz, Gary Martinez, Susan Minton, Robert J. Gillies, and Robert A. Gatenby. "Sweat but No Gain: Inhibiting Proliferation of Multidrug Resistant Cancer Cells with ersatzdroges.'" *International Journal of Cancer* 136, no. 4 (2015): E188-96.

Kauffman, H. Myron, Maureen A. McBride, Wida S. Cherikh, Pamela C. Spain, and Francis L. Delmonico. "Transplant Tumor Registry: Donors with Central Nervous System Tumors." *Transplantation* 73, no. 4 (February 2002): 579-82.

Kauffman, H. Myron, Maureen A. McBride, Wida S. Cherikh, Pamela C. Spain, William H. Marks, and Allan M. Roza. "Transplant Tumor Registry:

Donor Related Malignancies." *Transplantation* 74, no. 3 (August 2002): 358-62.

Keoun, Brad. "Ashkenazim Not Alone: Other Ethnic Groups Have Breast Cancer Gene Mutations, Too." *Journal of the National Cancer Institute* 89, no. 1 (January 1997): 8-9.

Knoll, Andrew H., and David Hewitt. "Phylogenetic, Functional and Geological Perspectives on Complex Multicellularity." In *The Major Transitions in Evolution Revisited*, edited by Brett Calcott and Kim Sterelny, 251-70. Cambridge, MA: MIT Press, 2011.

Kostadinov, Rumen L., Mary K. Kuhner, Xiaohong Li, Carissa A. Sanchez, Patricia C. Galipeau, Thomas G. Paulson, Cassandra L. Sather, et al. "NSAIDs Modulate Clonal Evolution in Barrett's Esophagus." *PLOS Genetics* 9, no. 6 (June 2013): e1003553.

Kuchenbaecker, Karoline B., John L. Hopper, Daniel R. Barnes, Kelly-Anne Phillips, Thea M. Mooij, Marie-José Roos-Blom, Sarah Jervis, et al. "Risks of Breast, Ovarian, and Contralateral Breast Cancer for BRCA1 and BRCA2 Mutation Carriers." *Journal of the American Medical Association* 317, no. 23 (June 2017): 2402-16.

Kurbel, Sven, Stjepko Plestina, and Damir Vrbanec. "Occurrence of the Acquired Immunity in Early Vertebrates due to Danger of Transmissible Cancers Similar to Canine Venereal Tumors." *Medical Hypotheses* 68, no. 5 (2007): 1185-86.

Kurian, Allison W., Yun Li, Ann S. Hamilton, Kevin C. Ward, Sarah T. Hawley, Monica Morrow, M. Chandler McLeod, Reshma Jagsi, and Steven J. Katz. "Gaps in Incorporating Germline Genetic Testing into Treatment Decision-Making for Early-Stage Breast Cancer." *Journal of Clinical Oncology* 35, no. 20 (July 2017): 2232-39.

Kwiatkowski, Fabrice, Marie Arbre, Yannick Bidet, Claire Laquet, Nancy Uhrhammer, and Yves-Jean Bignon. "BRCA Mutations Increase Fertility in Families at Hereditary Breast/Ovarian Cancer Risk." *PloS One* 10, no. 6 (June 2015): e0127363.

Landis, T. D., and R. K. Dumroese, "Integrated Pest Management—An Overview and Update." *Forest Nursery Notes* (2014).

Lean, Christopher, and Anya Plutynski. "The Evolution of Failure: Explaining Cancer as an Evolutionary Process." *Biology and Philosophy* 31, no. 1 (January 2016): 39–57.

Lecuit, Marc, Eric Abachin, Antoine Martin, Claire Poyart, Philippe Pochart, Felipe Suarez, Djaouida Bengoufa, et al. "Immunoproliferative Small Intestinal Disease Associated with Campylobacter Jejuni." *New England Journal of Medicine* 350, no. 3 (January 2004): 239–48.

"Leukemia—Cancer Stat Facts." Surveillance, Epidemiology, and End Results Program, National Cancer Institute, accessed June 20, 2019, https://seer.cancer. gov/statfacts/html/leuks.html.

Luebeck, Georg E., William D. Hazelton, Kit Curtius, Sean K. Maden, Ming Yu, Kelly T. Carter, Wynn Burke, et al. "Implications of Epigenetic Drift in Colorectal Neoplasia." *Cancer Research* 79, no. 3 (February 2019): 495–504.

Maley, Carlo C., Athena Aktipis, Trevor A. Graham, Andrea Sottoriva, Amy M. Boddy, Michalina Janiszewska, Ariosto S. Silva, et al. "Classifying the Evolutionary and Ecological Features of Neoplasms." *Nature Reviews Cancer* 17, no. 10 (October 2017): 605–19.

Marin, Ioana, and Jonathan Kipnis. "Learning and Memory . . . and the Immune System." *Learning and Memory* 20, no. 10 (September 2013): 601–6.

Marlowe, Frank W. "The Mating System of Foragers in the Standard Cross-Cultural Sample." *Cross-Cultural Research* 37, no. 3 (August 2003): 282–306.

Martincorena, Inigo, Joanna C. Fowler, Agnieszka Wabik, Andrew R. J. Lawson, Federico Abascal, Michael W. J. Hall, Alex Cagan, et al. "Somatic Mutant Clones Colonize the Human Esophagus with Age." *Science* 362, no. 6417 (November 2018): 911–17.

Martincorena, Inigo, Amit Roshan, Moritz Gerstung, Peter Ellis, Peter Van Loo, Stuart McLaren, David C. Wedge, et al. "Tumor Evolution: High Burden and Pervasive Positive Selection of Somatic Mutations in Normal Human Skin."

Science 348, no. 6237 (May 2015): 880–86.

Marusyk, Andriy, Doris P. Tabassum, Philipp M. Altrock, Vanessa Almendro, Franziska Michor, and Kornelia Polyak. "Non-Cell-Autonomous Driving of Tumour Growth Supports Sub-Clonal Heterogeneity." *Nature* 514, no. 7520 (October 2014): 54–58.

Maynard Smith, John. "Group Selection and Kin Selection." *Nature* 201 (March 1964): 1145.

Maynard Smith, John, and Eörs Szathmáry. *The Major Transitions in Evolution.* Oxford: Oxford University Press, 1995.

Mazzone, M., D. Dettori, R. Leite de Oliveira, S. Loges, T. Schmidt, B. Jonckx, Y. M. Tian, et al. "Heterozygous Deficiency of PHD2 Restores Tumor Oxygenation and Inhibits Metastasis via Endothelial Normalization." *Cell* 136, no. 5 (2009): 839–51.

Mckeown, Thomas, and R. G. Record. "The Influence of Placental Size on Foetal Growth according to Sex and Order of Birth." *Journal of Endocrinology* 10, no. 1 (November 1953): 73–81.

Meier-Abt, Fabienne, Mohamed Bentires-Alj, and Christoph Rochlitz. "Breast Cancer Prevention: Lessons to Be Learned from Mechanisms of Early Pregnancy-Mediated Breast Cancer Protection." *Cancer Research* 75, no. 5 (March 2015): 803–7.

Merlo, Lauren F., J. W. Pepper, Brian J. Reid, and Carlo C. Maley. "Cancer as an Evolutionary and Ecological Process." *Nature Reviews Cancer* 6, no. 12 (2006): 924–35.

Metzger, Michael J., and Stephen P. Goff. "A Sixth Modality of Infectious Disease: Contagious Cancer from Devils to Clams and Beyond." *PLOS Pathogens* 12, no. 10 (October 2016): e1005904.

Meza, R., E. G. Luebeck, and S. H. Moolgavkar. "Gestational Mutations and Carcinogenesis." *Mathematical Biosciences* 197, no. 2 (2005): 188–210.

Moller, Henrik. "Lessons for Invasion Theory from Social Insects." *Biological Conservation* 78, no. 1 (October 1996): 125–42.

Monk, M., and C. Holding. "Human Embryonic Genes Re-Expressed in Cancer Cells." *Oncogene* 20, no. 56 (December 2001): 8085–91.

Moore, A. E., C. P. Rhoads, and C. M. Southam. "Homotransplantation of Human Cell Lines." *Science* 125, no. 3239 (January 1957): 158–60.

Morange, Michel. "What History Tells Us XXVIII. What Is Really New in the Current Evolutionary Theory of Cancer?" *Journal of Biosciences* 37, no. 4 (September 2012): 609–12.

Moslehi, Roxana, Ranjana Singh, Lawrence Lessner, and Jan M. Friedman. "Impact of BRCA Mutations on Female Fertility and Offspring Sex Ratio." *American Journal of Human Biology* 22, no. 2 (March 2010): 201–5.

Muehlenbachs, Atis, Julu Bhatnagar, Carlos A. Agudelo, Alicia Hidron, Mark L. Eberhard, Blaine A. Mathison, Michael A. Frace, et al. "Malignant Transformation of Hymenolepis Nana in a Human Host." *New England Journal of Medicine* 373, no. 19 (November 2015): 1845–52.

Muñoz, Nubia, Xavier Castellsagué, Amy Berrington de González, and Lutz Gissmann. "Chapter 1: HPV in the Etiology of Human Cancer." *Vaccine* 24, suppl. 3 (August 2006): S3/1–10.

Murchison, E. P. "Clonally Transmissible Cancers in Dogs and Tasmanian Devils." *Oncogene* 27, suppl. 2 (December 2008): S19–S30.

Murgia, Claudio, Jonathan K. Pritchard, Su Yeon Kim, Ariberto Fassati, and Robin A. Weiss. "Clonal Origin and Evolution of a Transmissible Cancer." *Cell* 126, no. 3 (August 2006): 477–87.

Nahta, Rita, Dihua Yu, Mien-Chie Hung, Gabriel N. Hortobagyi, and Francisco J. Esteva. "Mechanisms of Disease: Understanding Resistance to HER2-Targeted Therapy in Human Breast Cancer." *Nature Clinical Practice Oncology* 3, no. 5 (May 2006): 269–80.

National Cancer Institute. "NCI Dictionary of Cancer Terms." Accessed February 2, 2011. https://www.cancer.gov/publications/dictionaries/cancer-terms.

Nesse, Randolph M. "Natural Selection and the Regulation of Defenses:

A Signal Detection Analysis of the Smoke Detector Principle." *Evolution and Human Behavior* 26, no. 1 (2005): 88-105.

Noë, Ronald, and Peter Hammerstein. "Biological Markets: Supply and Demand Determine the Effect of Partner Choice in Cooperation, Mutualism and Mating." *Behavioral Ecology and Sociobiology* 35, no. 1 (1994): 1-11.

Nougayrède, Jean-Philippe, Stefan Homburg, Frédéric Taieb, Michèle Boury, Elzbieta Brzuszkiewicz, Gerhard Gottschalk, Carmen Buchrieser, Jörg Hacker, Ulrich Dobrindt, and Eric Oswald. "Escherichia Coli Induces DNA Double-Strand Breaks in Eukaryotic Cells." *Science* 313, no. 5788 (August 2006): 848-51.

Nowell, Peter C. "The Clonal Evolution of Tumor Cell Populations." *Science* 194, no. 4260 (1976): 23-28.

Nunney, Leonard. "Lineage Selection and the Evolution of Multistage Carcinogenesis." *Proceedings of the Royal Society of London, Series B* 266, no. 1418 (March 7, 1999): 493-98.

Nunney, Leonard, Carlo C. Maley, Matthew Breen, Michael E. Hochberg, and Joshua D. Schiffman. "Peto's Paradox and the Promise of Comparative Oncology." *Philosophical Transactions of the Royal Society of London, Series B: Biological Sciences* 370, no. 1673 (July 2015). https://doi.org/10.1098/rstb.2014.0177.

Odes, Edward J., Patrick S. Randolph-Quinney, Maryna Steyn, Zach Throckmorton, Jacqueline S. Smilg, Bernhard Zipfel, Tanya N. Augustine, Frikkie de Beer, et al. "Earliest Hominin Cancer: 1.7-Million-Year-Old Osteosarcoma from Swartkrans Cave, South Africa." *South African Journal of Science* 112, no. 7/8 (July 2016). https://doi.org/10.17159/sajs.2016/20150471.

Office for National Statistics. "Causes of Death over 100 Years." September 18, 2017. https://www.ons.gov.uk/peoplepopulationandcommunity/birthsdeathsandmarriages/deaths/articles/causesofdeathover100years/2017-09-18.

Olson, Peter D., Kristine Yoder, Luis F. Fajardo, Aileen M. Marty, Simone van de Pas, Claudia Olivier, and David A. Relman. "Lethal Invasive Cestodiasis in Immunosuppressed Patients." *Journal of Infectious Diseases* 187, no. 12 (June 2003): 1962-66.

Oronsky, Bryan, Corey A. Carter, Vernon Mackie, Jan Scicinski, Arnold Oronsky, Neil Oronsky, Scott Caroen, Christopher Parker, Michelle Lybeck, and Tony Reid. "The War on Cancer: A Military Perspective." *Frontiers in Oncology* 4 (2014): 387.

Pal, Tuya, David Keefe, Ping Sun, Steven A. Narod, and Hereditary Breast Cancer Clinical Study Group. "Fertility in Women with BRCA Mutations: A Case-Control Study." *Fertility and Sterility* 93, no. 6 (April 2010): 1805-8.

Pardoll, Drew M. "The Blockade of Immune Checkpoints in Cancer Immunotherapy." *Nature Reviews Cancer* 12, no. 4 (March 2012): 252-64.

Parvinen, Kalle. "Evolutionary Suicide." *Acta Biotheoretica* 53, no. 3 (2005): 241-64.

Penn, I., C. G. Halgrimson, and T. E. Starzl. "De Novo Malignant Tumors in Organ Transplant Recipients." *Transplantation Proceedings* 3, no. 1 (March 1971): 773-78.

Pepper, John W. "Drugs That Target Pathogen Public Goods Are Robust against Evolved Drug Resistance." *Evolutionary Applications* 5, no. 7 (November 2012): 757-61.

Perri, Angela, Chris Widga, Dennis Lawler, Terrance Martin, Thomas Loebel, Kenneth Farnsworth, Luci Kohn, and Brent Buenger. "New Evidence of the Earliest Domestic Dogs in the Americas." *bioRxiv*, June 27, 2018. https://doi.org/10.1101/343574.

Pesavento, Patricia A., Dalen Agnew, Michael K. Keel, and Kevin D. Woolard. "Cancer in Wildlife: Patterns of Emergence." *Nature Reviews Cancer* 18, no. 10 (October 2018): 646-61.

Peto, R., F. J. Roe, P. N. Lee, L. Levy, and J. Clack. "Cancer and Ageing in Mice and Men." *British Journal of Cancer* 32, no. 4 (October 1975): 411-26.

Peto, Richard. "Epidemiology, Multistage Models, and Short-Term

Mutagenicity Tests." *International Journal of Epidemiology* 45, no. 3 (1977): 621–37.

Pfister, G. "Multisensor/Multicriteria Fire Detection: A New Trend Rapidly Becomes State of the Art." *Fire Technology* 33, no. 2 (May 1997): 115–39.

Pierce, Robert A., II, Jason Sumners, and Emily Flinn. "Antler Development in White-Tailed Deer: Implications for Management." University of Missouri Extension, January 2012. https://extension2.missouri.edu/g9486.

Proksch, Ehrhardt, Johanna M. Brandner, and Jens-Michael Jensen. "The Skin: An Indispensable Barrier." *Experimental Dermatology* 17, no. 12 (December 2008): 1063–72.

Pye, Ruth J., David Pemberton, Cesar Tovar, Jose M. C. Tubio, Karen A. Dun, Samantha Fox, Jocelyn Darby, et al. "A Second Transmissible Cancer in Tasmanian Devils." *Proceedings of the National Academy of Sciences of the United States of America* 113, no. 2 (January 2016): 374–79.

Quinlan, Robert J., and Marsha B. Quinlan. "Evolutionary Ecology of Human Pair-Bonds: Cross-Cultural Tests of Alternative Hypotheses." *Cross-Cultural Research* 41, no. 2 (May 2007): 149–69.

Rankin, Erinn B., and Amato J. Giaccia. "Hypoxic Control of Metastasis." *Science* 352, no. 6282 (April 2016): 175–80.

Read, Andrew F. "The Selfish Germ." *PLOS Biology* 15, no.7 (July 2017): e2003250.

Rebbeck, Clare A., Rachael Thomas, Matthew Breen, Armand M. Leroi, and Austin Burt. "Origins and Evolution of a Transmissible Cancer." *Evolution: International Journal of Organic Evolution* 63, no. 9 (September 2009): 2340–49.

Reik, Wolf, Miguel Constância, Abigail Fowden, Neil Anderson, Wendy Dean, Anne Ferguson-Smith, Benjamin Tycko, and Colin Sibley. "Regulation of Supply and Demand for Maternal Nutrients in Mammals by Imprinted Genes." *Journal of Physiology* 547, pt. 1 (February 2003): 35–44.

Robey, Ian F., Brenda K. Baggett, Nathaniel D. Kirkpatrick, Denise J. Roe, Julie Dosescu, Bonnie F. Sloane, Arig Ibrahim Hashim, et al. "Bicarbonate

Increases Tumor pH and Inhibits Spontaneous Metastases." *Cancer Research* 69, no. 6 (March 2009): 2260–68.

Rogozin, Igor B., and Youri I. Pavlov. "Theoretical Analysis of Mutation Hotspots and Their DNA Sequence Context Specificity." *Mutation Research* 544, no. 1 (September 2003): 65–85.

Rosalie, David A., and Michael R. Zimmerman. "Cancer: An Old Disease, a New Disease or Something in Between?" *Nature Reviews Cancer* 10, no. 10 (2010): 728–33.

Rosenberg, S. M. "Evolving Responsively: Adaptive Mutation." *Nature Reviews Genetics* 2, no. 7 (July 2001): 504–15.

Rothschild, Bruce M., Brian J. Witzke, and Israel Hershkovitz. "Metastatic Cancer in the Jurassic." *Lancet* 354, no. 9176 (July 1999): 398.

Rothwell, Peter M., F. Gerald R. Fowkes, Jill F. F. Belch, Hisao Ogawa, Charles P. Warlow, and Tom W. Meade. "Effect of Daily Aspirin on Long-Term Risk of Death due to Cancer: Analysis of Individual Patient Data from Randomised Trials." *Lancet* 377, no. 9759 (January 2011): 31–41.

Santamaría-Fríes, M., L. F. Fajardo, M. L. Sogin, P. D. Olson, and D. A. Relman. "Lethal Infection by a Previously Unrecognised Metazoan Parasite." *Lancet* 347, no. 9018 (June 1996): 1797–1801.

Scanlon, E. F., R. A. Hawkins, W. W. Fox, and W. S. Smith. "Fatal Homotrans-planted Melanoma: A Case Report." *Cancer* 18 (June 1965): 782–89.

Schiffman, Joshua D., and Matthew Breen. "Comparative Oncology: What Dogs and Other Species Can Teach Us about Humans with Cancer." *Philosophical Transactions of the Royal Society of London, Series B: Biological Sciences* 370, no. 1673 (July 2015). https://doi.org/10.1098/rstb.2014.0231.

Schiffman, Joshua D., Richard M. White, Trevor A. Graham, Qihong Huang, and Athena Aktipis. "The Darwinian Dynamics of Motility and Metastasis." In *Frontiers in Cancer Research*, 135–76. New York: Springer, 2016.

Scott, Alasdair J., Claire A. Merrifield, Jessica A. Younes, and Elizabeth P. Pekelharing. "Pre-, Pro- and Synbiotics in Cancer Prevention and Treatment—A

Review of Basic and Clinical Research." *ecancermedicalscience* 12 (September 2018): 869.

Siddle, Hannah V., and Jim Kaufman. "A Tale of Two Tumours: Comparison of the Immune Escape Strategies of Contagious Cancers." *Molecular Immunology* 55, no. 2 (September 2013): 190-93.

Siegel, R. L., K. D. Miller, and A. Jemal. "Cancer Statistics, 2018." *CA: A Cancer Journal for Clinicians* 68, no. 1 (2018): 7-30.

Smith, K. R., H. A. Hanson, G. P. Mineau, and S. S. Buys. "Effects of BRCAI and BRCA2 Mutations on Female Fertility." *Proceedings of the Royal Society of London, Series B* 279, no. 1732 (2011): 1389-95. https://doi.org/10.1098/rspb.2011.1697.

Sober, Elliott, and David Sloan Wilson. *Unto Others: The Evolution and Psychology of Unselfish Behavior.* Cambridge, MA: Harvard University Press, 1998.

Sonnenschein, C., and A. M. Soto. *The Society of Cells: Cancer and Control of Cell Proliferation.* New York: Springer, 1999.

Sprouffske, Kathleen, C. Athena Aktipis, Jerald P. Radich, Martin Carroll, Aurora M. Nedelcu, and Carlo C. Maley. "An Evolutionary Explanation for the Presence of Cancer Nonstem Cells in Neoplasms." *Evolutionary Applications* 6, no. 1 (January 2013): 92-101.

Ståhl, Patrik L., Henrik Stranneheim, Anna Asplund, Lisa Berglund, Fredrik Pontén, and Joakim Lundeberg. "Sun-Induced Nonsynonymous p53 Mutations Are Extensively Accumulated and Tolerated in Normal Appearing Human Skin." *Journal of Investigative Dermatology* 131, no. 2 (February 2011): 504-8.

Sulak, Michael, Lindsey Fong, Katelyn Mika, Sravanthi Chigurupati, Lisa Yon, Nigel P. Mongan, Richard D. Emes, and Vincent J. Lynch. "TP53 Copy Number Expansion Is Associated with the Evolution of Increased Body Size and an Enhanced DNA Damage Response in Elephants." *eLife* 5 (September 2016). https://doi.org/10.7554/eLife.11994.

Summers, K., J. da Silva, and M. A. Farwell. "Intragenomic Conflict and Cancer." *Medical Hypotheses* 59, no. 2 (August 2002): 170-79.

Sun Tzu. *The Art of War: Complete Texts and Commentaries*. Translated by the Denma Translation Group. Boulder, CO: Shambhala Classics, 2005.

Tai, Guangping, Michael Tai, and Min Zhao. "Electrically Stimulated Cell Migration and Its Contribution to Wound Healing." *Burns and Trauma* 6 (July 9, 2018): 20.

Temel, Jennifer S., Joseph A. Greer, Alona Muzikansky, Emily R. Gallagher, Sonal Admane, Vicki A. Jackson, Constance M. Dahlin, et al. "Early Palliative Care for Patients with Metastatic Non-Small-Cell Lung Cancer." *New England Journal of Medicine* 363, no. 8 (August 2010): 733-42.

Thomas, Frédéric, Thomas Madsen, Mathieu Giraudeau, Dorothée Misse, Rodrigo Hamede, Orsolya Vincze, François Renaud, Benjamin Roche, and Beata Ujvari. "Transmissible Cancer and the Evolution of Sex." *PLOS Biology* 17, no. 6 (June 2019): e3000275.

Tiede, Benjamin, and Yibin Kang. "From Milk to Malignancy: The Role of Mammary Stem Cells in Development, Pregnancy and Breast Cancer." *Cell Research* 21, no. 2 (February 2011): 245-57.

Tollis, Marc, Jooke Robbins, Andrew E. Webb, Lukas F. K. Kuderna, Aleah F. Caulin, Jacinda D. Garcia, Martine Bèrubè, et al. "Return to the Sea, Get Huge, Beat Cancer: An Analysis of Cetacean Genomes Including an Assembly for the Humpback Whale (Megaptera Novaeangliae)." *Molecular Biology and Evolution* 36, no. 8 (August 2019): 1746-63.

Topalian, Suzanne L., F. Stephen Hodi, Julie R. Brahmer, Scott N. Gettinger, David C. Smith, David F. McDermott, John D. Powderly, et al. "Safety, Activty, and Immune Correlates of Anti-PD-1 Antibody in Cancer." *New England Journal of Medicine* 366, no. 26 (June 2012): 2443-54.

Trigos, Anna S., Richard B. Pearson, Anthony T. Papenfuss, and David L. Goode. "Altered Interactions between Unicellular and Multicellular Genes Drive Hallmarks of Transformation in a Diverse Range of Solid Tumors." *Proceedings of the National Academy of Sciences of the United States of America* 114, no. 24 (June 2017): 6406-11.

Trivers, Robert L. "The Evolution of Reciprocal Altruism." *Quarterly Review of Biology* 46, no. 1 (March 1971): 35-57.

Turajlic, Samra, and Charles Swanton. "Metastasis as an Evolutionary Process." *Science* 352, no. 6282 (April 2016): 169-75.

Turner, Kristen M., Viraj Deshpande, Doruk Beyter, Tomoyuki Koga, Jessica Rusert, Catherine Lee, Bin Li, et al. "Extrachromosomal Oncogene Amplification Drives Tumour Evolution and Genetic Heterogeneity." *Nature* 543 (February 2017): 122.

Ukraintseva, Svetlana V., Konstantin G. Arbeev, Igor Akushevich, Alexander Kulminski, Liubov Arbeeva, Irina Culminskaya, Lucy Akushevich, and Anatoli I. Yashin. "Trade-Offs between Cancer and Other Diseases: Do They Exist and Influence Longevity?" *Rejuvenation Research* 13, no. 4 (August 2010): 387-96.

Vaughan, Thomas L., Linda M. Dong, Patricia L. Blount, Kamran Ayub, Robert D. Odze, Carissa A. Sanchez, Peter S. Rabinovitch, and Brian J. Reid. "Non-Steroidal Anti-Inflammatory Drugs and Risk of Neoplastic Progression in Barrett's Oesophagus: A Prospective Study." *Lancet Oncology* 6, no. 12 (December 2005): 945-52. https://doi.org/10.1016/S1470-2045(05)70431-9.

Vousden, Karen H., and Xin Lu. "Live or Let Die: The Cell's Response to p53." *Nature Reviews Cancer* 2, no. 8 (August 2002): 594-604.

Waldman, Katy. "We're Finally Winning the Battle against the Phrase 'Battle with Cancer.'" *Slate*, July 30, 2015. https://slate.com/human-interest/2015/07/how-battle-with-cancer-is-being-replaced-by-journey-with-cancer.html.

Walsh, Justin T., Simon Garnier, and Timothy A. Linksvayer. "Ant Collective Behavior Is Heritable and Shaped by Selection." *bioRxiv* (March 2019): 567503.

Wang, Xu, Donald C. Miller, Rebecca Harman, Douglas F. Antczak, and Andrew G. Clark. "Paternally Expressed Genes Predominate in the Placenta." *Proceedings of the National Academy of Sciences of the United States of America* 110, no. 26 (June 2013): 10705-10.

Wang, Yu, Chenzhou Zhang, Nini Wang, Zhipeng Li, Rasmus Heller, Rong Liu, Yue Zhao, et al. "Genetic Basis of Ruminant Headgear and Rapid Antler

Regeneration." *Science* 364, no. 6446 (June 2019). https://doi.org/10.1126/science.aav6335.

Wasielewski, H., J. Alcock, and A. Aktipis. "Resource Conflict and Cooperation between Human Host and Gut Microbiota: Implications for Nutrition and Health." *Annals of the New York Academy of Sciences* 1372, no. 1 (2016): 20-28.

Whisner, C., and A. Aktipis. "The Role of the Microbiome in Cancer Initiation and Progression: How Microbes and Cancer Cells Utilize Excess Energy and Promote One Another's Growth." *Current Nutrition Reports* 8, no. 1 (March 2019): 42-51.

White, Philip R., and Armin C. Braun. "A Cancerous Neoplasm of Plants: Autonomous Bacteria-Free Crown-Gall Tissue." *Cancer Research* 2, no. 9 (1942): 597-617.

Wirén, Sara, Christel Häggström, Hanno Ulmer, Jonas Manjer, Tone Bjørge, Gabriele Nagel, Dorthe Johansen, et al. "Pooled Cohort Study on Height and Risk of Cancer and Cancer Death." *Cancer Causes and Control* 25, no. 2 (February 2014): 151-59.

Witherow, Beth Ann, Gregory S. Roth, Mark A. Carrozza, Ronald W. Freyberg, Jonathan E. Kopke, Rita R. Alloway, Joseph F. Buell, et al. "The Israel Penn International Transplant Tumor Registry." *AMIA Annual Symposium Proceedings* (2003): 1053.

Wu, Shaoguang, Ki-Jong Rhee, Emilia Albesiano, Shervin Rabizadeh, Xinqun Wu, Hung-Rong Yen, David L. Huso, et al. "A Human Colonic Commensal Promotes Colon Tumorigenesis via Activation of T Helper Type 17 T Cell Responses." *Nature Medicine* 15, no. 9 (September 2009): 1016-22.

Wynendaele, Evelien, Frederick Verbeke, Matthias D'Hondt, An Hendrix, Christophe Van De Wiele, Christian Burvenich, Kathelijne Peremans, Olivier De Wever, Marc Bracke, and Bart De Spiegeleer. "Crosstalk between the Microbiome and Cancer Cells by Quorum Sensing Peptides." *Peptides* 64 (February 2015): 40-48.

Yokoyama, Akira, Nobuyuki Kakiuchi, Tetsuichi Yoshizato, Yasuhito Nannya, Hiromichi Suzuki, Yasuhide Takeuchi, Yusuke Shiozawa, et al. "Age-Related Remodelling of Oesophageal Epithelia by Mutated Cancer Drivers." *Nature* 565, no. 7739 (January 2019): 312-17.

Zhang, Jingsong, Jessica J. Cunningham, Joel S. Brown, and Robert A. Gatenby. "Integrating Evolutionary Dynamics into Treatment of Metastatic Castrate-Resistant Prostate Cancer." *Nature Communications* 8, no. 1 (November 2017): 1816.

찾아보기

옮긴이 **김정은**   대학에서 생물학을 전공했고, 주로 과학책을 번역한다. 옮긴 책으로는 『리처드 도킨스의 진화론 강의』, 『이전 세계의 연대기』, 『엄마가 죽고 나는 의학자가 되었다』, 『영양의 미래』, 『은밀하고 거대한 감각의 세계』, 『깊은 시간으로부터』, 『트랜스포머』, 『향기』 등이 있다.

암세포의 진화

발행일 **2026년 3월 25일 초판 1쇄**

지은이 **아테나 액티피스**
옮긴이 **김정은**
발행인 **홍예빈**
발행처 **주식회사 열린책들**

경기도 파주시 문발로 253 파주출판도시
전화 **031-955-4000** 팩스 **031-955-4004**
홈페이지 **www.openbooks.co.kr** 이메일 **humanity@openbooks.co.kr**

ISBN 978-89-329-2566-0 03510